胰腺疾病超声内镜

诊断与治疗

Endoscopic Ultrasound Management of Pancreatic Lesions

From Diagnosis to Therapy

主编

Antonio Facciorusso

Nicola Muscatiello

主审

柴宁莉

主译

李连勇

副主译

钟长青　黄　鑫

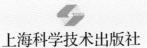

上海科学技术出版社

图书在版编目（ＣＩＰ）数据

胰腺疾病超声内镜诊断与治疗 ／（意）安东尼奥·法西奥鲁索（Antonio Facciorusso），（意）尼古拉·马斯卡蒂耶洛（Nicola Muscatiello）主编；李连勇主译. -- 上海：上海科学技术出版社，2025.1
书名原文：Endoscopic Ultrasound Management of Pancreatic Lesions:From Diagnosis to Therapy
ISBN 978-7-5478-6522-4

Ⅰ. ①胰… Ⅱ. ①安… ②尼… ③李… Ⅲ. ①胰腺疾病－内窥镜检－超声波诊断 Ⅳ. ①R576.04

中国国家版本馆CIP数据核字(2024)第058945号

First published in English under the title
Endoscopic Ultrasound Management of Pancreatic Lesions: From Diagnosis to Therapy
Edited by Antonio Facciorusso and Nicola Muscatiello
Copyright © Springer Nature Switzerland AG, 2021
This edition has been translated and published under licence from Springer Nature Switzerland AG.

上海市版权局著作权合同登记号 图字：09-2022-0295号

胰腺疾病超声内镜诊断与治疗

主编　Antonio Facciorusso　　Nicola Muscatiello
主译　　李连勇

上海世纪出版(集团)有限公司
上 海 科 学 技 术 出 版 社 出版、发行
（上海市闵行区号景路159弄A座9F-10F）
邮政编码201101　www.sstp.cn
山东韵杰文化科技有限公司印刷
开本 787×1092　1/16　印张 13.75
字数 230千字
2025年1月第1版　2025年1月第1次印刷
ISBN 978-7-5478-6522-4/R·2956
定价：148.00元

内容提要

超声内镜检查因其在胰腺疾病诊疗中的独特优势，已成为临床一项非常重要的技术，尤其在胰腺肿瘤的早期诊断、术前分期和鉴别诊断等方面有很高的应用价值。本书全面概述了当前超声内镜在胰腺病学各个方面的应用和最新进展，包括了增强超声和弹性成像、微创技术，如组织获取、标准细针抽吸和最新型穿刺针抽吸技术；此外，书中还涵盖了新的治疗策略，如胰腺囊肿消融治疗和 LAMS 支架、超声引导下引流、腹腔神经丛阻滞及超声内镜在抗血栓治疗中的应用等。

本书汇总了目前国际上超声内镜在胰腺诊治方面的先进技术，实用性强，可作为消化内科医生、超声科医生、内镜医生和胰腺疾病相关从业人员的参考书。

译者名单

主　审　柴宁莉

主　译　李连勇

副主译　钟长青　黄　鑫

译　者（按姓氏笔画排序）

王　雷　南京鼓楼医院

刘　华　青岛大学附属医院

江振宇　包头医学院第二附属医院

李百文　上海交通大学医学院附属第一人民医院

李连勇　战略支援部队特色医学中心

李晓宇　青岛大学附属医院

沈珊珊　南京鼓楼医院

张　帅　战略支援部队特色医学中心

张静洁　包头医学院第二附属医院

陈达凡　上海交通大学医学院附属第一人民医院

尚瑞莲　潍坊医学院附属济南市第五人民医院

孟宪梅　包头医学院第二附属医院

赵志峰　中国医科大学附属第四医院

徐　毅　浙江省中医院

徐昌隆　温州医科大学附属第二医院

郭　旭　中国医学科学院阜外医院

黄　鑫　战略支援部队特色医学中心

穆　晨　中国医学科学院阜外医院

中文版前言

　　胰腺位于腹膜后，由于其隐匿、组织活检病理检查困难及缺乏微创的介入手段，既往的诊断、治疗方法十分局限。然而，随着超声内镜技术的兴起，我们可以通过超声内镜获取清晰且实时的胰腺及邻近血管、淋巴结等组织结构图像，联合增强造影和弹性成像技术，超声内镜已成为诊断胰腺疾病的一种有力"武器"。

　　胰腺肿瘤，特别是胰腺癌，是一种发病隐匿、进展迅速、治疗效果及预后极差的消化道恶性肿瘤，虽然我们可以通过肿瘤标志物、增强 CT、MRI、PET/CT 等方法进行临床诊断，但仍容易被误诊。超声内镜在胰腺肿瘤的早期诊断、分期上独具优势，采用超声内镜引导下穿刺活检可以明确病理诊断，为治疗提供依据。同时，超声内镜引导下的胰腺实性肿瘤介入治疗、囊肿消融等又提供了新的治疗方式。对于胰腺坏死、假性囊肿等炎性疾病及并发症，外科处理往往存在着极大的风险及不确定性，超声内镜下引流术、清创术因其微创、副作用少而成为首选治疗手段；新型 LAMS 支架的应用使上述操作变得更加便捷。另外，慢性胰腺炎或胰腺癌患者承受难以忍受的疼痛，腹腔神经丛阻滞术 / 消融术可以有效控制疼痛，降低止痛药物引起副作用的风险。

　　目前超声内镜技术已成为胰腺疾病诊治的重要组成部分，甚至解决了部分外科手术无法处理的疑难问题。*Endoscopic Ultrasound Management of Pancreatic Lesions* 出版恰逢其时。该书共 20 章，展现了超声内镜的基础知识与方法，充分介绍了胰腺疾病最前沿的治疗方式，将胰腺超声内镜操作的广度和深度呈现给读者，图文并茂，使各项技术更加易于理解和学习。因此，我们决定翻译此书，与读者共同学习、提高。

　　本次翻译集合了众多优秀的业界同仁，翻译力求忠于原著、精益求精，在此对各位译者表示由衷的感谢！希望本书中文版的出版，能为我国超声内镜胰腺疾病诊治水平的提升、内镜医生技能的进步提供帮助，从而使患者获益。

李连勇

2024 年 5 月 20 日 于北京

英文版序

很久很久以前，在放射学领域的"王国"，有个"灰姑娘"叫超声波。超声波可以自由通过肝脏，但是不能探测胰腺。有一天，超声波遇见了一个叫内镜的"王子"，两人坠入爱河。1982 年，Dimagno 等见证了他们的"婚礼"，在《胃肠病学》(*Gastroenterology*) 杂志上发表了一篇对 32 名患者进行超声内镜检查的初步经验分享的文章。然后，在不到 40 年的时间里，"灰姑娘"超声和"王子"内镜一起成了胰腺病学领域的强大统治者，他们被称为超声内镜 (endoscopic ultrasound，EUS)。目前，在胰腺所有的实性和囊性病变诊治指南中，都涉及 EUS。

随着时间的推移，EUS 发生了翻天覆地的变化。1992 年，Peter Vilmann 等发表了第一篇关于 EUS 引导下细针穿刺活检的文章，这是介入 EUS 发展过程中的一项重大突破。迄今为止，根据美国国立综合癌症网络 (NCCN)、欧洲肿瘤内科学会 (ESMO)、欧洲胃肠道内镜学会 (ESGE) 指南，EUS 是胰腺实性病变组织取样的首选方法。同样，与传统的囊液细胞学相比，随着新的工具如微活检钳和共聚焦激光内镜的出现，胰腺囊性病变诊断的准确性有了显著的提高。而且，EUS 的应用范围变得更加广泛：从诊断发展到治疗，除了可以用来引流胰周液体，还可以在 EUS 引导下行胰腺实性或者囊性肿瘤的射频或消融；在 ERCP 失败或者有 ERCP 禁忌证时，也可在 EUS 引导下行胆汁引流和胰液引流。

就像驾驭一个强大的交通工具那样，EUS 同样需要一个专业的"驾驶员"。使用 EUS 进行胰腺检查的内镜医生，既要熟悉胰腺疾病，也要能熟练使用超声和内镜检查。本书由 Antonio Facciorusso 和 Nicola Muscatiello 主编，分为 20 章，涵盖了 EUS 在胰腺疾病诊断治疗中的整体应用，可引导读者逐步了解胰腺疾病的病因及 EUS 下胰腺疾病的诊断和治疗。

Stefano Francesco Crinò

Department of Medicine

Gastroenterology and Digestive Endoscopy Unit

University of Verona, The Pancreas Institute

Verona, Italy

目　录

1 胰腺肿瘤及囊性病变概述

Overview of Pancreatic Masses and Cystic Lesions

Raffaele Pezzilli

1.1 引言

胰腺良性和恶性疾病都可以形成肿块，这些疾病可以是良性的实性肿块（如慢性胰腺炎之后形成的肿块），或者更为常见的恶性肿瘤（如导管内腺癌、内分泌肿瘤），或者囊性病变（囊性肿瘤、真性囊肿或假性囊肿）。最关键的问题在于这个病变到底是良性还是恶性。对于大部分适合手术治疗的病例，有必要尽可能得到组织学证据。当然，最主要的临床关注点还是对良性和恶性疾病的诊断及治疗，世界卫生组织（World Health Organization，WHO）发布了最新的胰腺实性及囊性疾病的分类（表 1.1）[1, 2]。胰腺肿瘤可以起源于上皮细胞、内分泌细胞或间质细胞，这些肿瘤可以是良性的、癌前性的或恶性的；淋巴瘤和其他器官的远处转移也可累及胰腺。本章旨在描述胰腺实性和囊性病变的临床症状及影像学方面资料，以达到准确诊断，以及制订相应的治疗和随访策略。

1.2 流行病学

偶然发现的胰腺病变中，实性肿物较为少见，囊性结节则相对常见一些[3]。毫无疑问，在有症状的胰腺肿块中，大多数是胰腺癌，这是一种难治性恶性肿瘤，是发达国家全球癌症死亡的第七大原因[4]。根据 2018 年全球癌症统计数据库（GLOBOCAN）估计，胰腺癌已成为世界第 11 位最常见癌症，新发 458 918 例，死亡 432 242 例（占所有死亡病例的 4.5%）[4]。全世界胰腺癌的发病率

R. Pezzilli
San Carlo Hospital, Potenza, Italy

表 1.1　WHO 2010 胰腺实性及囊性疾病分类[1, 2]

上皮肿瘤
良性
腺泡细胞囊腺瘤
浆液性囊腺瘤
癌前病变
胰腺上皮内瘤变 3 级（PanIN-3）
导管内乳头状黏液性肿瘤（IPMN）伴有低或中度异型
导管内乳头状黏液性肿瘤（IPMN）伴有高度异型
导管内管状乳头状肿瘤（ITPN）
黏液性囊性肿瘤（MCN）伴有低或中度异型
黏液性囊性肿瘤（MCN）伴有高度异型
恶性病变
导管腺癌
腺鳞癌
黏液腺癌
肝样癌
髓样癌
印戒细胞癌
未分化癌
含破骨细胞样细胞的未分化癌
腺泡细胞癌
腺泡细胞囊腺癌
导管内乳头状黏液性肿瘤（IPMN）伴浸润性癌
混合腺泡导管癌
混合腺泡神经内分泌癌
混合腺泡神经内分泌导管癌
混合性导管神经内分泌癌
黏液囊性肿瘤（MCN）伴浸润性癌
胰母细胞瘤
浆液性囊腺癌
实性假乳头状瘤

续 表

胰腺神经内分泌肿瘤
无功能（无症状）神经内分泌肿瘤
胰腺神经内分泌微腺瘤
无功能胰腺神经内分泌肿瘤
胰岛细胞瘤
胰高血糖素瘤
生长抑素瘤
胃泌素瘤
血管活性肠肽瘤（VIP 瘤）
伴或不伴类癌综合征的产 5-羟色胺肿瘤
产 5-羟色胺肿瘤
伴库欣综合征的产促肾上腺皮质激素（ACTH）肿瘤
胰腺神经内分泌癌（低分化神经内分泌肿瘤）
神经内分泌癌（低分化神经内分泌肿瘤）
小细胞神经内分泌癌
大细胞神经内分泌癌
混合性神经内分泌非神经内分泌肿瘤
混合性导管神经内分泌癌
混合腺泡神经内分泌癌
成熟畸胎瘤
间叶肿瘤
淋巴管瘤
脂肪瘤
孤立性纤维性肿瘤
血管周围上皮样细胞肿瘤（PEComa）
尤因肉瘤
促结缔组织增生性小圆细胞瘤
淋巴瘤
弥漫大 B 细胞淋巴瘤（DLBCL）
滤泡性淋巴瘤
黏膜相关淋巴组织淋巴瘤（MALT 淋巴瘤）
T 细胞淋巴瘤
继发性肿瘤

和死亡率与年龄增长相关，男性略高于女性[4]。据估计，未来其发病率将增加，到 2040 年，预计新发病 355 317 例。胰腺癌的发病率在性别之间有轻微差异，并且地理分布差异明显[4]，男性（5.5/10 万，243 303 例）较女性（4.0/10 万，215 885 例）多发。男女的发病率随着年龄的增长均有增加[4]，死亡率亦很高。2018 年，西欧（7.6/10 万）、中欧和东欧（7.3/10 万）的死亡率最高，其次是北欧和北美（6.5/10 万）[4]。据预测，从 2018 年到 2040 年，胰腺癌发病率（+77.7%，新增 356 358 例）和死亡率（+79.9%，345 181 例死亡）将呈上升趋势[4]。不过，2014—2018 年的死亡率 / 发病率为 94%，胰腺癌的 5 年生存率也从 6% 上升到 9%，这说明研究已经取得了一些进展[4]。

计算机断层扫描（CT）或磁共振成像（MRI）偶然发现胰腺囊肿的患病率约为 3%[5, 6]，如果使用高分辨率 MRI，这一数值将增长为 9%[7]，如果只考虑老年群体，这一数值将高达 20%～40%。最具代表性的偶发瘤仍然是导管内乳头状黏液瘤（intraductal papillary mucinous neoplasia，IPMN）和浆液性囊腺瘤，但非常小的囊性病变很难定性和诊断，而且小囊肿也可能消失[8]。对于囊性病变或囊性成分的病变，提供信息量最大的成像技术是 MRI，但对于胰腺实性肿块则是 CT。CT 扫描偶尔发现胰腺实性肿块的患病率很低，从 0.5%[9, 10] 到 6% 不等[11]。正确的诊断策略对于胰腺实性结节的诊断非常重要，以确保患者得到适当的治疗，从而避免过度治疗和治疗不足。因此，医生在协调参与诊断过程的不同专家（如内镜医生、病理学家和放射科医生）方面起着关键作用。按病因学，胰腺实性结节的鉴别诊断包括肿瘤性结节或炎症性 / 自身免疫性结节。胰腺肿瘤结节具有很大的组织学变异性，诊断的可能性在很大程度上取决于症状的出现，而不是偶然诊断。有症状的病例比无症状的病例更容易诊断为恶性肿瘤[3]，表现为黄疸、体重减轻和后背痛等症状相关的胰腺肿块诊断为胰腺癌的比率高达 80%[12]。相反，在偶然诊断为胰腺实性结节的情况下，最常见的诊断是胰腺神经内分泌肿瘤（neuroendocrine tumors，NET），其次是胰腺导管腺癌、实性假乳头状瘤和局灶性慢性胰腺炎（0～11%）[13]。

1.3　临床表现

临床表现与肿块的大小和解剖位置相关。位于胰头的肿块通常会引起胆管阻塞导致黄疸，或胰管阻塞引起疼痛和外分泌功能受损；胰腺体部和尾部的肿块通常无症状[14, 15]。如果胰腺肿块是胰腺神经内分泌肿瘤，尤其是功能性肿块，则症状与释放的激素有关（更常见的是胰岛素瘤和胃泌素瘤），因此通常易于识别[16]。胰腺结节的罕见表现包括由胰管阻塞引起的急性胰腺炎，健康成人新发或恶化的糖尿病，或因不相关疾病在做腹部影像学检查时偶然发现[17,18]。相反，大多数囊性胰腺肿瘤通常无症状[19,20]，出现类似于实体肿块的症状可能表明恶变[21]。

1.3.1　疼痛

在大多数患者中，疼痛往往是促使其就医的症状。通常情况下，上腹部疼痛会向背部扩散，或出现类似消化不良的模糊不适，但对普通药物无反应[22,23]。即使肿块很小（＜2 cm），无论其位置如何，均可能出现腹痛。与胰头癌患者（70%）相比，胰体和（或）胰尾肿块患者（90%）的疼痛发生更多见[24]。疼痛的起因可能是多方面的：胰腺包膜的牵拉和（或）导管狭窄或梗阻[25]，转移性肝病引起的肝包膜疼痛也是原因之一。如果肿物为恶性，周围神经浸润是疼痛的主要原因[26]。有趣的是，疼痛有助于预测胰腺腺癌的不良预后，而在所有其他非腺癌的胰腺恶性肿瘤中，肿瘤细胞的神经侵袭并不是一个关键的病理形态学现象，尚无疼痛与生存率相关的报道[27,28]。

1.3.2　黄疸

黄疸是由胆管梗阻所致，引起血液中结合胆红素和碱性磷酸酶水平过度升高。尿胆素原和粪胆素原的缺乏决定了尿液颜色变深和大便发白。大约82%的胰头肿块患者有"无痛性黄疸"特征性表现，胆红素水平升高可引起瘙痒。病变位于胰头的胰腺癌患者有80%～90%会出现黄疸，而病变位于胰体和胰尾时仅6%的患者会发生黄疸。

1.3.3　体重减轻

和胰腺肿块相关的体重减轻是胰腺腺癌的典型特征，在无黄疸或胰腺体尾部肿瘤患者均可出现[29]。胰腺外分泌功能不全（exocrine pancreatic insufficiency，EPI）是影响患者营养状况的因素之一，可出现在确诊前、非手术治疗期间和（或）手术后。由于检测烦琐，EPI通常通过临床症状诊断，并进行经验性治疗[30]。

最终，营养不良会导致骨骼肌萎缩和脂肪降解，延长住院时间，增加并发症风险；它减少了患者对治疗的反应，也降低了患者的幸福感，同时增加了手术和非手术患者的死亡率[31-33]。

1.3.4 糖尿病

新发糖尿病患者出现胰腺结节则需警惕胰腺癌的可能性，因为几乎 80% 的胰腺癌患者有葡萄糖不耐受或糖尿病。大多数与胰腺癌相关的糖尿病病例要么与癌症同时诊断，要么在发现癌症前的 2 年内诊断；胰腺癌患者在确诊之前，有 71% 的葡萄糖不耐受未被发现[34, 35]。一些研究表明，胰腺癌患者的糖尿病表现为外周胰岛素抵抗，而接受肿瘤切除术的患者在术后 3 个月胰岛素敏感性显著改善。此外，由于肿瘤占位效应或肿瘤分泌的激素干扰葡萄糖代谢，胰腺神经内分泌肿瘤患者中经常发生糖尿病或糖耐量受损[36]。

1.3.5 恶心和呕吐

早饱、恶心和呕吐通常发生在肿块较大的情况下，通常与十二指肠降段受压造成部分或完全梗阻有关[29]，或与胃排空延迟有关，胃排空延迟通常伴有胰腺结节[37]。

1.3.6 胰腺囊性肿瘤恶变的征象

评估以下风险特征有助于在密切监测与手术治疗之间做出决策。尽管回顾性研究数据表明，约有 15% 的概率发生胰腺恶性肿瘤[38, 39]，出现以下两种或更多危险因素（如病变大于 3 cm、壁结节和主胰管扩张）的患者有恶性进展的风险。病变大于 3 cm，可导致恶性风险增加 3 倍。其他因素也可能预测较高的恶性肿瘤风险，如胰腺癌家族史（增加 IPMN 风险）、易患胰腺癌的突变（*BRCA2*）、血液糖类抗原 19-9（CA19-9）水平异常、原因不明的急性胰腺炎（尤其是 50 岁以上的患者）、新近发作的糖尿病、超重和粗大钙化[40-46]。

1.4 基因突变和实验室标志物

在胰腺结节的诊断检查中，实验室检查有助于指导诊断和对患者进行全面评估。实验室检查可以诊断亚临床黄疸或炎症征象，指导后续检查。近年来，患者基因评估受到重视，主要是家族相关性胰腺癌的存在可能性或某一基因突变可致胰腺癌发生[47, 48]。1%～4.6% 的胰腺导管癌患者存在 *BRCA1/2* 种系突变，而普通人群中 *BRCA1/2* 突变的患病率为 1∶400；值得注意的是，*BRCA2* 突变是门诊诊断胰腺肿瘤患者常见的遗传危险因素。其他突变包括 *PALB2*、*CDKN2A*、

ATM、*p53*、*MSH1*、*MSH2* 和 *MSH6* 基因突变等。这些突变是罕见的，但它们具有很高的外显率；例如，*CDKN2A* 的存在会使胰腺导管癌的发生风险增加 38 倍[49]。神经内分泌肿瘤（NET）和神经内分泌癌（NEC）之间的区别也与其遗传背景有关，因为 NEC 中 TP53 和 RB1 失活使它们与 NET 不同。遗传和表观遗传学改变已有大量报道，周期性改变可追溯到少数几个关键环节，包括 DNA 损伤修复、细胞周期调节和磷脂酰肌醇 3-激酶 / 哺乳动物雷帕霉素信号靶点[50]。最后，如果胰腺囊性病变患者中存在家族性胰腺癌，由于发生恶性转化的风险增加，建议进行切除[21]。

从实用的角度来看，在胰腺结节的诊断检查过程中，已经评估了来自血清、胰腺组织、唾液和（或）粪便，以及不同性质（肿瘤相关抗原、激素、酶和免疫球蛋白）的多种肿瘤标志物。肿瘤标志物在筛查中没有价值，但在胰腺肿瘤肿块的鉴别诊断、分期和预后方面可能是一个重要工具。在胰腺癌中，最常用和最有效的血清标志物是 CA19-9，据报道，其敏感性和特异性为 80%～90%；CA19-9 是一种黏液糖蛋白，通常存在于黏液型腺分泌物中。它由胰腺和胆管细胞，以及胃、结肠、子宫内膜和唾液上皮细胞合成。在正常组织中未发现水平增高，但在胰腺癌、肝胆管癌、胃癌、肝细胞癌、结直肠癌和乳腺癌患者中可出现。CA19-9 的临界值为 37 kU/L，早期诊断胰腺癌的敏感性和特异性较差[51]。同样，CA19-9 在诊断胰腺囊性肿瘤的恶性转化方面也没有价值[52]。然而，CA19-9 水平与肿瘤大小相关，小肿瘤可能被遗漏；此外，5%～10% 的人群缺乏表达 CA19-9 所需的糖基转移酶 Lewis 血型抗原[53-55]。根据美国临床肿瘤学会（the American Society of Clinical Oncology，ASCO）指南，CA19-9 因为其阳性预测值较低[56]，不应作为无症状个体的筛查标志物，但他们建议将其用于指导治疗策略[57]。CA19-9 的临床重要性不仅限于诊断，血清 CA19-9 水平可以提供有关预后、患者分层（生存组）和疾病可切除性的信息。在多变量分析中，术前 CA19-9 水平和淋巴结比率是胰腺导管腺癌（PDAC）术后患者生存率的独立预测因素[58]。其他研究表明，术前 CA19-9 的较低值与肿瘤可切除性[59]和更好的预后相关[60]。此外，它还可用于患者术后和化疗期间的监测。对于有功能胰腺 NET，激素分泌在确定症状和指导诊断方面很重要。在无功能的 NET 中，可能无症状或非特异性症状。许多血清标志物被提出用于指导和支持诊断，最重要的是嗜铬粒蛋白 A（CGA）[61, 62]。与 CA19-9 不应作为 PDAC 的筛查工具一样，上述标志物也不应用于筛查目的，而应仅在临床或影像学怀疑 NET 的情况下使用。

1.5　影像学：临床医生应该知道什么？

最佳识别胰腺病变的影像学检查包括经腹部超声或超声内镜、CT、MRI 和正电子发射断层摄影术（PET），后者通常与 CT（即 PET-CT）结合使用。如表 1.2 所述，医生应了解每次检查可增加哪些内容，用以确定胰腺肿块为实性或囊性肿块，并了解对各种可用成像方式的期望值（图 1.1）。

1.5.1　腹部超声（transabdominal ultrasound, US）

超声是一种在世界范围内普遍应用且无辐射的成像检测方法，其应用和设备也在不断发展，它具有显示胰腺、胰管和相关病变的潜力。在胰腺疾病中，超声波面临的挑战是在到达胰腺之前必须经过的结构。通常，胃和任何其他肠管充满气体及过量的腹壁脂肪组织，使胰腺模糊不清。经验丰富的医生可以通过用水扩张胃或采用不同的体位来避免这些缺陷，但应用并不广泛。此外，很难确保在检查中对整个腺体进行成像。超声造影在区分胰腺外分泌肿瘤和内分泌肿瘤方面具有重要的诊断准确性，是进行适当组织学评估、治疗方法和随访的基本步骤[63]。在存在胰腺囊性肿瘤的情况下，三维对比增强超声可以安全地用于小于 1 cm IPMN 患者的随访[64]。

1.5.2　计算机断层扫描（CT）

CT 扫描是诊断胰腺异常的主要手段，它提供了极好的解剖细节且稳定性好。计算机断层扫描需要电离辐射，典型的胰腺标准 CT 扫描是三期研究（平扫、动脉期和门静脉期成像）。此外，在几乎所有的胰腺 CT 扫描中都需要静脉碘化造影剂，并且在中度至重度过敏或肾功能衰竭的情况下为禁忌。CT 诊断胰腺实性肿块的敏感性和特异性很高，在评估血管受累方面至关重要；事实上，CT 诊断血管受累的敏感性为 98%，特异性为 79%，总准确率为 80%，阳性预测值为 87.5%，阴性预测值为 96%[65]。

1.5.3　超声内镜和组织获取

超声内镜已成为研究胰腺病变的主要成像技术。虽然 EUS 是微创的，但需要深度镇静，因此，患者必须通过术前麻醉评估。超声内镜提供了细针穿刺（fine-needle aspiration，FNA）的选择，尤其是当囊肿形态发生变化或患者出现症状，可以重复进行 FNA。可通过检测囊液中的癌胚抗原水平和细胞学鉴定出

表 1.2　常见胰腺囊肿的特征

囊肿类型	好发年龄	好发部位	影像学（CT/MRI）	影像学（EUS）	细胞学	囊液分析	共聚焦内镜
IPMN（主胰管型和分支胰管型）	中年或老年	常见于胰头，偶然发现，多灶	主胰管型：弥漫性或局灶性累及主胰管；分支胰管型：可见囊肿或多灶性，为多灶性，相通	主胰管型：主胰管扩张，管壁可见高回声结节；分支胰管型：小簇葡萄状扩张，壁结节	胶质样黏蛋白，黏蛋白染色阳性，液上皮细胞具有不同程度的异型性，细胞稀疏	黏液黏稠，CEA浓度通常较高，淀粉酶浓度可能较高，KRAS突变	上皮绒毛结构；没有血管网络
MCN	中年女性	体部及尾部，偶然发现，单发	伴有较厚分隔的大囊肿，周围钙化，囊壁增厚	巨大囊性病变，有时为局灶性，周围性钙化，没有导管扩张，有时可能出现非典型乳头状突起	黏液上皮细胞具有不同程度的异型性，胶状黏蛋白，黏蛋白染色阳性	黏稠黏液，CEA浓度通常较高，KRAS突变，GNAS突变	上皮绒毛结构；没有血管网络
SCN	常见于老年女性	全胰腺均好发，多灶，或蜂窝囊/大囊	微囊性多发性小囊肿，中心纤维性瘢痕钙化，有时为少囊性	多发，小，无回声区域和"蜂窝状"外观，有时为中央纤维性变或钙化	通常是无细胞和非诊断性的小细胞簇，呈平淡的立方形，糖原染色阳性，黏蛋白阴性	透明且薄，可能出血，CEA和淀粉酶浓度非常低	囊壁增厚；单血管网；纤维带

注：IPMN. 导管内乳头状黏液性肿瘤；MCN. 黏液性囊腺瘤；SCN. 浆液性囊腺瘤；EUS. 超声内镜；CEA. 癌胚抗原。

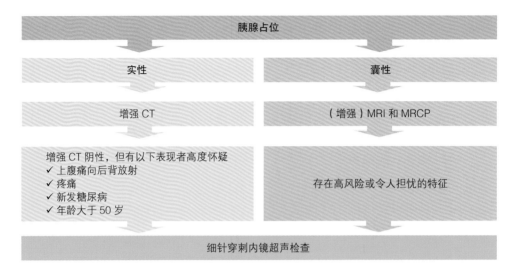

图 1.1 胰腺实性和囊性肿块的影像学检查

具有恶性风险高的病变。然而，目前关于囊液评估恶性肿瘤分子标志的数据有限。激光共聚焦内镜（confocal laser endomicroscopy，CLE）是一种新的成像技术，它使用低功率激光获得胃肠黏膜的活体组织学，最近开发的一种 CLE 微型探针，用于 EUS-FNA 时直接通过 19G-FNA 针观察囊肿壁和上皮。该探针的技术可行性已得到证明，胰腺囊性病变的初步研究表明，上皮绒毛结构的存在与 IPMN 有关，具有 59% 的敏感性和 100% 的特异性[66]。前瞻性研究验证正在进行中[67]。

1.5.4　磁共振和磁共振胰胆管水成像（MR cholangiopancreatography，MRCP）

最全面的腹部检查是 MRI[68]，尤其为年轻患者提供全面的胰腺检查。与 CT 相反，MRI 除了获得多期对比增强，还获得多个互补序列。弥散加权成像是一种利用水分子随机运动减少来显示高度细胞化肿瘤的序列，有助于检测其他隐匿性肿瘤。磁共振胰胆管水成像有助于确定囊性病变与胆胰管之间的关系。然而，MRI 的缺点是：① 价格更昂贵；② 普及性差；③ 体内有任何金属植入物的患者禁忌该检查。

1.6　胰腺实性和囊性病变的治疗和随访

如果患者适合手术，应切除胰腺实性病变。如需合理药物治疗，则应获得病理诊断[69]。

　　囊肿恶性应根据临床和影像学数据确定。浆液性囊腺瘤不会发生恶性转化[70]。如果没有严重的手术禁忌证，主胰管型 IPMN 和黏液性囊腺瘤必须通过手术切除。分支胰管型 IPMN 可能变为恶性，因此需要密切随访，最好是与 MRI 及MRCP 检查联合应用，或在特定的病例中用 EUS 进行随访（图 1.2）[21]。因此，应接受 EUS 检查的患者是那些具有不确定的囊性病变、分支胰管型 IPMN并有报警迹象（非特异性腹痛或病因不明的单一或复发性急性胰腺炎、囊肿直径 ≥ 3 cm，主胰管扩张 5～9 mm，壁结节摄取造影剂，胰管口径突然改变伴远端胰腺萎缩）或恶性肿瘤高风险体征（梗阻性黄疸、壁结节、主胰管扩张大于10 mm）[21, 38]。在接受 EUS 检查的患者中，难题在于决定何时进行囊肿内容物取样。答案是当 CT/MRI 影像学诊断不明确时，对于需要化疗的无法手术的患者，无症状的分支胰管型 IPMN 大小为 3 cm 或有恶性肿瘤高风险迹象。MRI 及MRCP 联合应用于监测分支胰管型 IPMN 中的胰腺囊性病变，如下所示：直径小于 10 mm 每 12 个月一次，直径在 10～20 mm 每 6～12 个月一次，直径大于20 mm 每 3～6 个月一次；如果囊性病变在最初诊断后 2 年内稳定，则随访时间

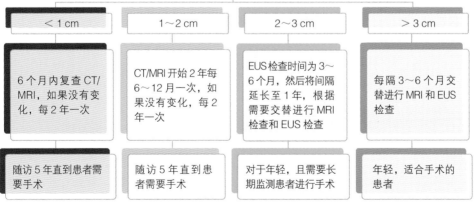

图 1.2　分支胰管型 IPMN 的处理

可按以下方式调整：直径小于 10 mm 每 24 个月一次，直径在 10～20 mm 每 18 个月一次，直径大于 20 mm 每 12 个月一次[71]。问题是后续随访应该持续多长时间。鉴于美国指南建议，如果临床情况没有改变，则在 5 年后停止随访[72]。但越来越多的证据表明，在这段时间后仍检测到恶性转化的可能，因此，随访应延长至 5 年以上[73, 74]。最后一个问题是长期临床和放射学随访患者的生活质量，答案是，从生理和心理角度来看，IPMN 患者的生活质量与普通人群相似[19]。因此，长期随访似乎不会影响这些受试者的健康。

1.7　小结

临床症状对实体瘤的诊断很重要，而胰腺囊肿则多无症状，放射学和细胞学检查是诊断的重要工具。CT 扫描是最初评估胰腺实性肿块（包括局部和远处分期）和手术计划的最佳方式，而 MRI/MRCP 是评估胰腺囊性病变的首选方式，不需要对比剂，可适用于偶然发现的病变的随访。超声内镜结合 MRCP 评估囊性病变，通过对壁结节及囊液分析和 FNA，能够判断是否存在癌变。当然，对于囊性病变（如分支胰管型 IPMN）适合手术但无须立即手术的患者，医学和放射学随访对于发现恶性病变非常重要。

（翻译：穆晨，审校：郭旭）

参考文献

[1] Digestive system tumours WHO classification of tumours. vol 1, 5th ed. Lyon; 2019.

[2] Bosman FT, Carneiro F, Hruban RH, Theise ND. WHO classification of tumours of endocrine organs, vol. 1. Lyon: IARC WHO Classification of Tumours; 2017.

[3] Pezzilli R. Asymptomatic lesions of the pancreas: an overview. J Gastroenterol Hepatol Res. 2014;3:1216−9.

[4] Bray F, Ferlay J, Soerjomataram I, Siegel RL, Torre LA, Jemal A. Global cancer statistics 2018: GLOBOCAN estimates of incidence and mortality worldwide for 36 cancers in 185 countries. CA Cancer J Clin. 2018;68:394−424.

[5] Laffan TA, Horton KM, Klein AP, Berlanstein B, Siegelman SS, Kawamoto S, Johnson PT, Fishman EK, Hruban RH. Prevalence of unsuspected pancreatic cysts on MDCT. Am J Roentgenol. 2008;191:802−7.

[6] de Jong K, Nio CY, Hermans JJ, Dijkgraaf MG, Gouma DJ, van Eijck CH, van Heel E, Klass G, Fockens P, Bruno MJ. High prevalence of pancreatic cysts detected by screening magnetic resonance imaging examinations. Clin Gastroenterol Hepatol. 2010;8:806−11.

[7] de Oliveira PB, Puchnick A, Szejnfeld J, Goldman SM. Prevalence of incidental pancreatic cysts on 3 tesla magnetic resonance. PLoS One. 2015;10:e0121317.

[8] Lee HW, Lee SK, Jun JH, Song TJ, Park DH, Lee SS, Seo DW, Kim MH. Timing and clinical features of spontaneous decrease in size of small pancreatic cystic lesions without high-risk stigmata. Gut Liver. 2020;14(2):248−56.

[9] Strang AM, Lockhart ME, Kenney PJ, Amling CL, Urban DA, El-Galley R, Burns JR, Colli JL, Hammontree LN, Kolettis PN. Computerized tomographic angiography for renal donor evaluation leads to a higher exclusion rate. J Urol. 2007;177:1826−9.

[10] Pitts A, Nissen NN, Waxman A, Yu R. Unsuspected fluorodeoxyglucose positron emission tomography (FDG-PET)−positive pancreatic lesions. Pancreas. 2013;42:1191−3.

[11] Winter JM, Cameron JL, Lillemoe KD, Campbell KA, Chang D, Riall TS, Coleman J, Sauter PK, Canto M, Hruban RH, Schulick RD, Choti MA, Yeo CJ. Periampullary and pancreatic incidentaloma: a single institution's experience with an increasingly common diagnosis. Ann Surg. 2006;243:673−80.

[12] Flanders TY, Foulkes WD. Pancreatic adenocarcinoma: epidemiology and genetics. J Med Genet. 1996;33:889−98.

[13] Santo E, Bar-Yishay I. Pancreatic solid incidentalomas. Endosc Ultrasound. 2017;6:S99−103.

[14] Vincent A, Herman J, Schulick R, Hruban RH, Goggins M. Pancreatic cancer. Lancet. 2011;378:607−20.

[15] Sachs T, Pratt WB, Callery MP, Vollmer CM Jr. The incidental asymptomatic pancreatic lesion: nuisance or threat? J Gastrointest Surg. 2009;13:405−15.

[16] Young K, Iyer R, Morganstein D, Chau I, Cunningham D, Starling N. Pancreatic neuroendocrine tumors: a review. Future Oncol. 2015;11:853−64.

[17] Porta M, Fabregat X, Malats N, Guarner L, Carrato A, de Miguel A, et al. Exocrine pancreatic cancer: symptoms at presentation and their relation to tumour site and stage. Clin Transl Oncol. 2005;7:189−97.

[18] Freelove R, Walling AD. Pancreatic cancer: diagnosis and management. Am Fam Physician. 2006;73:485−92.

[19] Pezzilli R, Cucchetti A, Calculli L. Comparison of clinical data and scores of quality of life, anxiety, and depression in patients with different types of intraductal papillary mucinous neoplasms: a prospective study. Pancreas. 2017;46:1029−34.

[20] Pezzilli R, Calculli L. Branch-type intraductal papillary mucinous neoplasm of the pancreas: clinically and patient-reported outcomes. Pancreas. 2015;44:221−6.

[21] Buscarini E, Pezzilli R, Cannizzaro R, De Angelis C, Gion M, Morana G, Zamboni G, Arcidiacono P, Balzano G, Barresi L, Basso D, Bocus P, Calculli L, Capurso G, Canzonieri V, Casadei R, Crippa S, D'Onofrio M, Frulloni L, Fusaroli P, Manfredi G, Pacchioni D, Pasquali C, Rocca R, Ventrucci M, Venturini S, Villanacci V, Zerbi A, Falconi M. Italian consensus guidelines for the diagnostic work-up and follow-up of cystic pancreatic neoplasms. Dig Liver Dis. 2014;46:479−93.

[22] Keane MG, Horsfall L, Rait G, Pereira SP. A case-control study comparing the incidence of early symptoms in pancreatic and biliary tract cancer. BMJ Open. 2014;4:e005720.

[23] Raimondi S, Maisonneuve P, Lowenfels AB. Epidemiology of pancreatic cancer: an overview. Nat Rev Gastroenterol Hepatol. 2009;6:699−708.

[24] Furukawa H, Okada S, Saisho H, Ariyama J, Karasawa E, Nakaizumi A, et al. Clinicopathologic features of small pancreatic adenocarcinoma: a collective study. Cancer. 1996;78:986−90.

[25] D'Haese JG, Hartel M, Demir IE, Hinz U, Bergmann F, Büchler MW, Friess H, Ceyhan GO. Pain sensation in pancreatic diseases is not uniform: the different facets of pancreatic pain. World J Gastroenterol. 2014;20:9154−61.

[26] Ceyhan GO, Bergmann F, Kadihasanoglu M, Altintas B, Demir IE, Hinz U, Müller MW, Giese T, Büchler MW, Giese NA, Friess H. Pancreatic neuropathy and neuropathic pain. A comprehensive pathomorphological study of 546 cases. Gastroenterology. 2009;136:177−86.

[27] Müller MW, Friess H, Köninger J, Martin D, Wente MN, Hinz U, Ceyhan GO, Blaha P, Kleeff J, Büchler MW. Factors influencing survival after bypass procedures in patients with advanced pancreatic adenocarcinomas. Am J Surg. 2008;195:221−8.

[28] Okusaka T, Okada S, Ueno H, Ikeda M, Shimada K, Yamamoto J, Kosuge T, Yamasaki S, Fukushima N, Sakamoto M. Abdominal pain in patients with resectable pancreatic cancer with reference to clinicopathologic findings. Pancreas. 2001;22:279−84.

[29] Holly EA, Chaliha I, Bracci PM, Gautam M. Signs and symptoms of pancreatic cancer: a population-based case-control study in the San Francisco Bay area. Clin Gastroenterol Hepatol. 2004;2:510−7.

[30] Pezzilli R. Applicability of a checklist for the diagnosis and treatment of severe exocrine pancreatic insufficiency: a survey on the management of pancreatic maldigestion in Italy. Panminerva Med. 2016;58:245−52.

[31] Fearon KC, Baracos VE. Cachexia in pancreatic cancer: new treatment options and measures of success. HPB (Oxford). 2010;12:323−4.

[32] Bachmann J, Heiligensetzer M, Krakowski-Roosen H, Büchler MW, Friess H, Martignoni ME. Cachexia worsens prognosis in patients with resectable pancreatic cancer. J Gastrointest Surg. 2008;12:1193−201.

[33] Kyle UG, Pirlich M, Lochs H, Schuetz T, Pichard C. Increased length of hospital stay in underweight and overweight patients at hospital admission: a controlled population study. Clin Nutr. 2005;24(1):133−42.

[34] Gullo L, Pezzilli R, Morselli-Labate AM, Italian Pancreatic Cancer Study Group. Diabetes and the risk of pancreatic cancer. N Engl J Med. 1994;331:81−4.

[35] Gullo L, Pezzilli R. Diabetes and pancreatic cancer. Pancreas. 2004;28:451.

[36] Gallo M, Ruggeri RM, Muscogiuri G, Pizza G, Faggiano A, Colao A. Diabetes and pancreatic neuroendocrine tumours: which interplays, if any? Cancer Treat Rev. 2018;67:1−9.

[37] Barkin JS, Goldstein JA. Diagnostic and therapeutic approach to pancreatic cancer. Biomed Pharmacother. 2000;54:400−9.

[38] European Study Group on Cystic Tumours of the Pancreas. European evidence-based guidelines on pancreatic cystic neoplasms. Gut. 2018;67:789−804.

[39] Hackert T, Fritz S, Klauss M, Bergmann F, Hinz U, Strobel O, Schneider L, Büchler MW. Main-duct intraductal

papillary mucinous neoplasm: high cancer risk in duct diameter of 5 to 9 mm. Ann Surg. 2015;262:875-80.

[40] Morales-Oyarvide V, Mino-Kenudson M, Ferrone CR, Gonzalez-Gonzalez LA, Warshaw AL, Lillemoe KD, Fernández-del Castillo C. Acute pancreatitis in intraductal papillary mucinous neoplasms: a common predictor of malignant intestinal subtype. Surgery. 2015;158:1219-25.

[41] Konings IC, Harinck F, Poley JW, Aalfs CM, van Rens A, Krak NC, Wagner A, Nio CY, Sijmons RH, van Dullemen HM, Vleggaar FP, Ausems MG, Fockens P, van Hooft JE, Bruno MJ. Prevalence and progression of pancreatic cystic precursor lesions differ between groups at high risk of developing pancreatic cancer. Pancreas. 2017;46:28-34.

[42] Capurso G, Boccia S, Salvia R, Del Chiaro M, Frulloni L, Arcidiacono PG, Zerbi A, Manta R, Fabbri C, Ventrucci M, Tarantino I, Piciucchi M, Carnuccio A, Boggi U, Leoncini E, Costamagna G, Delle Fave G, Pezzilli R, Bassi C, Larghi A. Risk factors for intraductal papillary mucinous neoplasm (IPMN) of the pancreas: a multicentre case-control study. Am J Gastroenterol. 2013;108:1003-9.

[43] Ohtsuka T, Kono H, Nagayoshi Y, Mori Y, Tsutsumi K, Sadakari Y, Takahata S, Morimatsu K, Aishima S, Igarashi H, Ito T, Ishigami K, Nakamura M, Mizumoto K, Tanaka M. An increase in the number of predictive factors augments the likelihood of malignancy in branch duct intraductal papillary mucinous neoplasm of the pancreas. Surgery. 2012;151:76-83.

[44] Perez-Johnston R, Narin O, Mino-Kenudson M, Ingkakul T, Warshaw AL, Fernandez-Del Castillo C, Sahani VD. Frequency and significance of calcification in IPMN. Pancreatology. 2013;13:43-7.

[45] Fritz S, Hackert T, Hinz U, Hartwig W, Büchler MW, Werner J. Role of serum carbohydrate antigen 19-9 and carcinoembryonic antigen in distinguishing between benign and invasive intraductal papillary mucinous neoplasm of the pancreas. Br J Surg. 2011;98:104-10.

[46] Chang YT, Tien YW, Jeng YM, Yang CY, Liang PC, Wong JM, Chang MC. Overweight increases the risk of malignancy in patients with pancreatic mucinous cystic neoplasms. Medicine (Baltimore). 2015;94:e797.

[47] Mughetti M, Calculli L, Chiesa AM, Ciccarese F, Rrusho O, Pezzilli R. Implications and issues related to familial pancreatic cancer: a cohort study of hospitalized patients. BMC Gastroenterol. 2016;16:6.

[48] Paiella S, Capurso G, Cavestro GM, Butturini G, Pezzilli R, Salvia R, Signoretti M, Crippa S, Carrara S, Frigerio I, Bassi C, Falconi M, Iannicelli E, Giardino A, Mannucci A, Laghi A, Laghi L, Frulloni L, Zerbi A. Results of first-round of surveillance in individuals at high-risk of pancreatic cancer from the AISP (Italian Association for the Study of the Pancreas) Registry. Am J Gastroenterol. 2019;114:665-70.

[49] Takeuchi S, Doi M, Ikari N, Yamamoto M, Furukawa T. Mutations in BRCA1, BRCA2, and PALB2, and a panel of 50 cancer-associated genes in pancreatic ductal adenocarcinoma. Sci Rep. 2018;8(1):8105.

[50] Mafficini A, Scarpa A. Genetics and epigenetics of gastroenteropancreatic neuroendocrine neoplasms. Endocr Rev. 2019;40:506-36.

[51] Pezzilli R, Casadei R, Calculli L, Santini D, Morselli-Labate AM, NeoPan Study Group. Serum determination of CA 19-9 in diagnosing pancreatic cancer: an obituary. Dig Liver Dis. 2010;42:73-4.

[52] Pezzilli R, Calculli L, Melzi d'Eril G, Barassi A. Serum tumor markers not useful in screening patients with pancreatic mucinous cystic lesions associated with malignant changes. Hepatobiliary Pancreat Dis Int. 2016;15:553-7.

[53] Pleskow DK, Berger HJ, Gyves J, Allen E, McLean A, Podolsky DK. Evaluation of a serologic marker, CA19-9, in the diagnosis of pancreatic cancer. Ann Intern Med. 1989;110:704-9.

[54] Steinberg W. The clinical utility of the CA 19-9 tumor-associated antigen. Am J Gastroenterol. 1990;85:350-5.

[55] Maithel SK, Maloney S, Winston C, Gönen M, D'Angelica MI, Dematteo RP, Jarnagin WR, Brennan MF, Allen PJ, Preoperative CA. 19-9 and the yield of staging laparoscopy in patients with radiographically resectable pancreatic adenocarcinoma. Ann Surg Oncol. 2008;15:3512-20.

[56] Locker GY, Hamilton S, Harris J, Jessup JM, Kemeny N, Macdonald JS, Somerfield MR, Hayes DF, Bast RC Jr. ASCO 2006 update of recommendations for the use of tumor markers in gastrointestinal cancer. J Clin Oncol. 2006;24:5313-27.

[57] van den Bosch RP, van Eijck CH, Mulder PG, Jeekel J. Serum CA19-9 determination in the management of pancreatic cancer. Hepato-gastroenterol. 1996;43:710-3.

[58] Smith RA, Bosonnet L, Ghaneh P, Raraty M, Sutton R, Campbell F, Neoptolemos JP. Preoperative CA19-9 levels and lymph node ratio are independent predictors of survival in patients with resected pancreatic ductal adenocarcinoma. Dig Surg. 2008;25:226-32.

[59] Zhang S, Wang Y-M, Sun C-D, Lu Y, Wu L-Q. Clinical value of serum CA19-9 levels in evaluating resectability of pancreatic carcinoma. World J Gastroenterol. 2008;14:3750-3.

[60] Waraya M, Yamashita K, Katagiri H, Ishii K, Takahashi Y, Furuta K, Watanabe M. Preoperative serum CA19-9 and dissected peripancreatic tissue margin as determiners of long-term survival in pancreatic cancer. Ann Surg Oncol. 2009;16:1231-40.

[61] Campana D, Nori F, Piscitelli L, Morselli-Labate AM, Pezzilli R, Corinaldesi R, Tomassetti P. Chromogranin A: is it a useful marker of neuroendocrine tumors? J Clin Oncol. 2007;25:1967-73.

[62] Pezzilli R, Migliori M, Morselli-Labate AM, Campana D, Ventrucci M, Tomassetti P, Corinaldesi R. Diagnostic value of tumor M2-pyruvate kinase in neuroendocrine tumors. A comparative study with chromogranin A. Anticancer Res. 2003;23:2969-72.

[63] Serra C, Felicani C, Mazzotta E, Piscitelli L, Cipollini ML, Tomassetti P, Pezzilli R, Casadei R, Morselli-Labate AM, Stanghellini V, Corinaldesi R, De Giorgio R. Contrast-enhanced ultrasound in the differential diagnosis of exocrine versus neuroendocrine pancreatic tumors. Pancreas. 2013;42:871−7.

[64] Pezzilli R, Serra C, Calculli L, Ferroni F, Iammarino MT, Casadei R. Three-dimensional contrast-enhanced ultrasonography of intraductal papillary mucinous neoplasms of the pancreas: a comparison with magnetic resonance imaging. Pancreas. 2013;42:1164−8.

[65] Calculli L, Casadei R, Amore B, Albini Riccioli L, Minni F, Caputo M, Marrano D, Gavelli G. The usefulness of spiral Computed Tomography and colour-Doppler ultrasonography to predict portal-mesenteric trunk involvement in pancreatic cancer. Radiol Med. 2002;104:307−15.

[66] Konda VJ, Meining A, Jamil LH, Giovannini M, Hwang JH, Wallace MB, Chang KJ, Siddiqui UD, Hart J, Lo SK, Saunders MD, Aslanian HR, Wroblewski K, Waxman I. A pilot study of in vivo identification of pancreatic cystic neoplasms with needle-based confocal laser endomicroscopy under endosonographic guidance. Endoscopy. 2013;45:1006−13.

[67] Bertani H, Pezzilli R, Pigò F, Bruno M, De Angelis C, Manfredi G, Delconte G, Conigliaro R, Buscarini E. LEOPARD study: Italian multicenter prospective study of pancreatic cystic lesions with confocal endomicroscopy: feasibility and safety evaluation. Endoscopy. 2019;51:42−3.

[68] Barral M, Taouli B, Guiu B, Koh DM, Luciani A, Manfredi R, Vilgrain V, Hoeffel C, Kanematsu M, Soyer P. Diffusion-weighted MR imaging of the pancreas: current status and recommendations. Radiology. 2015;274:45−63.

[69] Oláh A. Pancreatic head mass: what can be done? Diagnosis: surgery. JOP. 2001;1(3 Suppl):127−9.

[70] Jais B, Rebours V, Malleo G, Salvia R, Fontana M, Maggino L, Bassi C, Manfredi R, Moran R, Lennon AM, Zaheer A, Wolfgang C, Hruban R, Marchegiani G, Fernández Del Castillo C, Brugge W, Ha Y, Kim MH, Oh D, Hirai I, Kimura W, Jang JY, Kim SW, Jung W, Kang H, Song SY, Kang CM, Lee WJ, Crippa S, Falconi M, Gomatos I, Neoptolemos J, Milanetto AC, Sperti C, Ricci C, Casadei R, Bissolati M, Balzano G, Frigerio I, Girelli R, Delhaye M, Bernier B, Wang H, Jang KT, Song DH, Huggett MT, Oppong KW, Pererva L, Kopchak KV, Del Chiaro M, Segersvard R, Lee LS, Conwell D, Osvaldt A, Campos V, Aguero Garcete G, Napoleon B, Matsumoto I, Shinzeki M, Bolado F, Fernandez JM, Keane MG, Pereira SP, Acuna IA, Vaquero EC, Angiolini MR, Zerbi A, Tang J, Leong RW, Faccinetto A, Morana G, Petrone MC, Arcidiacono PG, Moon JH, Choi HJ, Gill RS, Pavey D, Ouaïssi M, Sastre B, Spandre M, De Angelis CG, Rios-Vives MA, Concepcion-Martin M, Ikeura T, Okazaki K, Frulloni L, Messina O, Lévy P. Serous cystic neoplasm of the pancreas: a multinational study of 2622 patients under the auspices of the International Association of Pancreatology and European Pancreatic Club (European Study Group on Cystic Tumors of the Pancreas). Gut. 2016;65:305−12.

[71] Tanaka M, Fernández-Del Castillo C, Kamisawa T, Jang JY, Levy P, Ohtsuka T, Salvia R, Shimizu Y, Tada M, Wolfgang CL. Revisions of international consensus Fukuoka guidelines for the management of IPMN of the pancreas. Pancreatology. 2017;17:738−53.

[72] Vege SS, Ziring B, Jain R, Moayyedi P. American Gastroenterological Association Institute guideline on the diagnosis and management of asymptomatic neoplastic pancreatic cysts. Gastroenterology. 2015;148:819−22.

[73] Crippa S, Pezzilli R, Bissolati M, Capurso G, Romano L, Brunori MP, Calculli L, Tamburrino D, Piccioli A, Ruffo G, Fave GD, Falconi M. Active surveillance beyond 5 years is required for presumed branch-duct intraductal papillary mucinous neoplasms undergoing non-operative management. Am J Gastroenterol. 2017;112:1153−61.

[74] Oyama H, Tada M, Takagi K, Tateishi K, Hamada T, Nakai Y, Hakuta R, Ijichi H, Ishigaki K, Kanai S, Kogure H, Mizuno S, Saito K, Saito T, Sato T, Suzuki T, Takahara N, Morishita Y, Arita J, Hasegawa K, Tanaka M, Fukayama M, Koike K. Long-term risk of malignancy in branch-duct intraductal papillary mucinous neoplasms. Gastroenterology. 2020;158(1):226−237.e5.

2 炎性胰腺液体积聚概述

Overview on Inflammatory Pancreatic Fluid Collection

Filippo Antonini, Giampiero Macarri

2.1 引言

炎性胰腺液体积聚（pancreatic fluid collections，PFC）是由胰腺导管破裂引起的胰腺周围富含酶液的液体积聚[1]。PFC 通常是急性胰腺炎（间质性而非坏死性）的结果，也见于慢性胰腺炎和胰腺损伤（包括腹部手术）。正确定义炎性胰腺液体积聚对优化管理和治疗至关重要。以前对液体积聚的描述差异很大，1992 年提出了急性胰腺炎分类，使术语实现一致性和统一性（亚特兰大分类）[2]，最近又提出了修订的分类[1]。根据后一种分类，炎性胰腺液体积聚被定义为急性、非包裹性（急性胰腺炎发作后＜ 4 周）或慢性、包裹性（急性胰腺炎发作后＞ 4 周）[1]。此外，根据病变内坏死物质的存在，PFC 进一步分为急性胰周液体积聚（acute peripancreatic fluid collections，APFC）、急性坏死物积聚（acute necrotic collections，ANC）、假性囊肿和包裹性坏死（walled-off necrosis，WON）（表 2.1）[1]。本章回顾了炎性胰腺液体积聚的自然病程、分类和治疗指征。

2.1.1 急性胰周液体积聚（APFC）

APFC 是与胰腺相邻的同质液体积聚，其特点是无囊壁包裹。通常在间质水肿性胰腺炎的前 48 小时内发生，不伴胰周坏死。急性胰腺炎初期，由于 APFC 和 ANC CT 扫描时都表现为非增强区，很难对两者进行区分。50% 的患者在

F. Antonini · G. Macarri
Department of Gastroenterology, A. Murri Hospital, Polytechnic University of Marche, Fermo, Italy

表 2.1　急性胰腺炎后胰腺液体积聚的分类[1]

急性胰腺炎类型	＜4周	＞4周
间质性水肿	**急性胰周液体积聚** — 非包裹性 — 邻近胰腺（不累及胰内） — 均质液体密度（无非液体成分）	**胰腺假性囊肿** — 界限清晰的炎性囊壁（常是圆形或椭圆形） — 常在胰周（很少累及胰腺内） — 均质液体密度（很少或没有坏死）
坏死性	**急性坏死物积聚** — 无包裹 — 胰腺内和（或）向胰周延伸 — 非均质、非液化物质（液体和坏死物） — 分隔样	**包裹性坏死** — 界限清晰的炎性壁 — 胰腺内和（或）向胰周延伸 — 非均质、非液化物质（液体和坏死物） — 分隔样

2～4周内自行痊愈[3]。急性液体积聚通常不需要任何介入治疗。极少数情况下，它们会持续存在并演变成假性囊肿（＜10%的病例）[4]。

2.1.2　急性坏死物积聚（ANC）

发生急性坏死性胰腺炎时，ANC由胰腺腺体或胰周脂肪组织坏死发展而来。在急性坏死性胰腺炎发病的最初几周内，任何替代或占据胰腺实质的明显液体积聚应视为ANC。75%～80%的病例既有胰腺，又有胰周病变[5]。它们缺乏囊壁，坏死的内容物可以是无菌性的，也可以是感染性的。与可自行吸收的或仅少数转化为假性囊肿的APFC相比，相当数量的ANC会转化为WON[6, 7]。

2.1.3　胰腺假性囊肿

假性囊肿被描述为边界清楚的囊壁包裹的液体积聚，囊壁为非上皮细胞壁或肉芽组织，囊液无坏死物质，常见于胰腺周围[1]。胰腺假性囊肿通常发生在间质水肿性胰腺炎发病4周后。假性囊肿的出现率在急性胰腺炎中为5%～16%，在慢性胰腺炎中为20%～40%。大多数（64%）慢性胰腺炎患者的病因为酒精，而26%的急性胰腺炎患者和11%的慢性胰腺炎患者的病因为胆石症。胰腺假性囊肿必须与胰腺囊性肿瘤进行鉴别诊断，以避免不必要的胰腺手术，并确保排除恶性病变[8]。此外，人们发现高达37%的胰腺囊性肿瘤被误诊为假性囊肿，甚至在手术后被确认为恶性病变。虽然了解胰腺炎病史有助于区分胰腺假性囊肿和胰腺囊性肿瘤，但必须综合考虑临床和放射学特征以区分这些病变。依据检查目的、临床表现和症状出现的时间，选择合适的成像方式。对比增强 CT 或 MRI 非常敏感，可以帮助识别 88%～94% 的病变[9, 10]。胰腺假性囊肿通常表现为圆形或椭圆形，典型位于胰腺外，囊壁清晰，囊液密度均匀，不含非液化成分或分隔。MRI 可以更好地区分实性坏死和以液体为主的[11]。在 MRI 上，内部絮状物的存在似乎是诊断胰腺假性囊肿的高度特异性发现。此外，MRCP 可以提供有关胰腺实质和胰管完整性的相关信息[12]。当放射成像的形态学特征不足以区分囊性病变时，EUS 可以提供更多有用的信息[13]。EUS 探头与胰腺距离短，可提供高分辨率图像，准确显示每个囊性成分及实质的详细图像[14]。当需要内镜治疗时，也必须行 EUS 检查。

大多数胰腺假性囊肿无症状，并能自发消退。过去的一些研究表明，持续 6 周以上的较大假性囊肿可能会产生症状，应予以治疗[15]。然而，新的证据表明，无论大小或持续时间如何，假性囊肿都可能保持无症状，并且大多数情况下（7%～60% 的患者）会自发消退[16]。因此，急性胰腺炎患者出现的假性囊肿应保持观察，治疗应仅限于出现症状的患者[17, 18]。症状包括腹痛、早饱、体重减轻和呕吐，还包括假性囊肿感染、胃出口梗阻和胆道梗阻[19]。假性囊肿侵蚀附着的血管也可能导致假性动脉瘤形成和（或）出血，可危及生命。最后，应根据患者的病情、病因学、症状和临床病史在多学科会诊中做出决策（图 2.1）。

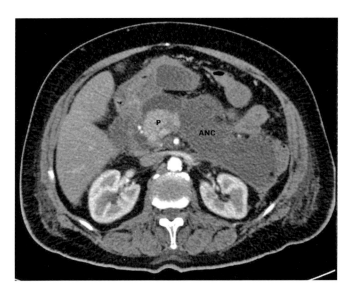

图 2.1　增强 CT。急性胰腺炎发病后 4 天：胰腺体尾部的急性坏死物积聚，胰头实质正常（P）

2.1.4　包裹性坏死（WON）

WON 被定义为成熟的包裹性胰腺或胰腺周围坏死，周围有包裹性壁。其占胰腺液体积聚的 5% 以下。这些病变通常由 ANC 随时间演变而来，在坏死性急性胰腺炎发作 4 周以上后出现。和 ANC 一样，WON 可只累及胰腺实质区域或胰周组织区域，两者都受累及最为常见[1]。由于这些原因，有时在远离胰腺的部位仍能看到 WON（图 2.2）。

液体积聚中存在坏死（固体成分）有助于与假性囊肿的鉴别诊断[12]。CT 扫描并不总是能够检测到液体内的固体成分，因此有时可能被误诊为假性囊肿[11]。在这些情况下，经腹超声、MRI 或 EUS 可能有助于确定坏死的存在。此外，延伸至结肠旁间隙、不规则壁、胰腺畸形或不连续可能与 WON 有关。另外，胰管扩张可能与胰腺假性囊肿有关。少数情况下，WON 和其他液体积聚可能是感染性的。液体积聚中存在管腔外气体是感染的特征，不建议对这些患者采用经皮或 EUS 引导的 FNA 针吸术（FNA）[18]。然而，由于在感染病例中，仅有大约一半出现气体形成[20, 21]，且临床 / 影像学特征不清楚，因此应进行 FNA 以指导针对性抗生素治疗[18]。在缺乏明确影像学特征的情况下，虽给予最佳支持治疗，如临床病程延长或病情恶化，也应怀疑存在 WON。

WON 和胰腺假性囊肿之间的鉴别至关重要，因为两者的治疗完全不同。这两种情况均应对有症状的患者进行治疗，但胰腺假性囊肿需要处理疼痛或与大小

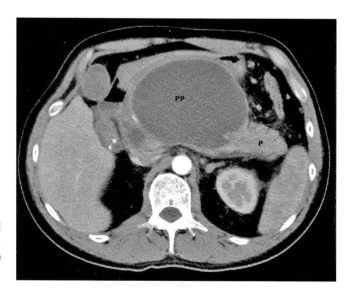

图 2.2　对比增强（CT）图像。急性胰腺炎发病 5 周后：胰体部较大的胰腺假性囊肿（PP），尾部实质正常（P）

相关的症状，而 WON 则需要进行坏死性切除并清除内部固体成分[22]。直到几年前，外科清创术还是治疗 WON 的金标准[23, 24]。一些研究表明，与开放性坏死清除术相比，微创手术降低了死亡率和并发症[25]。因此，最近有人提出微创手术是最佳治疗方法。放射学指导下经皮穿刺引流已经取得了良好的效果，但无法引流完整的固体坏死，可能导致约 40% 的 WON 患者需要接受补救性手术[26-28]。与开放手术相比，经皮穿刺引流可有效缩短平均住院时间和住院费用，避免手术相关并发症[29]。近年来，直接经胃内镜清创术已成为治疗 WON 患者的一项非常有前景的技术[30, 31]。在内镜手术中，通过经腔途径形成胃瘘（囊肿胃吻合术）或十二指肠瘘（囊肿十二指肠吻合术）。起初，在传统内镜下直接穿刺可见的"隆起物"，对假性囊肿患者进行内镜引流[32, 33]。最近，EUS 可在超声探头监视下（即使在没有压迫的情况下）进行手术，其优势在于确定最佳穿刺部位，从而避免血管和其他内脏损伤[34]。与传统直接穿刺技术相比，EUS 引导下的 PFC 引流具有更高的技术成功率（95% *vs.* 35%～66%）和更低的不良事件发生率（0～4% *vs.* 13%～15%）[35, 36]。在胰周积液穿刺后，可进行液体抽吸以获得培养物，用于指导抗生素治疗。有几种支架可用于瘘管建立[37]。如果囊肿囊壁较厚且含有固体碎屑，如 WON，则内镜医生应放置大口径金属支架，然后通过前视内镜进行直接清除坏死物，使用圈套、网篮和冲洗等工具清除坏死碎屑。用过氧化氢液化碎屑，然后通过系列程序将其清除。鼻囊肿引流管也可用于冲洗囊腔数天，具体取决于患者需要和存在的碎屑量[38]（图 2.3）。

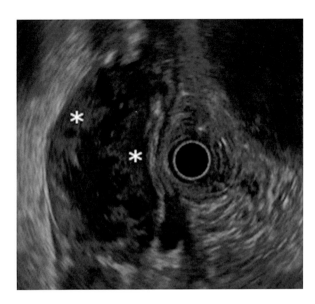

图 2.3 急性胰腺炎发病 4 周后的 EUS 图像：一种含有液体和固体（星号）内容物的胰腺包裹性坏死

2.2 小结

PFC 包括各种不同名称的炎性液体积聚，并根据时间进程（急性胰腺炎发作后≤ 4 周或 > 4 周）及腔内是否存在坏死进行分类。每种都可能是无菌或感染性的。这些病变与死亡率增加有关，尤其是在坏死性急性胰腺炎患者中。即使有时很难明确区分胰腺囊肿，但鉴别诊断对于评估最佳治疗至关重要。事实上，并非所有在急性胰腺炎发作期间发现的囊肿都是炎症性的。需谨记，胰腺囊性肿瘤有时会导致急性胰腺炎，或者急性胰腺炎患者可能同时患有胰腺囊性肿瘤。影像学特征、临床表现和随访对鉴别诊断很重要。

PFC 的管理也随之发展。由于绝大多数 PFC（ANC 和 APFC）和大多数胰腺假性囊肿通过保守治疗（营养支持、液体复苏，必要时使用抗生素）得到解决，因此通常不需要任何特殊干预。应尽可能避免在最初几周内进行任何类型的介入治疗，因为这会导致预后更差，尤其是急性胰腺炎和感染性坏死并出现临床恶化的患者。在没有症状的情况下，病变体积的大小不是决定治疗的因素。只要有可能，一般建议至少等到首次出现症状后 4 周，让液体变得"隔离"，并仅针对有症状的患者进行介入治疗。PFC 引流的选择包括手术、经皮放射线下引流和内镜下经壁引流。虽然症状性胰腺假性囊肿可以通过内镜或放射学内引流单独治疗，但如果是 WON，则需要进行正规的腔内坏死物清除。在过去几年中，出现了新的内镜技术和设备，提高了 PFC 引流 / 清创的有效性和安全性，仅使少数患者进行手术治疗。目前，EUS 引导引流是大多数患者的最佳选择。总之，为正确管理 PFC 患者，需要一个包括胃肠科、治疗性胆胰内镜、外科、介入放射科和重症监护医学的多学科专家团队，以将与这些液体积聚相关的发病率和死亡率降到最低。

（翻译：穆晨，审校：郭旭）

参 考 文 献

[1] Banks PA, Bollen TL, Dervenis C, et al. Classification of acute pancreatitis—2012: revision of the Atlanta classification and definitions by international consensus. Gut. 2013;62:102−11.

[2] Bradley EL III. A clinically based classification system for acute pancreatitis. Summary of the International Symposium on Acute Pancreatitis, Atlanta, GA, September 11 through 13, 1992. Arch Surg. 1993;128:586−90.

[3] Lenhart DK, Balthazar EJ. MDCT of acute mild (nonnecrotizing) pancreatitis: abdominal complications and fate of fluid collections. AJR Am J Roentgenol. 2008;190:643.

[4] Cui ML, Kim KH, Kim HG, et al. Incidence, risk factors and clinical course of pancreatic fluid collections in acute pancreatitis. Dig Dis Sci. 2014;59:1055−62.

[5] Thoeni RF. The revised Atlanta classification of acute pancreatitis: its importance for the radiologist and its effect on

treatment. Radiology. 2012;262:751-64.

[6] Sarathi Patra P, Das K, et al. Natural resolution or intervention for fluid collections in acute severe pancreatitis. Br J Surg. 2014;101:1721-8.

[7] Manrai M, Kochhar R, Gupta V, et al. Outcome of acute pancreatic and peripancreatic collections occurring in patients with acute pancreatitis. Ann Surg. 2018;267(2):357-63.

[8] Antonini F, Fuccio L, Fabbri C, Macarri G, Palazzo L. Management of serous cystic neoplasms of the pancreas. Expert Rev Gastroenterol Hepatol. 2015;9(1):115-25.

[9] Buscarini E, Pezzilli R, Cannizzaro R, et al. Italian consensus guidelines for the diagnostic work-up and follow-up of cystic pancreatic neoplasms. Dig Liver Dis. 2014;46(6):479-93.

[10] Aghdassi A, Mayerle J, Kraft M, Sielenkämper AW, Heidecke CD, Lerch MM. Diagnosis and treatment of pancreatic pseudocysts in chronic pancreatitis. Pancreas. 2008;36(2):105-12.

[11] Buerke B, Domagk D, Heindel W, Wessling J. Diagnostic and radiological management of cystic pancreatic lesions: important features for radiologists. Clin Radiol. 2012;67(8):727-37.

[12] Morgan DE, Baron TH, Smith JK, Robbin ML, Kenney PJ. Pancreatic fluid collections prior to intervention: evaluation with MR imaging compared with CT and US. Radiology. 1997;203:773-8.

[13] Dhaka N, Samanta J, Kochhar S, et al. Pancreatic fluid collections: what is the ideal imaging technique? World J Gastroenterol. 2015;21(48):13403-10.

[14] Barresi L, Tarantino I, Granata A, Curcio G, Traina M. Pancreatic cystic lesions: how endoscopic ultrasound morphology and endoscopic ultrasound fine needle aspiration help unlock the diagnostic puzzle. World J Gastrointest Endosc. 2012;4(6):247-59.

[15] Warshaw AL, Rattner DW. Timing of surgical drainage for pancreatic pseudocyst. Clinical and chemical criteria. Ann Surg. 1985;202:720-4.

[16] Giovannini M. Endoscopic ultrasonography-guided pancreatic drainage. Gastrointest Endosc Clin N Am. 2012;22(2):221-30, viii.

[17] Pezzilli R, Zerbi A, Campra D, et al. Consensus guidelines on severe acute pancreatitis. Dig Liver Dis. 2015;47(7):532-43.

[18] Arvanitakis M, Dumonceau JM, Albert J, et al. Endoscopic management of acute necrotizing pancreatitis: European Society of Gastrointestinal Endoscopy (ESGE) evidence-based multidisciplinary guidelines. Endoscopy. 2018;50(5):524-46.

[19] Working Group IAP/APA Acute Pancreatitis Guidelines. IAP/APA evidence-based guidelines for the management of acute pancreatitis. Pancreatology. 2013;13(4 Suppl 2):e1-15.

[20] van Baal MC, Bollen TL, Bakker OJ, et al. The role of routine fine-needle aspiration in the diagnosis of infected necrotizing pancreatitis. Surgery. 2014;155(3):442-8.

[21] van Grinsven J, van Brunschot S, van Baal MC, et al. Natural history of gas configurations and encapsulation in necrotic collections during necrotizing pancreatitis. J Gastrointest Surg. 2018;22(9):1557-64.

[22] Baron TH, DiMaio CJ, Wang AY, Morgan KA. American Gastroenterological Association Clinical Practice Update: management of pancreatic necrosis. Gastroenterology. 2020;158(1):67-75.e1.

[23] Kivilaakso E, Lempinen M, Mäkeläinen A, et al. Pancreatic resection versus peritoneal lavation for acute fulminant pancreatitis. A randomized prospective study. Ann Surg. 1984;199:426-31.

[24] Bradley EL, Allen K. A prospective longitudinal study of observation versus surgical intervention in the management of necrotizing pancreatitis. Am J Surg. 1991;161:19-25.

[25] van Santvoort HC, Besselink MG, Bakker OJ, et al. A step-up approach or open necrosectomy for necrotizing pancreatitis. N Engl J Med. 2010;362:1491-502.

[26] Freeny PC, Hauptmann E, Althaus SJ, Traverso LW, Sinanan M. Percutaneous CT-guided catheter drainage of infected acute necrotizing pancreatitis: techniques and results. AJR Am J Roentgenol. 1998;170(4):969-75.

[27] Zorger N, Hamer OW, Feuerbach S, Borisch I. Percutaneous treatment of a patient with infected necrotizing pancreatitis. Nat Clin Pract Gastroenterol Hepatol. 2005;2(1):54-7.

[28] Szentkereszty Z, Kerekes L, Hallay J, Czako D, Sapy P. CT-guided percutaneous peripancreatic drainage: a possible therapy in acute necrotizing pancreatitis. Hepato-Gastroenterology. 2002;49(48):1696-8.

[29] Zhang ZH, Ding YX, Wu YD, Gao CC, Li F. A meta-analysis and systematic review of percutaneous catheter drainage in treating infected pancreatitis necrosis. Medicine (Baltimore). 2018;97(47):e12999. Erratum in: Medicine (Baltimore). 2019;98(6):e14457.

[30] Seifert H, Wehrmann T, Schmitt T, et al. Retroperitoneal endoscopic debridement for infected peripancreatic necrosis. Lancet. 2000;356:653-5.

[31] Seifert H, Biermer M, Schmitt W, et al. Transluminal endoscopic necrosectomy after acute pancreatitis: a multicentre study with long-term follow-up (the GEPARD Study). Gut. 2009;58(9):1260-6.

[32] Kozarek RA, Brayko CM, Harlan J, et al. Endoscopic drainage of pancreatic pseudocysts. Gastrointest Endosc. 1985;31:322-7.

[33] Baron TH, Thaggard WG, Morgan DE, et al. Endoscopic therapy for organized pancreatic necrosis. Gastroenterology. 1996;111:755-64.

[34] Kahaleh M, Shami VM, Conaway MR, et al. Endoscopic ultrasound drainage of pancreatic pseudocyst: a prospective comparison with conventional endoscopic drainage. Endoscopy. 2006;38:355−9.

[35] Park DH, Lee SS, Moon S-H, et al. Endoscopic ultrasound-guided versus conventional transmural drainage for pancreatic pseudocysts: a prospective randomized trial. Endoscopy. 2009;41:842−8.

[36] Varadarajulu S, Christein JD, Tamhane A, et al. Prospective randomized trial comparing EUS and EGD for transmural drainage of pancreatic pseudocysts (with videos). Gatrointestinal Endosc. 2008;68:1102−11.

[37] Giovannini M. Endoscopic ultrasound-guided drainage of pancreatic fluid collections. Gastrointest Endosc Clin N Am. 2018;28(2):157−69.

[38] Shahid H. Endoscopic management of pancreatic fluid collections. Transl Gastroenterol Hepatol. 2019;4:15.

3 超声造影增强和弹性成像

Contrast-Enhanced Endoscopic Ultrasound and
Endoscopic Ultrasound Elastography

Anna Cominardi, Pietro Fusaroli

3.1 引言

为了向患者提供更好的临床和治疗策略，对胰腺病变进行准确的描述和鉴别诊断至关重要。自 1980 年引入超声内镜（EUS）以来，其已成为评估实性和囊性胰腺肿块及其与邻近解剖结构和血管关系的重要诊断技术，用以区分其良恶性。然而，即使 EUS 具有较高诊断准确性，胰腺病变的鉴别诊断仍然是一项挑战。辅助技术的发展弥补了这一缺陷，如对比增强谐波 EUS（CH-EUS）和 EUS 弹性成像（EUS-E）。本章旨在描述该两种创新技术。

3.2 对比增强谐波 EUS

Kato 等在 1995 年描述了使用静脉造影剂来研究胰腺肿块[1]。他们在肠系膜上动脉或腹腔动脉中插入一根导管以注射二氧化碳，使得在 EUS 检查中血管可视化。该技术的局限性是在 EUS 检查中必须使用血管造影。

随着新型超声造影剂的发展、"第一代造影剂"（如 Levovist）的出现，以及彩色多普勒和能量多普勒的问世，这一局限被克服。

虽然彩色多普勒和能量多普勒有助于血管可视化，但这些诊断技术只允许检测大的血管，它们受到多种组织伪影的影响，如闪烁伪像或组织运动。

A. Cominardi · P. Fusaroli
Gastroenterology Unit, Department of Medical and Surgical Sciences, University of Bologna, Hospital of Imola, Bologna, Italy
e-mail: pietro.fusaroli@unibo.it

2005 年，第二代造影剂首次被使用，它们为磷脂、聚合物、表面活性剂或白蛋白覆盖的惰性气体微泡。包括 SonoVue（六氟化硫，Bracco Imaging，Italy）、Sonazoid（全氟丁烷，GE Healthcare，USA）和 Defnity（八氟丙烷，Lantheus Medical Imaging，USA）。

随着谐波技术的发展，可以在小血管中检测到这些微小气泡，避免了多普勒相关的伪影。谐波技术依赖于组织几乎不可压缩的物理原理，这与造影剂的微泡不同，后者可以被超声波波束压缩。具体来说，换能器产生超声波，改变微气泡进入血管的正常振荡。结果，微气泡的压缩和膨胀产生了大量的谐波信号。对比增强谐波 EUS（CH-EUS）选择性地描述了微小气泡产生的谐波成分（其谐波高于周围组织），从而使得多普勒成像无法观察到的、慢血流的较小血管可视化[2]。

3.2.1 如何做 CH-EUS？

将造影剂用生理盐水稀释到 5～10 mL，注射到外周静脉。其效果通常在输注 10 秒后出现，在 20～30 秒后达到最大峰值[2]。造影剂的持续时间为 60～90 秒，这取决于心率、脉冲长度、病变和传感器之间的距离、造影剂的类型和成像参数。超声传感器产生的能量用机械指数表示，应该被设置在 0.2～0.4[3]。

在做 CH-EUS 时，正常的胰腺实质显示均匀增强，而胆管和胰管仍未增强。CH-EUS 在胰腺肿块的鉴别诊断中起着至关重要的作用，特别是在鉴别良性和恶性病变方面。

3.2.2 CH-EUS 中胰腺实性肿块的特点

3.2.2.1 胰腺上皮内瘤变

胰腺上皮内瘤变（pancreatic intraepithelial neoplasia，PanIN）是胰腺腺癌的前体，虽然 PanIN-1 和 PanIN-2 在内镜超声中检测不到，但 PanIN-3 在 CH-EUS 是高增强病变[4]。

3.2.2.2 胰腺腺癌

CH-EUS 在胰腺腺癌鉴别诊断中的敏感性为 93%～94%，特异性为 88%～89%[5,6]。胰腺导管细胞腺癌通常表现为不均匀的低增强。动脉结构不规则，静脉消失。这种不良的血管化会在 CH-EUS 中快速地洗脱[7]，同等增强或高增强的胰腺腺癌很少见（图 3.1）。

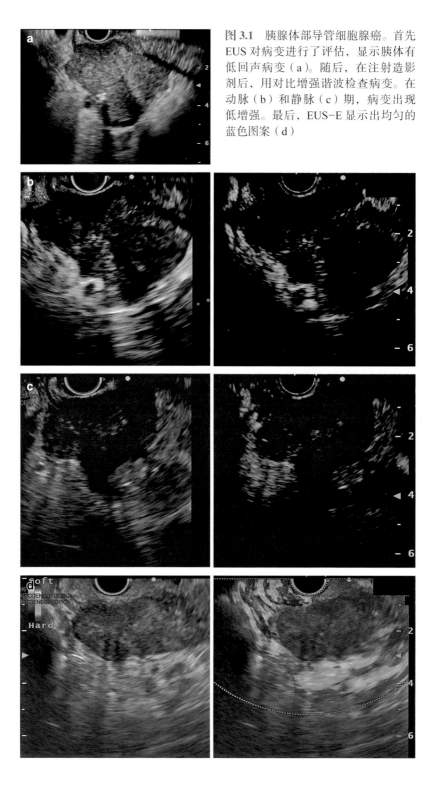

图 3.1 胰腺体部导管细胞腺癌。首先 EUS 对病变进行了评估，显示胰体有低回声病变（a）。随后，在注射造影剂后，用对比增强谐波检查病变。在动脉（b）和静脉（c）期，病变出现低增强。最后，EUS-E 显示出均匀的蓝色图案（d）

3.2.2.3 神经内分泌肿瘤（NET）

虽然 NET 在 EUS 过程中表现出低回声，但由于其丰富的动脉血管，它们在 CH-EUS 上表现出高增强（图 3.2）。

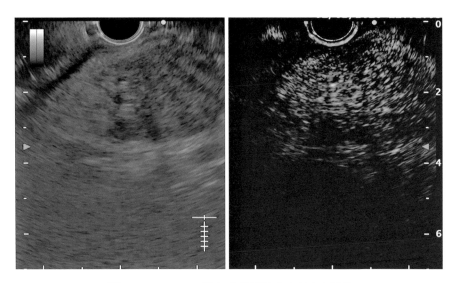

图 3.2 CH-EUS 下神经内分泌肿瘤表现为高增强

3.2.2.4 实性假乳头状瘤（solid pseudopapillary tumor，SPN）

SPN 的特征是包膜周围增厚，以及囊性和坏死无血管区域周围的固体成分的不均匀增强[8, 9]。

3.2.2.5 转移瘤

胰腺转移瘤通常以快速洗脱为特征。最常见的原发性肿瘤是乳腺肿瘤、肾肿瘤和结肠肿瘤。转移瘤通常表现为不均匀的低增强；然而，淋巴瘤和肾癌已被证明为高增强和均一型[10, 11]。

3.2.2.6 急性胰腺炎

使用造影剂对急性胰腺炎进行 EUS 检查，可早期显示无增强的坏死区。这对 CT 造影剂禁忌的肾功能衰竭的患者特别有价值。

3.2.2.7 慢性胰腺炎

局灶性慢性胰腺炎的微血管结构规则，通常表现为低增强。动脉和静脉血管形态的分析对于胰腺炎和腺癌的区分至关重要。一方面，局灶性胰腺炎的特征是动脉和静脉血管表现均匀；另一方面，胰腺癌显示不规则的血管系统，静脉成分不显示[4]。

3.2.2.8　自身免疫性胰腺炎

CH-EUS 有助于区分典型的低增强腺癌和自身免疫性胰腺炎，自身免疫性胰腺炎通常在动脉期等增强，在晚期高或等增强（图 3.3）[12]。

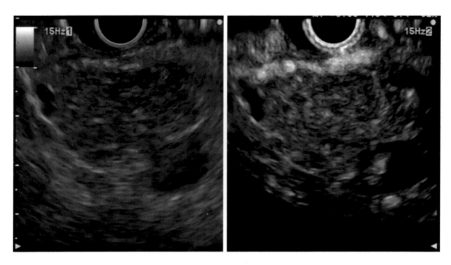

图 3.3　CH-EUS 下自身免疫性胰腺炎与周围的胰腺实质相比，病变表现为等增强

3.2.2.9　淋巴结

恶性淋巴结的特征通常是血管系统被破坏，没有门区血管。经常可以观察到斑片状或缺失对比增强的区域（图 3.4）[13]。

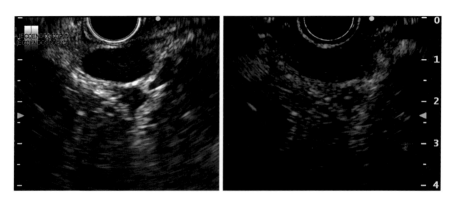

图 3.4　CH-EUS 显示胰腺附近淋巴结低增强，提示可能为恶性

3.2.2.10　淋巴瘤

原发性胰腺淋巴瘤是一种罕见的肿瘤，目前对其 CH-EUS 方面知之甚少。原发性胰腺淋巴瘤表现为低增强[14]，而转移性胰腺淋巴瘤表现为高增强[15]。

3.2.2.11　胰腺母细胞瘤

对胰腺母细胞瘤这种恶性肿瘤知之甚少。它通常在动脉期出现低增强，在静脉期出现等增强[16]。

3.2.2.12　神经鞘瘤

神经鞘瘤通常表现为高增强模式，但这不能体现典型的病理特征。

3.2.2.13　脂肪瘤

在 CH-EUS，脂肪瘤通常出现低增强[17]。

3.2.2.14　血管周围上皮样细胞瘤（PEComa）

PEComa 是一种间叶细胞肿瘤，很少生长在胰腺实质。在最近的一项研究中，在 CH-EUS[18]，病变显示为长期的高灌注和晚期"洗脱"[18]。

主要胰腺实体性病变的增强特征汇总见表 3.1。

表 3.1　胰腺实性病变的对比特征

胰腺病变	CH-EUS
胰腺癌	一般不均匀低增强与快速洗脱，不规则动脉结构，静脉血管不显示
神经内分泌瘤	高增强
坏死性急性胰腺炎	坏死区域不增强
慢性胰腺炎	正常动脉和静脉结构，低增强
自身免疫性胰腺炎	早期等增强和晚期高或等增强
恶性淋巴结	斑块状增强或不增强

3.2.3　CH-EUS 下胰腺囊性肿块的特征

3.2.3.1　单纯的胰腺囊肿和假性囊肿

CH-EUS 对于鉴别恶性和良性胰腺囊性病变很重要。囊壁或壁结节的血管化存在及超声增强对恶性囊性病变有重要意义[19]。

假性囊肿在所有阶段都表现为低增强型，因为它们通常无血管；只有在早期囊肿内会发现一些血管[4]。

3.2.3.2 导管内乳头状肿瘤（IPMN）

CH-EUS 已被证明通过灌注区（结节）和非灌注区（黏液凝块）鉴别恶性和良性 IPMN[4]。根据附壁结节的增强模式，可怀疑恶性 IPMN。侵袭性 IPMN 的特征是高增强的乳头状结节和侵袭性结节（图 3.5）[20]。

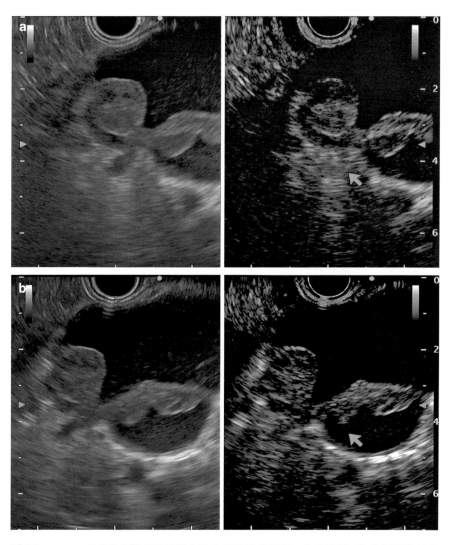

图 3.5 CH-EUS 下分支胰管型导管内乳头状黏液性肿瘤。在动脉期，（a）间隔和结节显示高增强。在静脉期，（b）结节显示洗脱缓慢。这些特征提示了结节本身恶变

3.2.3.3　黏液性囊性肿瘤（囊腺瘤和囊腺癌）

在 CH-EUS 检查中可表现为囊性病变、病灶内不规则间隔和增强的壁结节。

3.2.3.4　浆液性囊腺瘤

病灶内不规则分隔增多，壁结节高增强[9]。需要强调的是，CH-EUS 不能区分浆液性和黏液性囊性病变，因为它们的间隔和壁结节有相似的增强作用（图 3.6）。

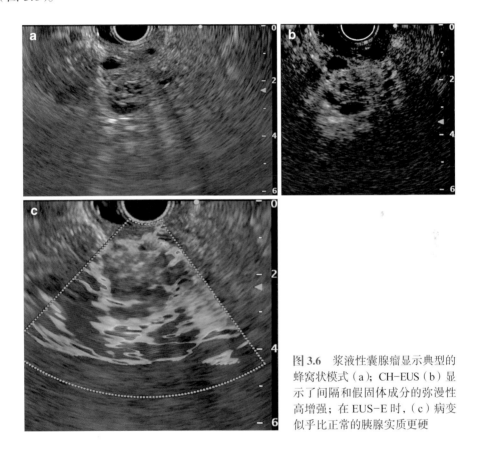

图 3.6　浆液性囊腺瘤显示典型的蜂窝状模式（a）；CH-EUS（b）显示了间隔和假固体成分的弥漫性高增强；在 EUS-E 时，（c）病变似乎比正常的胰腺实质更硬

3.2.4　CH-EUS 引导下的组织取样

胰腺病变的确诊通常是通过对病变组织的病理检查，EUS 引导的针穿刺（EUS-FNA）或 EUS 引导的针穿刺活检（EUS-FNB）可获得。

在 EUS 过程中使用造影剂不仅可以更好地显示胰腺病变，还可以指导更精确的组织取样。事实上，识别出更好的目标区域可以减少假阴性结果或不确定诊断的可能性，从而减少重复 EUS-FNA。

对于以无血管区域为特征的导管型胰腺腺癌，EUS-FNA 的准确性通常较低。CH-EUS 用于 EUS-FNA 或 FNB 有助于避免这些区域，该区域通常表现为不增强。具体来说，当 EUS-FNA 与 CH-EUS 联合使用时，胰腺腺癌的诊断敏感性从 92% 上升到 100%[21]；然而，对 CH-EUS 上无血管区域肿瘤的敏感性仍然较低[22]。因此，如果 EUS-FNA 结合 CH-EUS 结果不足以对以无血管区域为特征的胰腺病变进行病理诊断，则应考虑其他诊断方法（胰液细胞学或肝转移瘤的穿刺取样）[22]。

3.3 超声内镜弹性成像（EUS-E）

弹性成像是另一种有价值的方法，有助于胰腺病变的鉴别诊断。

"弹性成像"这一术语和有关不同组织弹性及其测量的相关研究自 20 世纪 80 年代末开始[23]，但直到 2001 年才被应用于 B 型成像[24]。它的原理是，炎症性或肿瘤性过程会改变组织结构，从而使其弹性变得更软或更硬。

目前有 2 种类型的弹性成像技术：应变和剪切波弹性成像。前者通过评估施加压力后的组织变形来测量组织硬度，而后者，是靠施加声波脉冲[25]。到目前为止，在 EUS 的应用方面，只有应变弹性成像被广泛研究。EUS 应变弹性成像是一种测量感兴趣区域（ROI）内的组织变形（应变）的定性方法，它是通过在 B 型图像上使用透明颜色叠加实现可视化[26]。根据应变弹性色度，较硬的组织呈蓝色区域，较软的组织呈红色，绿色和黄色表示具有中等弹性的区域。

3.3.1 EUS-E：如何做？

病变应占 ROI 的 25%～50%，在 ROI 中也应包含足够数量的正常参考组织。基于个体的最佳扫描位置确定后，第一个 ROI 应与目标病变区域有联系，第二个 ROI 放置在正常组织之上。因此，可以量化这些区域的平均应变和应变比，应变比是两个区域在应变差异的量化。血管和快速活动的器官，如胸膜、肠壁和腹膜，不应该包括在 ROI 中，因为它们的生理运动在 EUS-E 期间产生伪影。正常胰腺实质通常与正常肝实质等回声，显示中等硬度（EUS-E 通常呈绿色）；其硬度随着年龄的增长而增加，但不受身体质量指数、体重和性别的影响[23]。

3.3.2　胰腺实性肿块的 EUS-E 特征

3.3.2.1　胰腺腺癌

肿瘤转化的特征是许多结缔组织的反应性增生和细胞外基质的增加，使组织比周围的实质更硬。因此，胰腺腺癌通常在 EUS-E 处出现蓝色。

3.3.2.2　神经内分泌肿瘤（NET）

最初认为，胰腺 NET 比正常的胰腺实质更硬，所以它通常有一个均匀或不均匀的蓝色弹性成像[27, 28]。然而，随后的研究表明，多达 2/3 的胰腺 NET 通常是绿色的，因为它们比周围的实质更软[29]。在最近的一项研究中，EUS-E 如果病变较软（如 NET），可以基本排除恶性肿瘤，而硬性病变可能是恶性或良性[29]。

最近，基于分形的分析技术（估计生物组织的复杂形状、粗糙度或其潜在的非线性动态行为）应用于弹性图像，结果表明，胰腺恶性病变与 NET 或良性病变的表面分形维数有显著差异，红、绿、蓝三个通道的分形维数也有统计学差异[30]。因此，EUS-E 结合分形分析和基于红-绿-蓝（RGB）颜色的计算机辅助图像分析被证明是鉴别诊断胰腺病变的有效工具（图 3.7）[30]。

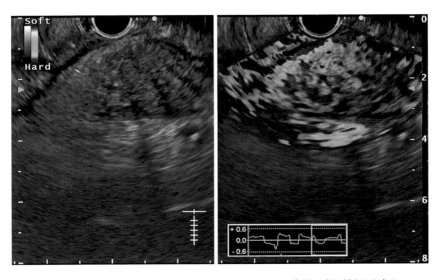

图 3.7　NET 的 EUS-E。与周围的胰腺组织相比，病变显得更硬（蓝色）

3.3.2.3　实性假乳头状肿瘤

我们对实性假乳头状肿瘤（solid pseudopapillary tumor，SPN）的内镜超声弹性成像知之甚少。在一项研究中，1例SPN的应变比与胰腺癌和胰腺转移瘤相似[31]。

3.3.2.4 转移瘤

胰腺转移瘤通常比周围组织更硬。在EUS-E下，它们表现为有边界的蓝色区域。一个血管丰富、中央呈绿色的区域，有时是小胰腺转移瘤的特征[32]。

3.3.2.5 急性胰腺炎

EUS-E不显示急性胰腺炎的病因学特征，因为这种炎症过程诱导了胰腺实质的许多变化，而且没有明确的硬度界限值。急性胰腺炎内的坏死区域比正常的胰腺组织更软[33]。

3.3.2.6 慢性胰腺炎

慢性胰腺炎早期可表现为蜂窝状硬化模式，伴有条索状硬化和钙化[28]。在EUS-E下的特征是纤维组织硬度和应变比的增加。此外，应变比与纤维化评分与EUS评分系统（Rosemont标准）之间存在相关性[23]。在伴胰酶功能不足的慢性胰腺炎患者中也观察到较高的应变比[34]。

3.3.2.7 自身免疫性胰腺炎

自身免疫性胰腺炎使整个胰腺实质变硬，血管增多，EUS-E上呈现蓝色[35]。这种弹性图有助于鉴别自身免疫性胰腺炎和胰腺腺癌，原因是虽然它们都是蓝色区域，但前者涉及的器官区域大，而后者是有界限的（图3.8）[28]。

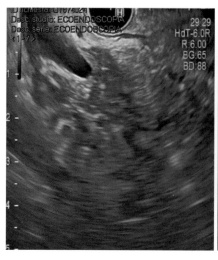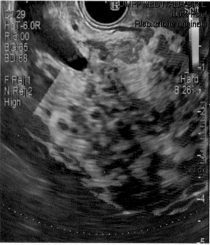

图3.8 自身免疫性胰腺炎的EUS-E呈异质性的绿-蓝色模式，而胰腺腺癌呈均一的蓝色

3.3.2.8 淋巴结

EUS-E 有助于区分恶性和良性淋巴结，当淋巴结受到肿瘤细胞的侵袭时，通常会变得僵硬，呈蓝色（图 3.9）。

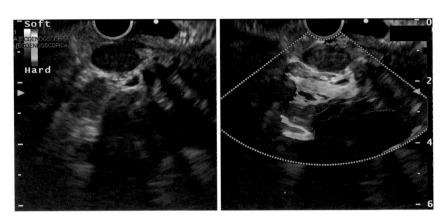

图 3.9 一个恶性淋巴结的 EUS-E，主要表现为蓝色

3.3.3 EUS-E 上胰腺囊性病变的特征

关于胰腺囊性病变的研究较少。理论上，弹性成像可以用于鉴别囊肿内的恶性和良性结节或囊壁。囊性病变的恶性成分比正常胰腺组织更硬（蓝色）（图 3.10）。

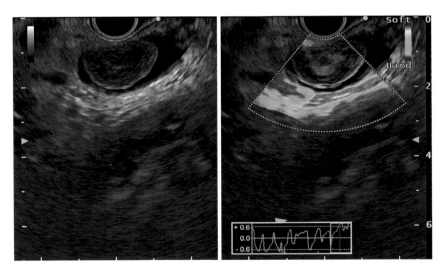

图 3.10 胰腺囊性病变内结节的 EUS-E 评估。胰腺囊性病变中包含的液体会抑制弹性成像应变，致使弹性成像不可靠。在这种情况下，良性黏液栓主要表现为蓝色，可能误诊为恶性病变

3.3.4 EUS-E 引导下的组织取样

虽然 EUS 引导下的组织取样是诊断胰腺病变的金标准，特异性高（高达 100%），但其敏感性从 85% 到 93% 以上不等。

特别是在慢性胰腺炎患者中，EUS-FNA 对实体胰腺肿块的敏感性仅为 54%～74%，从而导致假阴性[36]。使用 EUS-E 可以降低阴性或获取非诊断样本的风险：这项技术发现病变的较硬区域（更有可能是恶性的，存在个体差异），以便精确靶向组织取样。结果表明，EUS-E 和组织取样联合的敏感性提高到 93%，诊断准确率和特异性分别为 94% 和 100%[37]。

此外，EUS-E 可能凭借不同组织弹性差异来区分恶性和良性病变，特别是在怀疑 EUS-FNA 阴性结果或患者不适用 EUS-FNA 的情况下[36]。

3.4 小结

将 CH-EUS 和 EUS-E 应用于 EUS 常规检查，已从根本上改变了对胰腺病变的诊断方法。尽管该技术鉴别诊断良恶性病变的特异性相对较低，但敏感性高是该技术的主要优势。然而，最终诊断仍然是通过 EUS 引导下获取的标本进行组织学诊断。

（翻译：沈珊珊，审校：王雷）

参 考 文 献

[1] Kato T, Tsukamoto Y, Naitoh Y, Hirooka Y, Furukawa T, Hayakawa T. Ultrasonographic and endoscopic ultrasonographic angiography in pancreatic mass lesions. Acta Radiol. 1995;36(4-6):381-7.

[2] Kitano M, Sakamoto H, Kudo M. Contrast-enhanced endoscopic ultrasound. Dig Endosc. 2014;26:79-85.

[3] Kitano M, Sakamoto H, Matsui U, Ito Y, Maekawa K, von Schrenck T, Kudo M. A novel perfusion imaging technique of the pancreas: contrast-enhanced harmonic EUS(with video). Gastrointest Endosc. 2008;67(1):141-50.

[4] Dietrich CF, Sharma M, Hocke M. Contrast-enhanced endoscopic ultrasound. Endosc Ultrasound. 2012;1(3):130-6. https://doi.org/10.7178/eus.03.003.

[5] Gong TT, Hu DM, Zhu Q. Contrast-enhanced EUS for differential diagnosis of pancreatic mass lesions: a meta-analysis. Gastrointest Endosc. 2012;76(2):301-9.

[6] He XK, Ding Y, Sun LM. Contrast-enhanced endoscopic ultrasound for differential diagnosis of pancreatic cancer: an updated meta-analysis. Oncotarget. 2017;8(39):66392-401. https://doi.org/10.18632/oncotarget.18915.

[7] Fusaroli P, Spada A, Mancino MG, Caletti G. Contrast harmonic echo-endoscopic ultrasound improves accuracy in diagnosis of solid pancreatic masses. Clin Gastroenterol Hepatol. 2010;8(7):629-34.e1-2.

[8] D'Onofrio M, Gallotti A, Pozzi Mucelli R. Imaging techniques in pancreatic tumors. Expert Rev Med Devices. 2010;7(2):257-73.

[9] Mei S, Wang M, Sun L. Contrast-enhanced EUS for differential diagnosis of pancreatic masses: a meta-analysis. Gastroenterol Res Pract. 2019;2019:1670183.

[10] Fusaroli P, D'Ercole MC, De Giorgio R, Serrani M, Caletti G. Contrast harmonic endoscopic ultrasonography in the characterization of pancreatic metastases (with video). Pancreas. 2014;43(4):584-7.

[11] Fusaroli P, D'Ercole M, Ceroni L, Caletti G. Mo1528 role of contrast harmonic endoscopic ultrasonography (Ch-

EUS) in the characterization of pancreatic metastases. Dig Liver Dis. 2013;45:S75. https://doi.org/10.1016/S1590-8658(13)60206-6.

[12] Dong Y, D'Onofrio M, Hocke M, Jenssen C, Potthoff A, Atkinson N, Ignee A, Dietrich CF. Autoimmune pancreatitis: imaging features. Endosc Ultrasound. 2018;7:196−203.

[13] Hocke M, Ignee A, Dietrich C. Role of contrast-enhanced endoscopic ultrasound in lymph nodes. Endosc Ultrasound. 2017;6(1):4−11.

[14] Hwang HJ, Robles-Jara C, Largacha M, Robles-Medranda C. Contrast-enhanced harmonic endoscopic ultrasound in the diagnosis of primary pancreatic B-cell non-Hodgkin's lymphoma. Endosc Ultrasound. 2015;4(2):160−1. https://doi.org/10.4103/2303-9027.156762.

[15] Fusaroli P, D'Ercole MC, De Giorgio R, Serrani M, Caletti G. Contrast harmonic endoscopic ultrasonography in the characterization of pancreatic metastases (with video). Pancreas. 2014;43(4):584−7.

[16] Kanazawa R, Sai J, Fukumura Y, Miura H, Watanabe S, Shiina S, Kawasaki S, Kato S. A case of pancreatoblastoma in which EUS-FNA aided the diagnosis. Suizo. 2015;30:689−96.

[17] Fusaroli P, D'Ercole M, Ceroni L, Caletti G. Mo1480 contrast enhanced-endoscopic ultrasonography (Ch-EUS) in the differential diagnosis of gastrointestinal submucosal tumors (SMTS). Dig Liver Dis. 2013;45:S76.

[18] Ulrich JD, Specht K, Schlitter AM, Ceyhan GO, Quante M, Schmid RM, Schlag C. A rare case of perivascular epithelioid cell tumor (PEComa) of the pancreas diagnosed by endoscopic ultrasound. Endosc Int Open. 2020;8(1):E25−8. https://doi.org/10.1055/a-1038-3852.

[19] Hocke M, Cui XW, Domagk D, Ignee A, Dietrich CF. Pancreatic cystic lesions: the value of contrast-enhanced endoscopic ultrasound to influence the clinical pathway. Endosc Ultrasound. 2014;3(2):123−30. https://doi.org/10.4103/2303-9027.131040.

[20] Kitano M, Kamata K, Imai H, Miyata T, Yasukawa S, Yanagisawa A, Kudo M. Contrast-enhanced harmonic endoscopic ultrasonography for pancreatobiliary diseases. Dig Endosc. 2015;27(Suppl 1):60−7.

[21] Kitano M, Kudo M, Yamao K, et al. Characterization of small solid tumors in the pancreas: the value of contrast-enhanced harmonic endoscopic ultrasonography. Am J Gastroenterol. 2012;107:303−10.

[22] Kamata K, Takenaka M, Omoto S, et al. Impact of avascular areas, as measured by contrast-enhanced harmonic EUS, on the accuracy of FNA for pancreatic adenocarcinoma. Gastrointest Endosc. 2018;87:158−63.

[23] Ueno E, Tohno E, Soeda S, Asaoka Y, Itoh K, Bamber JC, Blaszczyk M, Davey J, Mckinna JA. Dynamic tests in real-time breast echography. Ultrasound Med Biol. 1988;14(Suppl 1):53−7.

[24] Shiina T, Nitta N, Ueno E, Bamber JC. Real time tissue elasticity imaging using the combined autocorrelation method. J Med Ultrason (2001). 2002;29:119−28.

[25] Chantarojanasiri T, Kongkam P. Endoscopic ultrasound elastography for solid pancreatic lesions. World J Gastrointest Endosc. 2017;9(10):506−13. https://doi.org/10.4253/wjge.v9.i10.506.

[26] Dietrich CF, Bibby E, Jenssen C, Saftoiu A, Iglesias-Garcia J, Havre RF. EUS elastography: how to do it? Endosc Ultrasound. 2018;7(1):20−8. https://doi.org/10.4103/eus.eus_49_17.

[27] Giovannini M, Hookey LC, Bories E, Pesenti C, Monges G, Delpero JR. Endoscopic ultrasound elastography: the first step towards virtual biopsy? Preliminary results in 49 patients. Endoscopy. 2006;38(4):344−8. Erratum in: Endoscopy. 2007 Mar;39(3):257.

[28] Iglesias-Garcia J, Larino-Noia J, Abdulkader I, Forteza J, Dominguez-Munoz JE. EUS elastography for the characterization of solid pancreatic masses. Gastrointest Endosc. 2009;70(6):1101−8.

[29] Ignee A, Jenssen C, Arcidiacono PG, Hocke M, Möller K, Saftoiu A, Will U, Fusaroli P, Iglesias-Garcia J, Ponnudurai R, Petrone MC, Braden B, Burmester E, Dong Y, Atkinson NS, Dietrich CF. Endoscopic ultrasound elastography of small solid pancreatic lesions: a multicenter study. Endoscopy. 2018;50(11):1071−9.

[30] Carrara S, Di Leo M, Grizzi F, Correale L, Rahal D, Anderloni A, Auriemma F, Fugazza A, Preatoni P, Maselli R, Hassan C, Finati E, Mangiavillano B. Repici, A. EUS elastography (strain ratio) and fractal-based quantitative analysis for the diagnosis of solid pancreatic lesions. Gastrointest Endosc. 2018;87(6):1464−73.

[31] Iglesias-Garcia J, Dominguez-Muñoz JE, Castiñeira-Alvariño M, Luaces-Regueira M, Lariño-Noia J. Quantitative elastography associated with endoscopic ultrasound for the diagnosis of chronic pancreatitis. Endoscopy. 2013;45(10):781−8.

[32] Giovannini M, Téllez-Ávila F. Basic aspects and clinical usefulness of Endosocpic Sonoelastography. Endoscopia. 2012;24(1):17−22.

[33] Dietrich CF, Hocke M. Elastography of the pancreas, current view. Clin Endosc. 2019;52(6):533−40. https://doi.org/10.5946/ce.2018.156.

[34] Dominguez-Muñoz JE, Iglesias-Garcia J, Castiñeira Alvariño M, Luaces Regueira M, Lariño-Noia J. EUS elastography to predict pancreatic exocrine insufficiency in patients with chronic pancreatitis. Gastrointest Endosc. 2015;81(1):136−42.

[35] Hocke M, Ignee A, Dietrich CF. Contrast-enhanced endoscopic ultrasound in the diagnosis of autoimmune pancreatitis. Endoscopy. 2011;43:163−5.

[36] Jafri M, Sachdev AH, Khanna L, Gress FG. The role of real time endoscopic ultrasound guided elastography for targeting EUS-FNA of suspicious pancreatic masses: a review of the literature and a single center experience. JOP. 2016;17(5):516−24.

[37] Facciorusso A, Martina M, Buccino RV, Nacchiero MC, Muscatiello N. Diagnostic accuracy of fine-needle aspiration of solid pancreatic lesions guided by endoscopic ultrasound elastography. Ann Gastroenterol. 2018;31(4):513−8.

4 超声内镜引导下胰腺实性病变组织获取

Endoscopic Ultrasound-Guided Tissue Acquisition of Solid Pancreatic Lesions

Laurent Monino, Pierre H. Deprez

缩略词

CEH	Contrast-enhanced harmonic 对比增强谐波
ESGE	European Society of Gastrointestinal Endoscopy 欧洲胃肠道内镜学会
EUS	Endoscopy ultrasound 超声内镜
EUS-TA	Endoscopy ultrasound tissue acquisition 超声内镜组织获取
FNA	Fine-needle aspiration 细针穿刺抽吸
FNB	Fine-needle biopsy 细针活检
MOSE	Macroscopic on-site evaluation 宏观现场评估
ROSE	Rapid on-site cytopathologist evaluation 快速现场细胞病理学评估

4.1 引言

在超声内镜（EUS）出现之前，胰腺实性肿块的组织学诊断必须通过经皮胰腺穿刺或手术标本。1992 年报道的 EUS 下使用可重复 Vilmann 针行组织穿刺是首次 EUS 组织获取（EUS-TA）。自此开始，EUS 引导下的消化道内或邻近病变的组织获取在肿瘤诊断和患者管理方面起到极大的推动作用[1]。首先以细胞学取样为目标，针尖的优化使标本保留了组织学结构，提高了诊断准确性。在文献中，EUS-TA 对胰腺实性肿块的诊断准确性在 78%～95%，敏感性在

L. Monino · P. H. Deprez
Department of Hepatogastroenterology, Université catholique de Louvain, Cliniques universitaires Saint-Luc, Brussels, Belgium
e-mail: pdeprez@uclouvain.be

78%～95%，特异性在 75%～100%[2-8]。此外，并发症发生率约为 1%[7, 9, 10]。EUS-TA 已成为外科或内科治疗前鉴别胰腺实性肿物性质的可选技术。在本章中，我们将描述 EUS-TA 的各种技术，以及在大多数位置和情况下提高诊断准确性的方法或技巧。

4.2 EUS-TA 的标准操作

EUS-TA 的第一步是识别胰腺病变，并确保 EUS 范围尽可能接近病变。通常是通过下列方式实现的：避免空气注入；前端气囊注水，将镜头固定在十二指肠；应用大旋钮上下调节镜头弯曲度。通过按压大钮使内镜尖端对病变施加压力，尽量使探头贴近病变，从而评估病变的移动性和硬度。然后，在 B 模式和多普勒模式下确定其大小、回声（液体或坏死成分）和血供情况。血管丰富的病变应谨慎穿刺，任何异常血管（假性动脉瘤）都不应作为穿刺目标。因为获取的组织量较低，坏死部位（无血管和低回声）应避免穿刺。明确病变特征后，须仔细检查周围区域，针道穿刺路径应避免血管、胆总管、胰管、大量正常的胰腺实质等结构。

第二步，打开活检孔道盖，将针插入活检孔道，并将针柄连接到工作通道的末端（图 4.1）。如果内镜内遇到阻力，不要过度推针，以免内镜损坏，检查内镜是否过度弯曲，特别是大旋钮角度、针鞘及内镜在十二指肠内的位置等。然后，减少内镜弯曲，并松开抬钳器。如果位置丢失，应将针完全缩回针鞘内，以避免针头在操作内镜时损伤肠壁。当针头尖端出现阻力时，应松开抬钳器，以便针头从工作通道中伸出。穿刺针下旋钮可控制伸出镜头针鞘的长度。通常设置在 1～2 cm，使鞘尖端在 EUS 下可见 1～2 mm。应吸尽空气，以避免气泡伪影，同时要避免针鞘的过度伸出

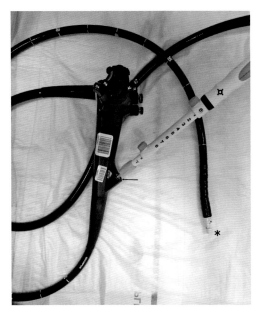

图 4.1　工作通道中插入 FNB 的线阵超声内镜（□：FNB；*：线阵超声内镜；黑色箭头：工作通道）

（图 4.2）。工作通道中的针（特别是 19G 针）可能改变内镜的位置，因此可能需要调整针尖和旋钮进行重新定位。通过使用内镜大旋钮和抬钳器（使针的穿刺角度在 60° 左右）来估计和调整穿刺针的穿刺路径。估计从目标到针尖的距离，然后解锁上锁定旋钮，随后在所需的距离处重新锁定（图 4.3）。在大多数针中，针芯必须从针尖拉出 10 mm 以便于穿刺。穿刺可以快速运动至锁定旋钮位置（硬性病变的首选技术），也可以缓慢推进穿过消化壁。如果需要，重新定位针，然后在 EUS 控制下尽可能深地定位胰腺和病变。在此阶段，在整个运动过程中应保持针尖在 EUS 视野内，避免横向运动以防止丢失视野。跟随针尖确实比在穿刺结束时找回针尖更容易。在这种情况下，如果尖端视野丢失，我们建议将超声内镜做细微的横向运动或使用小旋钮。如果不成功，应缓慢拉回针，直到尖端再

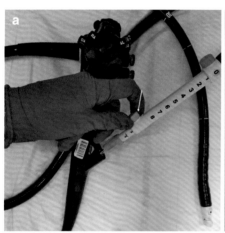

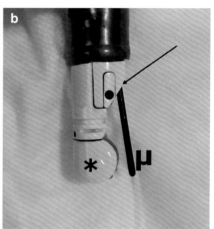

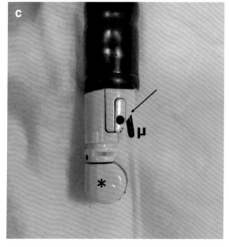

图 4.2 下锁定旋钮（白色箭头）；针鞘（μ）、工作通道末端（黑色箭头）、线阵超声内镜的尖端（＊）。a. 调整下旋钮并锁定在 1 cm 或 2 cm，本例图片为 2 cm。b. 线阵 EUS 内镜的尖端，在工作通道中插入一根 FNB 针。针鞘出来的长度为 3 cm，该长度是由下旋钮锁定的距离来调整，此例设定的 3 cm 长度对于穿刺而言太长，有安全风险。c. 为方便针的弯曲，最好避免针鞘延伸太长，因此将针鞘调整为 1 cm，并用锁定旋钮锁定

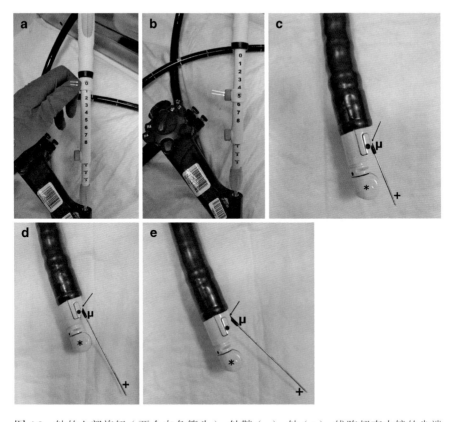

图 4.3 针的上部旋钮（两个白色箭头）；针鞘（μ）；针（＋）；线阵超声内镜的尖端（＊）。a. 上部旋钮解锁并调整到所需距离；b. 上部旋钮调整好并在 5 cm 标记处锁定，这代表了后续穿刺的进针长度；c. 线阵超声内镜的尖端视图，针鞘被锁定在 1 cm 标记处，针尖被锁定在 3 cm 标记处；d. 线阵超声内镜的尖端视图，针鞘被锁定在 1 cm 标记处，针尖被锁定在 8 cm 标记处；e. 抬钳器抬起，在此位置，抬钳器弯曲针鞘和针，但为了增强针的弯曲度，针套可稍回缩以利于抬钳器仅对针有压迫力

次在全视野下，然后再继续在病变中推进。

　　第三步是组织采集。取出针芯，并在针上安装一个 10～20 mL 的注射器以施加负压。在病变内进行几次（通常建议 10 次）快速向前和缓慢后退的运动。针头必须在来回运动过程中保持可见。在整个穿刺阶段，必须持续抽吸消化腔空气和液体以改善视野。穿刺完毕后，应停止抽吸，将上锁定旋钮置于零位后，从操作通道上取出针，避免操作通道损坏。通过注射空气或生理盐水，或插入针芯收集标本，并放置在载玻片和适当的容器或管中进行细胞组织学分析。对标本进行宏观评估，以检查标本是否足够，尽可能取自红色或黄色的中心区域。同样方法可进行多次取样。

在大多数情况下，胰头的实性恶性病变在头部的上 2/3，因此很容易通过经十二指肠穿刺。位于胰腺体部的实性病变很容易经胃穿刺。对于钩突的肿瘤，需要经十二指肠 D2 穿刺，由于内镜可操作性差、病变在穿刺针路径外，穿刺较为困难。胰腺颈部实性病变不同，在经胃通路时，穿刺途径通常与消化壁相切，从而减少穿透力，导致消化壁和病变被向后推。可能需要一名助手或内镜护士来帮助维持 EUS 镜的位置，以增加稳定性。一些内镜医生也用膝盖使超声内镜和患者病床相对固定。大多数情况下，穿刺动作必须干净利落，这与超声内镜医生担心的盲相有关。"快速穿刺"时，预估与病灶中心的距离，固定锁扣，然后迅速、急剧地急性穿刺。如果病变仍在针道范围外，应使用弯曲能力较强的细针以获得更好的灵活性。在某些情况下，两步穿刺可先刺穿管壁，然后略微推进使针弯曲到更垂直的角度。对于因手术导致解剖结构改变的患者，仍可对其胰腺进行 EUS-TA。但因超声内镜质硬更容易导致穿孔，因此，在肠道内推进时应谨慎小心（图 4.4）[11]。对于 Roux-en-Y 胃旁路术患者，可以采用一种新的微创手段，基于 EUS 的经胃途径方法（EDGE）。

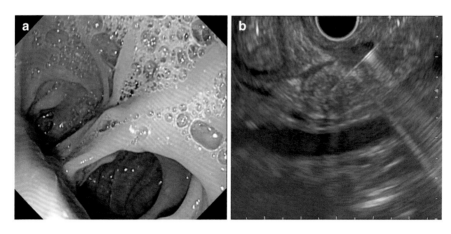

图 4.4　术后解剖结构改变的患者胰腺实性病变的诊断。a. 全胰切除术后空肠吻合术的内镜观察；b. 解剖改变的术后患者胰体实性病变的 FNB

4.3　如何提高胰腺实性病变中的 EUS-TA 穿刺效能？

4.3.1　扇形取样技术

自 EUS-TA 开始以来，扇形取样技术已被一些超声内镜专家使用，Bang 等

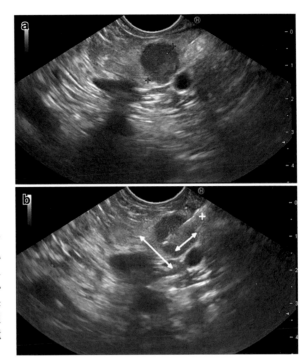

图 4.5 胰体实性病变 EUS-TA：肾透明细胞癌胰腺转移（+针头，白色箭头；针头来回移动结合抬钳器上下运动）。a. 胰体的实性病变（大小为 17 mm）：圆形、回声均匀；b. 采用扇形取样技术进行细针活检，通过使用抬钳器、大旋钮和旋转内镜改变针道

也证实[12]，可减少穿刺针来回提拉的次数提高标本获取效率。扇形取样技术包括通过改变大旋钮上下范围、侧向旋转内镜及改变抬钳器的角度来改变病变内的针头穿刺轴。每次上下移动之间改变针的路径，以覆盖较大的肿瘤区域（图 4.5）。在 Bang 等的研究中，扇形取样技术减少了穿刺次数，提高了诊断准确性（使用扇形取样技术为 96.4%，不使用扇形取样技术为 76.9%）。与传统技术相比，进行组织学诊断的患者比例显著增加（86% vs. 56%）[12]。因此，扇形取样技术越来越受欢迎，成为实体胰腺病变组织获取可选择的技术。

最近在一项前瞻性随机对照研究中，Park 等报道，"旋转技术"在胰腺实性病变中的应用[13]。它包括在穿刺过程中以顺时针或逆时针旋转超声内镜。他们发现，与标准技术相比，组织学结构的保存率（标准与旋转：87.1% vs. 98.4%，P=0.038）和组织学样本的质量（标准与旋转：79% vs. 93.5%，P=0.037）存在显著差异。此外，旋转技术的诊断准确性高于标准技术（96.8% vs. 87.1%）。因此，我们建议采取旋转、活动大钮和抬钳器来实施扇形取样技术。

4.3.2 是否负压？

穿刺时使用负压一直是一个有争议的话题[14, 15]。在组织采集过程中使用负压增加了样本的血液污染[16-18]。似乎使用体积超过 10 mL 的注射器并不能改善组织学性能，且会增加标本的血液污染[17, 19]。是否使用负压似乎在不同国家有所不同。ESGE 指南支持使用 10 mL 注射器和 22G 或 25G 针头的负压吸入技术[7]。我们建议对不同类型的病变进行不同操作：血管丰富的肿瘤（NET 或肾癌转移）不需要负压而直接进行穿刺，以避免过多的血液污染，更硬的乏血管病变使用负压可能更有益，以提高组织学诊断的准确性和敏感性。

在此，结合一些技巧可能有所帮助：首次穿刺未使用负压，之后是否使用应取决于第一次标本含血量。也可以使用生理盐水抽吸（湿吸技术）。利用压缩较少的液体进行负压，可显著改善抽吸细胞和（或）组织的效果。更大内部体积的更大规格的针效果更加明显。针中的生理盐水可以增加压力转移的速度，提供更多的组织和更少的血液。这种方法可以更有效地将负压从注射器转移到针尖，并在撤离或用空气注满真空的情况下减少对细胞和组织的损伤。湿吸细胞的诊断率明显提高，为 85.5% *vs.* 74.4%（$P < 0.000 1$）[18]。

4.3.3　FNB *vs.* FNA

市场上主要有两种 EUS 针类型：FNA 采集样本进行细胞学分析，FNB 采集保存组织结构的标本进行组织学检查。但也并不完全准确，因为 FNA 针也可以提供组织学标本，这取决于其大小（19G ＞ 22G ＞ 25G 的组织学产量）。

大多数 FNA 针的尖端设计相同，但 FNB 针不同[20]。首款 FNB 针针尖附近有一个改善组织取样操作的侧孔；应用最广泛的 FNB 针是反向斜面针（Echotip ProCore 19G-22G-25G, Cook Medical, Inc. Winston-Salem, NC, USA），侧缝的尖锐边缘朝后，在针逆行运动时收集组织[21, 22]。由于将针从硬组织拉回时遇到一些困难（Echotip ProCore 20G, Cook Medical, Inc. Winston-Salem, NC, USA），该设计后来进行了修改，改为当顺行针前进时切割边缘朝前以切割组织[23]。最近，新开发的针头没有侧孔，而改变集中在尖端，以增加它们的穿透和组织收集[24, 25]。其中，叉形针尖（SharkCore 19G-22G-25G, Medtronic, Minneapolis, MN, USA）有六个切边和相反的斜角[26-28]和 Franseen 尖端（Acquire 22G-25G, Boston Scientific Co. Marlborough, MA, USA）几何形状为冠形针尖，具有三个对称，实性的切割尖，旨在最大限度地捕获组织和减少碎片化[29-31]。一些研究已经进行了比较 FNA 和 FNB，但没有显示在诊断准确性方面的显著差异。FNA 和 FNB 的诊断准确率分别为 84%～92.5% 和 90%[16, 32-35]。有些研究表明，无论针头直径是多少，使用 FNB 的组织学样本质量都高于 FNA[21, 30, 32, 34, 36]。最近的一项荟萃分析报道称，FNA 和 FNB 的使用在诊断准确性上没有显著差异。然而，FNB 针穿刺数量对于组织学诊断并不那么重要。然而，最近的另一项荟萃分析报道了 FNB ProCore 在实性胰腺或非胰腺病变的取样量优于 FNA[38]。FNA 和 FNB 之间的争论正随着胰腺癌个体化治疗而慢慢结束，其组织学大标本更适合进行预测性分子标志物检测或化学敏感性检测的细胞培养[39]。

目前很少有研究比较 EUS 引导下使用叉针或侧开窗针在胰腺实性病变中的表现。最近的一项随机对照研究比较了对叉尖或侧开窗 22G 或 25G 针的取样。进行了三次穿刺，病理学家盲法和超声内镜医生独立进行宏观现场评估（MOSE）。22G 和 25G 叉尖针的组织学样本获取均明显高于侧开窗针（$P <$ 0.013）。两组患者的安全性和诊断准确性相当，而叉尖针样本质量（组织完整性和血液污染）明显更好（$P < 0.000\ 1$）。作者的结论是，这两种针头显示出相同的安全性和诊断准确性。然而，叉尖针获取高质量的组织学样本概率更高，达到诊断所需的穿刺次数更少[40]。

4.3.4 针径

用于穿刺的 25G～19G 不同直径的穿刺针均有商业化产品。应用直径较大（19G 或 20G）穿刺针获得更多组织和核心组织对提高诊断的准确性更加重要。实现更大的组织获取似乎是现在的主要目标，在 ESGE 指南中也有反映。该指南建议，当取样的主要目的是获得核心组织时，建议使用 19G FNA 或 FNB 针或 22G FNB 针（低质量证据，弱推荐）[7]。适应证包括分化良好的腺癌、自身免疫性胰腺炎和结节病。此外，提供组织学样本，含有足够数量的肿瘤细胞和结缔组织间质，更适合分子分析。然而，大直径穿刺针并不受超声内镜医生欢迎，主要是由于其僵硬和技术失败率高，在经十二指肠穿刺时尤其如此。一项多中心随机前瞻性研究比较了经十二指肠 EUS 引导下的 FNB 中标准 22G 针和 19G 镍钛针。尽管灵活性有所改善，19G 镍钛针仍然有较高的失败率，诊断准确性较低，而且获得的样本质量并无差异。大直径 EUS 针逐渐在胰腺穿刺中淘汰，这是始料未及的[41]。

相反，小直径的针更灵活，因而增加了它们的可操作性，减少了样本的血液污染，到达难以到达的区域[42]。因此，针直径的选择应取决于目标病变：对于小病变（< 10 mm）和（或）血管丰富，以及通过困难（经十二指肠或通过大血管或穿刺路径穿过较多正常胰腺实质）的，最好选择小直径针（25G）。Song 等的其他关于 FNA 针的研究，19G 针和 22G 针的诊断准确性没有显著差异（87% *vs.* 79%），但在操作成功的案例中，使用 19G 针诊断恶性病变的准确性更好

（95% *vs.* 79%，*P*=0.015）[43]。19G 针的穿刺数显著低于 22G 针。然而，22G 针对胰腺头病变的操作成功率高（100% *vs.* 81%，*P*=0.019）。

25G 和 22G FNB 针在样本质量和诊断准确性方面没有显著差异[44]。然而，Park 等建议在困难位置操作受限时使用 25G 针。最近的两项荟萃分析显示，使用 25G FNA 可能比 22G 针具有更好的诊断性能[45, 46]。他们的结果显示，25G 针的敏感性优于 22G 针（0.90 *vs.* 0.87，chi-deux5.26，*P*=0.024 5）。已有研究比较了大直径的 FNA 针和小口径的 FNB 针[47, 48]。这些研究在诊断准确性方面并没有显示出显著的差异。最近的一项荟萃分析发现，在诊断胰腺实性病变的准确性、样本量和组织学取样率方面没有显著差异[49]。在另一项诊断恶性病变的准确性的荟萃分析中也得出相同的结果[50]。此外，在并发症（RR 1.26，95%CI 0.34～4.62）和技术失败率（RR 5.07，95%CI 0.68～37.64）方面均未显示出显著差异。但诊断的准确性并不是唯一的目的，甚至不是主要的问题。现在癌症专家关心的问题是为辅助技术和个体化治疗提供足够的组织，22G FNB 针可以更好地实现这一点。

4.3.5　是 ROSE 还是 MOSE？

在 EUS-TA（ROSE）时，细胞病理学家在内镜室现场可以提高细胞学涂片的诊断准确性。现场快速细胞病理学家在美国团队更为普遍（98%），超过欧洲（48%）或亚洲（55%）[51]。关于 ROSE 的荟萃分析报道，有 ROSE 时，EUS-FNA 对胰腺实性肿块的诊断敏感性从 88% 提高到 95%，而在没有细胞病理学家的情况下为 80%[52]。相反，Kong 等的荟萃分析，使用 ROSE 并未增加诊断敏感性[53]。最近，随着 FNB 的引入，另一项荟萃分析得出结论，ROSE 加上 FNA 和单独 FNB 之间的诊断准确性没有显著差异[54]。此外，成本效益研究显示，使用 ROSE 时成本显著增加，这解释了细胞病理学报销较少的欧洲的 ROSE 使用率较低，组织学是诊断的首选[55, 56]。

在超声内镜引导下的细针组织采集（FNTA）中，也提倡使用宏观现场评估（MOSE）来判断标本进行组织学诊断是否充足。最近的一项国际多中心前瞻性随机对照研究，对大于 2 cm 实性病变的成年患者应用 EUS-FNTA，被随机分配到 MOSE 组或没有 ROSE 的常规组。MOSE 技术的诊断率（92.6%）与传统技术相似（89.3%，*P*=0.37），穿刺次数明显减少（中位数：常规 3、MOSE2，*P* < 0.001）。这意味着，FNB 时，MOSE 穿刺次数较少、不需要 ROSE 的额外成本，MOSE 是一个值得研究的评估手段[57]。

4.3.6　辅助技术

对比增强谐波（CEH）已被提出作为一种辅助技术，以指导内镜医生在胰腺实性病变中选择一个"高收益"区域（避免纤维化或坏死区域），并提高诊断准确性和敏感性[58, 59]。在胰腺实性肿块中使用 CEH 可以减少获得组织学诊断所需的穿刺次数。Sugimoto 等研究表明，CEH-EUS 显著减少了获得足够的活检样本所需的穿刺次数[60]。在一项回顾性研究中，CEH 提高了 EUS-FNA 的诊断准确性（分别为 96.6% *vs.* 86.7%），但无统计学差异（$P=0.054$）[51]。Seican 等的另一项研究报道了与 CEH-EUS/FNA 相同的优越性（86.5%，EUS-FNA 为 78.4%），无统计学意义（$P=0.35$）[58]。到目前为止，还没有研究能够证明使用 CEH 在诊断准确性方面具有明显的优势。弹性成像也是如此，它通过颜色或半定量测量来确定病变的硬度，从而确定病变的肿瘤或炎性性质（图 4.6）。一些研究试图通过使用弹性成像引导细针穿刺[52, 53]最佳位置来提高诊断准确性，但并无显著差异。弹性成像和 CEH-EUS 这两种技术的结合是否能显著提高 FNA，甚至 FNB 的诊断准确性，仍需要进行进一步评估[58]。这些方法不作为一线工具，但可能有助于 FNA 或 FNB 更好地定位穿刺靶点。

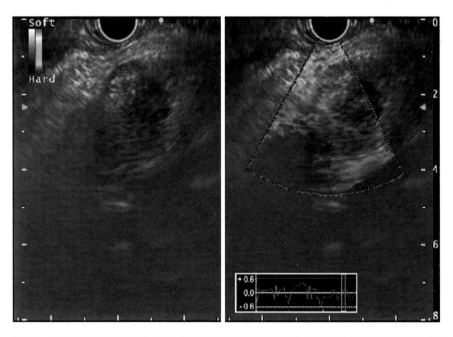

图 4.6　胰腺体部实性病变的内镜超声弹性成像；胰腺腺癌（蓝色对应病变的质硬部分）

4.3.7 减少并发症

EUS-TA 报道的并发症发生率为 1%～8%[7, 9, 10]，胰腺实性肿块的并发症发生率约为 1%[55, 56, 61]。主要并发症为急性胰腺炎、出血、感染性并发症（包括胆道性腹膜炎）和针道种植。大多数并发症发生在组织获得后的 7 天内[56, 61]，在小病变（＜ 20 mm）和神经内分泌肿瘤中更为常见[62]。针的直径似乎与并发症[55] 的高风险无关。一项荟萃分析比较了 FNB 和 FNA 之间的并发症，奇怪的是，FNB 的风险比 FNA 低（0.59% vs. 0.98%）[61]。

尽管 EUS-TA 出血的风险低于 0.13%，EUS-FNA 和 EUS-FNB 被所有科学协会（ESGE、ASGE 和 APAGE/APSDE）认为是高风险出血的操作，特别是胰腺病变穿刺[10, 63-65]。一些文章甚至没有显示服用阿司匹林、抗血小板或抗血栓药物的患者的出血风险会显著增加[63]。

对于心血管事件低危患者，这些协会建议在进行 EUS 引导下组织采集前 5 天继续服用阿司匹林，停止氯吡格雷 / 普拉格雷或替格瑞洛。对于心血管事件高危患者（最近置入冠状动脉支架），建议与心脏病专家讨论停止抗血小板治疗事宜或推迟 EUS-TA。对于直接口服抗凝剂（DOAC），建议在 EUS-TA 前 48 小时停药，特别是对于伴肾功能不全服用达比加群酯者，在 EUS-TA 前 72 小时停药。对于维生素 K 拮抗剂，建议在进行 EUS-TA 前 5 天停止使用，并考虑在高风险血栓形成的患者转为使用 LMWH，对于原本使用 LMWH 的患者，LMWH 应在手术之前超过 24 小时停药并在手术当晚重新开始服用。

Wang 等的荟萃分析显示，胰腺实性肿块 EUS-TA 后的感染并发症非常罕见，穿刺后发热率为 0.08%，感染率为 0.02%[10]。对于胰腺实性病变[7]，不推荐在穿刺前、穿刺期间或穿刺后常规使用抗生素。

穿刺后发生急性胰腺炎的风险较低，为 1%～2%[7, 9, 61]。危险因素包括病变大小、神经内分泌肿瘤、近期急性胰腺炎史、针穿过正常实质超过 5 mm、主胰管穿刺[62, 66]。针的类型似乎并没有增加急性胰腺炎的风险。在 EUS-FNA 和 FNB，急性胰腺炎的发生率分别为 0.44% 和 0.19%。胆汁性腹膜炎是一种罕见的并发症，仅见于胰头部病变，即穿刺胆总管时。针道种植的风险极为罕见。有一些在胃壁或腹膜腔种植的报道。然而，根据 Ngamruengphong 等的研究，EUS-FNA 与胃壁或腹膜中癌症复发率的增加无关[69]。与晚期不可切除的癌症不同，应该更谨慎地评估可切除或交界性病变的播种风险，因为它可能会恶化预后。在这种情况下，应优先选择一次穿刺病变来获得更有效的组织（或诊断准确性）的针型。如果可能，应选择经十二指肠穿刺以避免腹膜种植转移。

4.4 小结

EUS-TA 因其并发症发生率低、诊断准确性高，已成为诊治胰腺实性病变安全、不可替代的技术。在本章中，我们详细介绍了在各种情况下使用最合适的针和技术进行穿刺的方法。并描述了几个操作技巧和策略，以确保诊断高准确率。大多数研究确实表明，新的 FNB 针可以达到 90%～95% 的诊断准确性，如果 MOSE 是穿刺术的一部分，那么仅需要少量穿刺。这种高效率连同更多的组织学标本获取，为包括基于肿瘤分子和基因组图谱的精确治疗，甚至是化学敏感性实验的细胞培养提供了机会。

（翻译：沈珊珊，审校：王雷）

参考文献

[1] Vilmann P, Jacobsen GK, Henriksen FW, et al. Endoscopic ultrasonography with guided fine needle aspiration biopsy in pancreatic disease. Gastrointest Endosc. 1992;38:172−3.

[2] Savides TJ, Donohue M, Hunt G, et al. EUS-guided FNA diagnostic yield of malignancy in solid pancreatic masses: a benchmark for quality performance measurement. Gastrointest Endosc. 2007;66(2):277−82.

[3] Yoshinaga S, Suzuki H, Oda I, et al. Role of endoscopic ultrasound-guided fine needle aspiration (EUS-FNA) for diagnosis of solid pancreatic masses. Dig Endosc. 2011;23:29−33.

[4] Itoi T, Sofuni A, Itokawa F, et al. Current status of diagnostic endoscopic ultrasonography in the evaluation of pancreatic mass lesions. Dig Endosc. 2011;23(Suppl 1):17−21.

[5] Hewitt MJ, McPhail MJW, Possamai L, et al. EUS-guided FNA for diagnosis of solid pancreatic neoplasms: a meta-analysis. Gastrointest Endosc. 2012;75:319−31.

[6] Puli SR, Bechtold ML, Buxbaum JL, et al. How good is endoscopic ultrasound-guided fine-needle aspiration in diagnosing the correct etiology for a solid pancreatic mass?: a meta-analysis and systematic review. Pancreas. 2013;42(1):20−6.

[7] Polkowski M, Jenssen C, Kaye P, et al. Technical aspects of endoscopic ultrasound (EUS)-guided sampling in gastroenterology: European Society of Gastrointestinal Endoscopy (ESGE) Technical Guideline - March 2017. Endoscopy. 2017;49:989−1006.

[8] Dumonceau JM, Deprez PH, Jenssen C, et al. Indications, results, and clinical impact of endoscopic ultrasound (EUS)-guided sampling in gastroenterology: European Society of Gastrointestinal Endoscopy (ESGE) Clinical Guideline - Updated January 2017. Endoscopy. 2017;49:695−714.

[9] ASGE Standards of Practice Committee, Early DS, Acosta RD, et al. Adverse events associated with EUS and EUS with FNA. Gastrointest Endosc. 2013;77:839−43.

[10] Wang K-X, Ben Q-W, Jin Z-D, et al. Assessment of morbidity and mortality associated with EUS-guided FNA: a systematic review. Gastrointest Endosc. 2011;73:283−90.

[11] Monino L, Barthet M, Gonzalez JM. Endoscopic ultrasound-guided management of malignant afferent loop syndrome after gastric bypass: from diagnosis to therapy. Endoscopy. 2020;52(3):E84−5.

[12] Bang JY, Magee SH, Ramesh J, et al. Randomized trial comparing fanning with standard technique for endoscopic ultrasound-guided fine-needle aspiration of solid pancreatic mass lesions. Endoscopy. 2013;45(6):445−50.

[13] Park SW, Lee SS, Song TJ, et al. The diagnostic performance of novel torque technique for endoscopic ultrasound-guided tissue acquisition in solid pancreatic lesions: a prospective randomized controlled trial. J Gastroenterol Hepatol. 2020;35:508−15.

[14] Lee JM, Lee HS, Hyun JJ, et al. Slow-pull using a fanning technique is more useful than the standard suction technique in EUS-guided fine needle aspiration in pancreatic masses. Gut Liver. 2018;12(3):360−6.

[15] Saxena P, El Zein M, Stevens T, et al. Stylet slow-pull versus standard suction for endoscopic ultrasound-guided fine-

needle aspiration of solid pancreatic lesions: a multicenter randomized trial. Endoscopy. 2018;50(5):497−504.

[16] Lee YN, Moon JH, Kim HK, et al. Core biopsy needle versus standard aspiration needle for endoscopic ultrasound-guided sampling of solid pancreatic masses: a randomized parallel-group study. Endoscopy. 2014;46(12):1056−62.

[17] Kudo T, Kawakami H, Hayashi T, et al. High and low negative pressure suction techniques in EUS-guided fine-needle tissue acquisition by using 25-gauge needles: a multicenter, prospective, randomized, controlled trial. Gastrointest Endosc. 2014;80(6):1030−7.e1.

[18] Attam R, Arain MA, Bloechl SJ, et al. Wet suction technique (WEST)': a novel way to enhance the quality of EUS-FNA aspirate. Results of a prospective, single-blind, randomized, controlled trial using a 22-gauge needle for EUS-FNA of solid lesions. Gastrointest Endosc. 2015;81(6):1401−7.

[19] Tarantino I, Di Mitri R, Fabbri C, et al. Is diagnostic accuracy of fine needle aspiration on solid pancreatic lesions aspiration-related? A multicentre randomised trial. Dig Liver Dis. 2014;46(6):523−6.

[20] Nayar MK, Paranandi B, Dawwas MF, et al. Comparison of the diagnostic performance of 2 core biopsy needles for EUS-guided tissue acquisition from solid pancreatic lesions. Gastrointest Endosc. 2017;85:1017−24.

[21] Strand DS, Jeffus SK, Sauer BG, et al. EUS-guided 22-gauge fine-needle aspiration versus core biopsy needle in the evaluation of solid pancreatic neoplasms. Diagn Cytopathol. 2014;42:751−8.

[22] Bang JY, Hawes R, Varadarajulu S. A meta-analysis comparing ProCore and standard fine-needle aspiration needles for endoscopic ultrasound-guided tissue acquisition. Endoscopy. 2016;48:339−49.

[23] Fujie S, Ishiwatari H, Sasaki K, et al. Comparison of the diagnostic yield of the standard 22-gauge needle and the new 20-gauge forward-bevel core biopsy needle for endoscopic ultrasound-guided tissue acquisition from pancreatic lesions. Gut Liver. 2019;13:349−55.

[24] Facciorusso A, Del Prete V, Buccino VR, et al. Diagnostic yield of Franseen and Fork-Tip biopsy needles for endoscopic ultrasound-guided tissue acquisition: a meta-analysis. Endosc Int Open. 2019;07:E1221−30.

[25] Mohan B, Shakhatreh M, Garg R, et al. Comparison of Franseen and fork-tip needles for EUS-guided fine-needle biopsy of solid mass lesions: a systematic review and meta-analysis. Endoscopic Ultrasound. 2019;8:382−91.

[26] Jovani M, Abidi WM, Lee LS. Novel fork-tip needles versus standard needles for EUS-guided tissue acquisition from solid masses of the upper GI tract: a matched cohort study. Scand J Gastroenterol. 2017;52:784−7.

[27] DiMaio C, Kolb J, Benias P, et al. Initial experience with a novel EUS-guided core biopsy needle (SharkCore): results of a large North American multicenter study. Endosc Int Open. 2016;04:E974−9.

[28] Adler DG, Witt B, Chadwick B, et al. Pathologic evaluation of a new endoscopic ultrasound needle designed to obtain core tissue samples: a pilot study. Endosc Ultrasound. 2016;5:178−83.

[29] Bang JY, Hebert-Magee S, Hasan MK, et al. Endoscopic ultrasonography-guided biopsy using a Franseen needle design: initial assessment. Dig Endosc. 2017;29(3):338−46.

[30] Matsuno J, Ogura T, Kurisu Y, et al. Prospective comparison study of franseen needle and standard needle use for pancreatic lesions under EUS guidance. Endosc Ultrasound. 2019;8:412−7.

[31] Inoue T, Tsuzuki T, Takahara T, et al. Prospective evaluation of 25-gauge Franseen needles for endoscopic ultrasound-guided fine-needle biopsy of solid pancreatic masses. Endosc Int Open. 2020;08:E566−70.

[32] Vanbiervliet G, Napoléon B, Saint Paul MC, et al. Core needle versus standard needle for endoscopic ultrasound-guided biopsy of solid pancreatic masses: a randomized crossover study. Endoscopy. 2017;46(12):1063−70.

[33] Aadam A, Wani S, Amick A, et al. A randomized controlled cross-over trial and cost analysis comparing endoscopic ultrasound fine needle aspiration and fine needle biopsy. Endosc Int Open. 2016;4(5):E497−505.

[34] Kamata K, Kitano M, Yasukawa S, et al. Histologic diagnosis of pancreatic masses using 25-gauge endoscopic ultrasound needles with and without a core trap: a multicenter randomized trial. Endoscopy. 2016;48(7):632−8.

[35] Tian L, Tang AL, Zhang L, et al. Evaluation of 22G fine-needle aspiration (FNA) versus fine-needle biopsy (FNB) for endoscopic ultrasound-guided sampling of pancreatic lesions: a prospective comparison study. Surg Endosc. 2018;32:3533−9.

[36] Asokkumar R, Yung Ka C, Loh T, et al. Comparison of tissue and molecular yield between fine-needle biopsy (FNB) and fine-needle aspiration (FNA): a randomized study. Endosc Int Open. 2019;07:E955−63.

[37] Wang J, Zhao S, Chen Y, et al. Endoscopic ultrasound guided fine needle aspiration versus endoscopic ultrasound guided fine needle biopsy in sampling pancreatic masses. Medicine (Baltimore). 2017;96(28):e7452.

[38] van Riet P, Erler N, Bruno M, et al. Comparison of fine needle aspiration and fine needle biopsy devices for endoscopic ultrasound-guided sampling of solid lesions: a systemic review and meta-analysis. Endoscopy. 2020; https://doi.org/10.1055/a-1206-5552.

[39] Kandel P, Nassar A, Gomez V, et al. Comparison of endoscopic ultrasound-guided fine-needle biopsy versus fine-needle aspiration for genomic profiling and DNA yield in pancreatic cancer: a randomized crossover trial. Endoscopy. 2020; https://doi.org/10.1055/a-1223-2171.

[40] Crinò SF, Le Grazie M, Manfrin E, et al. Randomized trial comparing fork-tip and side-fenestrated needles for EUS-guided fine-needle biopsy of solid pancreatic lesions. Gastrointest Endosc. 2020;92:648−658.e2.

[41] Deprez PH. Unplanned but proven obsolescence for 19G endoscopic ultrasound needles. Endoscopy. 2019;51:405−6.

[42] Yasuda I, Iwashita T. S. Tips for endoscopic ultrasound-guided fine needle aspiration of various pancreatic lesions. J Hepatobiliary Pancreat Sci. 2014;2(5):E29−33.

[43] Song TJ, Kim JH, Lee SS, et al. The prospective randomized, controlled trial of endoscopic ultrasound-guided fine-needle aspiration using 22G and 19G aspiration needles for solid pancreatic or peripancreatic masses. Am J Gastroenterol. 2010;105(8):1739−45.

[44] Park SW, Chung MJ, Park JY, et al. Comparison of EUS-guided tissue acquisition using 25-gauge and 22-gauge core biopsy needles through needle cross-over: a prospective, randomized study. Gastrointest Endosc. 2015;81(5):Ab545.

[45] Tian G, Bao H, Li J, et al. Systematic review and meta-analysis of diagnostic accuracy of endoscopic ultrasound (EUS)-guided fine-needle aspiration (FNA) using 22-gauge and 25-gauge needles for pancreatic masses. Med Sci Monit. 2018;24:8333−41.

[46] Xu MM, Jia HY, Yan LL, et al. Comparison of two different size needles in endoscopic ultrasound-guided fine-needle aspiration for diagnosing solid pancreatic lesions. Med (Baltimore). 2017;96(5):e5802.

[47] Mavrogenis G, Weynand B, Sibille A, et al. 25-gauge histology needle versus 22-gauge cytology needle in endoscopic ultrasonography-guided sampling of pancreatic lesions and lymphadenopathy. Endosc Int Open. 2014;03:E63−8.

[48] Berzosa M, Villa N, El-Serag HB, et al. Comparison of endoscopic ultrasound guided 22-gauge core needle with standard 25-gauge fine-needle aspiration for diagnosing solid pancreatic lesions. Endosc Ultrasound. 2015;4:28−33.

[49] Facciorusso A, Wani S, Triantafyllou K, et al. Comparative accuracy of needle sizes and designs for EUS tissue sampling of solid pancreatic masses: a network meta-analysis. Gastrointest Endosc. 2019;90(6):896−903.e7.

[50] Oh HC, Kang H, Lee JY, et al. Diagnostic accuracy of 22/25-gauge core needle in endoscopic ultrasound-guided sampling: systematic review and meta-analysis. Korean J Intern Med. 2016;31:1073−83.

[51] Hou X, Jin Z, Xu C, et al. Contrast-enhanced harmonic endoscopic ultrasound-guided fine-needle aspiration in the diagnosis of solid pancreatic lesions: a retrospective study. PLoS One. 2015;10(3):e0121236.

[52] Mayerle J, Beyer G, Simon P, et al. Prospective cohort study comparing transient EUS guided elastography to EUS-FNA for the diagnosis of solid pancreatic mass lesions. Pancreatology. 2016;16(1):110−4.

[53] Sachdev A, Jaffri M, Khanna L, et al. The role of real-time endoscopic ultrasound guided elastography for targeting EUS-FNA of suspicious pancreatic masses: a review of the literature and a single center experience. JOP. 2016;17(5):516−24.

[54] Iordache S, Costache MI, Popescu CF, et al. Clinical impact of EUS elastography followed by contrast-enhanced EUS in patients with focal pancreatic masses and negative EUS-guided FNA. Med Ultrason. 2016;18:18−24.

[55] Li D, Wang J, Yang M, et al. Factors associated with diagnostic accuracy, technical success and adverse events of EUS-guided FNB: a systematic review and meta-analysis. J Gastroenterol Hepatol. 2020;35(8):1264−76.

[56] Yoshinaga S, Itoi T, Yamao K, et al. Safety and efficacy of endoscopic ultrasound-guided fine needle aspiration for pancreatic masses: a prospective multicenter study. Dig Endosc. 2020;32(1):114−26.

[57] Chong CCN, Lakhtakia S, Nguyen N, et al. Endoscopic ultrasound-guided tissue acquisition with or without macroscopic on-site evaluation: randomized controlled trial. Endoscopy. 2020;52(10):856−63. https://doi.org/10.1055/a-1172-6027.

[58] Seicean A, Jinga M. Harmonic contrast-enhanced endoscopic ultrasound fine-needle aspiration: fact or fiction? Endosc Ultrasound. 2017;6(1):31−6.

[59] Yamashita Y, Kitano M. Endoscopic ultrasonography for pancreatic solid lesions. J Med Ultrason. 2020;47(3):377−87.

[60] Sugimoto M, Takagi T, Hikichi T, et al. Conventional versus contrast-enhanced harmonic endoscopic ultrasonography-guided fine-needle aspiration for diagnosis of solid pancreatic lesions: a prospective randomized trial. Pancreatology. 2015;15:538−41.

[61] Rodríguez-D'Jesús A, Fernández-Esparrach G, Marra-Lopez C, et al. Adverse events of EUS-guided FNA of pancreatic cystic and solid lesions by using the lexicon proposed in an ASGE workshop: a prospective and comparative study. Gastrointest Endosc. 2016;83:780−4.

[62] Katanuma A, Maguchi H, Yane K, et al. Factors predictive of adverse events associated with endoscopic ultrasound-guided fine needle aspiration of pancreatic solid lesions. Dig Dis Sci. 2013;58:2093−9.

[63] Inoue T, Okumura F, Sano H, et al. Bleeding risk of endoscopic ultrasound-guided fine-needle aspiration in patients undergoing antithrombotic therapy. Dig Endosc. 2017;29:91−6.

[64] Chan FKL, Goh KL, Reddy N, et al. Management of patients on antithrombotic agents undergoing emergency and elective endoscopy: joint Asian Pacific Association of Gastroenterology (APAGE) and Asian Pacific Society for Digestive Endoscopy (APSDE) practice guidelines. Gut. 2018;67:405−17.

[65] Acosta RD, Abraham NS, Chandrasekhara V, et al. The management of antithrombotic agents for patients undergoing GI endoscopy. Gastrointest Endosc. 2016;83:3−16.

[66] Ribeiro A, Goel A. The risk factors for acute pancreatitis after endoscopic ultrasound guided biopsy. Korean J Gastroenterol. 2018;72:135−40.

[67] Matsui T, Nishikawa K, Yukimoto H, et al. Needle tract seeding following endoscopic ultrasound-guided fine-needle aspiration for pancreatic cancer: a report of two cases. World J Surg Oncol. 2019;17(1):134.

[68] Sato N, Takano S, Yoshitomi H, et al. Needle tract seeding recurrence of pancreatic cancer in the gastric wall with paragastric lymph node metastasis after endoscopic ultrasound-guided fine needle aspiration followed by pancreatectomy: a case report and literature review. BMC Gastroenterol. 2020;20(1):13.

[69] Ngamruengphong S, Xu C, Woodward TA, et al. Risk of gastric or peritoneal recurrence, and long-term outcomes, following pancreatic cancer resection with preoperative endosonographically guided fine needle aspiration. Endoscopy. 2013;45:619−26.

5 EUS 穿刺针及组织获取技术的循证医学评估

Evidence-Based Assessment of Diagnostic Performance of Currently Available Needles and Techniques for EUS-Guided Tissue Acquisition

Antonio Facciorusso, Nicola Muscatiello

要点

- 已知部分技术和临床特征会影响 EUS-FNA 的诊断性能，包括病变的位置、大小和组织硬度、内镜医生的经验，以及细胞病理学家对 EUS-FNA 样本进行快速现场评估（ROSE）的应用。

- EUS 细针活检（EUS-FNB）针的开发在 EUS 组织采集（TA）方面引起关注，主要是较 EUS-FNA 在诊断准确性、保存样本组织结构方面更具优势，并且可以行免疫组织化学检查、避免 ROSE、减少穿刺次数。

- 在过去 2～3 年中，新的 EUS-FNB 针应用于临床，其针尖设计发生了重大样式变化；尽管这些新型针设计被认为可以提高组织获取率，并且已经发表了几项研究对其进行检测，但在诊断率和核心组织获取方面，其诊断性能的证据仍然有限。

- 通过穿刺针活检和基于穿刺针的激光共聚焦内镜，为胰腺囊肿的诊断提供了新的宝贵工具。

5.1 引言

超声内镜（EUS）是诊断胰腺形态学病变特征的一种准确且实用的诊断技术。此外，EUS 还可以通过细针抽吸（FNA）对胰腺组织取样进行细胞病理学诊断[1, 2]。

A. Facciorusso · N. Muscatiello
Endoscopy Unit, Department of Medical Sciences, University of Foggia, Foggia, Italy

　　然而，EUS-FNA 的诊断效能受到一些临床技能和胰腺病变的临床特征影响，包括胰腺病变的位置、大小和组织硬度[3]，内镜医生的经验[4]，以及是否有细胞病理医生对 EUS-FNA 样本进行快速现场评估（ROSE）等因素[5]。另外，在一些具体操作方面，如使用针芯类型、穿刺的通道数或选用针大小型号不同是否会对样本诊断准确性和充分性产生影响仍然是一个有争议的问题[6-9]。

　　EUS 细针穿刺（EUS-FNA）是胰腺病变诊断领域发展最快的技术，也取得了良好的临床结果，尤其在使用病理快速现场评估（ROSE）[10]、对比增强引导FNA[11,12] 或组织弹性成像[13] 等诊断方面，但是诊断敏感性仍然是一个问题。因此，该项技术相关的最重要的缺陷是假阴性诊断，它有可能延误患者治疗并对患者预后产生不良影响。

　　EUS 活检针（EUS-FNB）的研发在 EUS 组织获取（TA）领域引起了极大的关注，这主要是因为相对于 EUS-FNA，EUS-FNB 在提高诊断准确性、改善保存样本组织结构方面具有优势，同时考虑到某些诊断所需的免疫组织化学或特殊染色，避免 ROSE 并通过尽量少的通道获得结果，从而潜在地提高与 EUS-TA相关的效率和降低成本[14]。

　　在过去的 2～3 年中，EUS-FNB 针头设计出现了显著的变化，新的 FNB 穿刺针已经在内镜下应用；并且有部分研究提示这些新的设计可以提高内镜下组织获取率，然而，在诊断结果和核心组织获取方面，其诊断性能的证据仍然十分有限。

　　本章根据最近发表的与该主题相关的系列报道和荟萃分析，旨在提供 EUS-TA 领域最新的循证研究现状。

5.2　EUS-FNA

5.2.1　针尺寸

EUS-FNA 在诊断胃肠道及其周围病变临床分期是非常有临床价值的一种技术。对于胰腺实性病变的诊断，EUS-FNA 的敏感性和特异性分别为 85%～89%和 96%～99%[15,16]，而对于胰腺囊性病变的敏感性和特异性分别为 54% 和93%[17]。

　　从病变部位获得最佳病理组织取决于多种因素，如穿刺针的大小和规格、现场是否有快速评估（ROSE）的病理专家，以及内镜专家的专业知识和组织处理技能等诸多方面[1]。

在 EUS-FNA 操作中，常用的针头为 22G 和 25G，因其操控和安全性强而越来越受欢迎[9]。从理论上来说，较大的针头（如 22G，甚至 19G）应用采集较大的样本，但这样也会导致并发症的发生率增加。此外，它们在应用中也会产生一些技术问题，主要是材质的硬度偏高，可能造成样本中混合血性污染物或细胞碎片。

由于较大的针存在这些潜在缺点，现在 25G 针更普遍应用于临床实践。

2013 年发表的一项荟萃分析发现，与 22G 针头相比，25G 的敏感性显著（93% *vs.* 85%，*P*=0.000 3）增加，而特异性相仿（100% *vs.* 97%，*P*=0.97）[9]。

我们小组最近发表的一项仅纳入随机对照试验（RCT）的荟萃分析发现，两种 FNA 针之间的敏感性没有显著差异[18]。事实上，如图 5.1 所示，22G 针的敏感性为 89%（95%CI：85%～94%），而 25G 针的敏感性为 93%（91%～95%）（*P*=0.13）。同样，两种针之间的样本获取充分性结果相似（风险比：1.03，0.99～

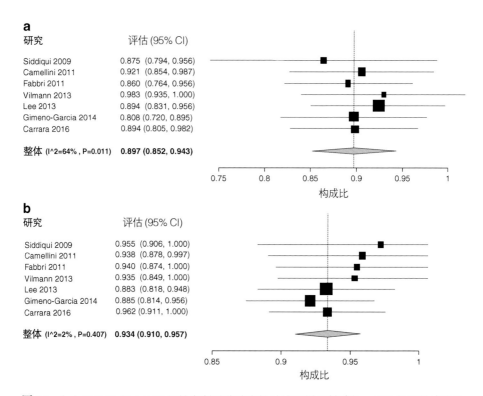

图 5.1 （a）22G 和（b）25G 细针穿刺对胰腺实性肿块取样的敏感性。22G 针的敏感性为 89%（95%CI：85%～94%），而 25G 针的敏感性为 93%（95%CI：91%～95%）

1.07，$P=0.12$）。因此，更大的针（能够收集更大的组织样本）的潜在优势似乎与更容易通过胰腺组织的25G针相平衡[18]。

两种EUS-FNA针都被证明是绝对安全的，没有出现严重的不良事件[9, 18]。

19G针主要用于获得保存组织结构足以进行组织学评估的样本[19]。与较细的针相比，这些针更硬、更难操作，尤其是在有内镜成角度的部位（如从十二指肠）进行取样时[20-22]。镍钛合金制成的19G FNA针在实验平台[21]具有机械性能优势，但最近的法国RCT发现其机械性能明显低于标准22G针[23]。

基于这些证据，当前欧洲胃肠内镜学会（ESGE）指南推荐可以通过25G或22G针对固体肿块进行常规EUS引导穿刺取样（高质量证据，强烈建议）[19]。

表5.1报道了该领域发表的主要系统评价[9, 18, 24, 25]。

表5.1　评价22G和25G细针穿刺法对胰腺实性肿块的取样效果的系统性分析

研　究	研究方法	主　要　结　果
Xu，2017[24]	7项RCT和4项前瞻性研究	对恶性肿瘤的汇总敏感性：25G针较22G高（92% *vs.* 88%，$P=0.046$） ROC曲线下的面积（25G针为96%，25G针为97%）
Facciorusso，2017[18]	7项RCT	汇总敏感性：25G针为93%，22G针为89%；$P=0.13$ 受试者的ROC曲线下的面积（25G针为99%，22G针为98%）
Madhoun，2013[9]	3项RCT、2项前瞻性研究和3项回顾性研究	25G针较22G针的灵敏度更高（93% *vs.* 85%；$P<0.001$） 当仅分析前瞻性研究时，敏感性差异不显著（94% *vs.* 87%）
Affolter，2013[25]	5项RCT、3项前瞻性和3项回顾性研究	相似准确性：$P=0.97$ 汇总敏感性：25G 91% *vs.* 22G 78%

5.2.2　抽吸

两项随机对照试验的结果表明，与无抽吸技术相比，使用22G或25G FNA针取样，这期间使用10 mL抽吸可提高恶性肿瘤的准确性和（或）敏感性[26, 27]。在胰腺肿块抽吸，证据最强的是用22G FNA针有利于组织抽吸，而25G FNA针取样的证据尚不充分。尽管使用抽吸效果的证据在某种程度上是有限的，但这种技术也没有明显的风险或缺点。一些研究显示，样本量增加似乎不会影响诊断性能，因此不会构成重大问题。因此，上述 ESGE 指南建议对 EUS-TA 中的所有针规格和类型使用抽吸[19]。

虽然在取样过程中缓慢移除针芯，旨在通过在针内产生微负压来提高样本量（"慢拉针芯"技术），但研究结果不一致[28,29]。在将针从靶病灶中取出之前，通过断开针头端口的注射器旋塞阀消除残余负压，可以提高诊断结果[30]。因此，尽管这种效应背后的机制仍不明确，证据也有限，但目前的指南建议采用这种简单的方法[19]。

到目前为止，7 项随机对照试验比较了慢拉技术和标准抽吸技术对胰腺实性病变的取样对比效果[28-34]，表 5.2 列出了已发表证据的主要结果。最近的一项荟萃分析得出的结论认为，尽管慢拉针芯技术血液污染（汇总率 10.5% *vs.* 17.8%）比标准抽吸技术少，但在组织获取充分性上并无优势（OR=0.98）[35]。

表 5.2　随机对照试验比较慢拉针芯和抽吸技术在胰腺实性肿块取样中的应用

研究	国家	针　　型	患者人数	ROSE	诊断准确率
Saxena, 2017[28]	美国	22G（Expect Slimline®; Boston Scientific），FNA	121	有	慢拉：80%（68.1%～88.2%）抽吸：70%（57.3%～80.2%）
Bansal, 2017[29]	印度	22G（EchoTip Ultra HD®; Cook），FNA	36	无	未报道
Weston, 2017[30]	美国	22G 和 25G（ProCore®; Cook Medical），FNB	60	无	未报道
Lee, 2018[31]	韩国	22G（Expect Slimline®; Boston Scientific），FNA	48	无	慢拉：88%（75.4%～94.6%）抽吸：71%（56.8%～82%）
Cheng, 2019[32]	巴西	22G（Expect Slimline®; Boston Scientific®; Sonotip, Medi-Globe GmbH），FNA	50	无	慢拉：82%（68.9%～90.4%）抽吸：90%（78.1%～95.8%）
DiMitri, 2019[33]	意大利	20G（ProCore®; Cook Medical），FNB	48	无	慢拉：85%（71.6%～92.7%）抽吸：85%（63.1%～94.9%）
Lee, 2019[34]	韩国	22G 和 25G（ProCore®; Cook Medical），FNB	50	无	未报道

注：FNA，细针穿刺活检；FNB，细针穿刺活检。

5.2.3 针芯

使用针芯的主要目的是防止针穿过胃肠壁时堵塞管腔。研究显示，使用和不使用针芯具有相似的诊断率和样本充分性[36-39]。上述使用针芯的潜在优势未得到证实，并且有高质量的证据表明，使用（带或不带针芯）22G FNA 针进行取样可获得相似质量和充分性的样本。另外，使用针芯可能存在潜在的缺点，例如，在针操作过程中增加针尖刺伤的风险和操作时间，以及降低针的灵活性。在这种情况下，目前的指南建议是否使用针筒芯进行 FNA 针取样，需要由操作超声医生自行决定[19]。

5.2.4 ROSE

ROSE 的主要目的是在内镜检查期间对样本内容和充分性进行实时反馈，以尽量减少穿刺次数，确保样本充足性和提高诊断效率。尽管有理论优势，但在已发表的文献研究中显示结果并不一致。ROSE 唯一明确的优势是可以减少操作过程中的穿刺次数[10, 40]。

欧洲大约一半的 EUS 中心没有应用 ROSE，此外，美国以外的大多数中心也都没有应用 ROSE。因此，ESGE 指南没有足够的理由建议没有使用 ROSE 的中心去使用[19]。

5.2.5 扇形技术

扇形技术涉及将针定位在肿块内的 4 个不同区域，并在每个区域进行 4 次来回抽吸以获取组织，而标准穿刺技术是将针定位在肿块内的一个位置，并进行16 次来回抽吸以获取组织。在胰腺肿块患者的 RCT 中，与标准穿刺技术相比，扇形技术的使用减少了确诊所需的穿刺次数，并增加了首次穿刺现场确诊的患者比例[41]。基于这项随机对照试验，ESGE 建议在采集实性肿块标本时在整个病变范围运用扇形技术（中等质量证据，弱推荐）[19]。

5.3 EUS-FNB

5.3.1 一般概念

为了克服部分 FNA 的上述局限性，并考虑到迫切需要足够的组织学样本进行分子分析，已经开发了活检针并将其应用于临床实践。

第一个柔性活检针（Quick Core®）于 21 世纪早期问世，并根据 TruCut 设计进行了改进，但其性能受到一些技术问题的影响，如不能在十二指肠内镜扭转位置有效实施操作，以及拔出活检针时样本容易丢失等[42]。因此，与标准 FNA 针头相比，TruCut 针头在提高诊断结果准确性方面无显著增加，从而限制了其在全球范围内的应用。

尽管 ProCore® 活检针在针尖的远端增加了一个反向斜面，促进了核心样本的采集，似乎解决了以往活检设备的大部分局限性。但与标准 FNA 相比，在组织采集充分性、诊断准确性和可靠性方面没有显著差异，FNB 观察到的唯一优势是获得组织学核心样本的所需穿刺次数明显减少[43-45]。

最近推出的两种 EUS-FNB 针是设计明显不同的端口型切割针。一种是 Franseen 针（Acquire®，波士顿科学公司，马萨诸塞州马尔伯勒），这是一种三平面对称针。另一种（SharkCore®, Medtronic Inc., Sunnyvale, CA）为叉形针头，不对称设计，有 6 个切割面[42]。

5.3.2　不同 FNB 针的比较效果

FNB 与标准 FNA 进行比较的已发表结果[46-58]见表 5.3。

最近一项荟萃分析比较发现，22G FNB 和 22G FNA 两种针在诊断准确性（风险比为 1.02，P=0.46）或样本充分性（风险比为 1.01，P=0.61）[44]方面相似。核心组织获取率（风险比为 1.01，P=0.86）和综合敏感性也相似（FNB 为 93.1%，FNA 为 90.4%）[44]。值得注意的是，与 FNB 相比，即使在没有 ROSE（与非美国常用方法）的情况下，FNA 也具有竞争性[44]。大多数纳入的试验均使用 ProCore® 针，而 Franseen 活检针（Acquire®）在高质量组织数量方面显示出显著优势（风险比为 1.18，P=0.02），但是该发现仅基于美国的一项研究[48]，因此限制了证据的质量[44]等级。

我们小组最近发表的一项基于低质量证据的网络荟萃分析发现[59]，不同 EUS-TA 方法对胰腺肿块取样的诊断准确性没有显著差异。胰腺肿块取样的样本的充足和组织学核心采集均无差异，与目前关于其他病变如上皮下肿物[60]不同，结果令人吃惊。因此，针头设计（无论是 FNA 还是 FNB）和针头类型（19G、22G 或 25G）似乎并没有显著影响手术的诊断性能[59]。

上述荟萃分析[59]的主要结果见表 5.4。由于纳入的随机对照试验是非盲法的，且存在较高的偏倚风险，证据被认为存在严重偏差风险。此外，在几项比较中，因严密性差，证据被降级[59]。

表 5.3 胰腺实性肿瘤 FNB 和 FNA 组织获取的随机对照研究

研 究	分组	例数	国家	病变大小 (cm)	ROSE	针 型	结 果
Alatawi, 2015 [46]	22G FNB 22G FNA	50 50	France	3.2 ± 0.5 3.3 ± 0.2	No	ProCore® Echo Ultra®	FNB: 98% 准确性 100% 充足性 FNA: 90% 准确性 90% 充足性
Bang, 2012 [47]	22G FNB 22G FNA	28 28	USA	3.2 ± 0.9 3.3 ± 0.7	Yes	ProCore® Expect®	FNB: 89.2% 准确性 89.2% 充足性 FNA: 100% 准确性 100% 充足性
Bang, 2017 [48]	22G FNB 22G FNA	46 46	USA	2.9 ± 0.8	Yes	Acquire® Expect®	FNB: 93.5% 准确性 100% 充足性 FNA: 80.4% 准确性 95.6% 充足性
Cheng, 2017 [49]ᵃ	22G FNB 22G FNA	123 126	China	2.91 2.95	No	ProCore® EchoTip®	FNB: 89.4% 充足性 FNA: 84.9% 充足性
Ganc, 2014 [50]ᵇ	22G FNB 22G FNA	30 30	Brazil	NR	No	ProCore® EchoTip®	FNB: 93.3% 准确性 FNA: 90% 准确性
Hucl, 2013 [51]ᵃ	22G FNB 22G FNA	69 69	India	4.19 ± 1.7	No	ProCore® EchoTip®	FNB: 85.5% 准确性 92.7% 充足性 FNA: 73.9% 准确性 86.9% 充足性
Lee, 2017 [52]ᵇ	22G FNB 22G FNA	9 7	Korea	4.4 ± 3.2 3.7 ± 2	No	ProCore® EchoTip®	FNB: 100% 充足性 FNA: 100% 充足性
Noh, 2017 [53]	22G FNB 22G FNA	60 60	Korea	3.1 ± 0.8	No	ProCore® EZShot 2®	无报道
Othman, 2017 [54]ᶜ	22G FNB 22G FNA	29 60	USA	NR	Yes	ProCore® EZShot 2®/ Expect®	FNB: 72.4% 充足性 FNA: 68.3% 充足性

续　表

研　究	分组	例数	国家	病变大小(cm)	ROSE	针　型	结　果
Sterlacci, 2016 [55]a	22G FNB / 22G FNA	38 / 38	Germany	3.3 ± 1.2	No	ProCore® / EchoTip®	FNB: 89.5% 充足性 / FNA: 97.3% 充足性
Vanbiervliet, 2014 [56]	22G FNB / 22G FNA	80 / 80	France	3.3 ± 1	No	ProCore® / EchoTip®	FNB: 88.7% 充足性 / FNA: 93.7% 充足性
Mavrogenis, 2015 [57]a	25G FNB / 22G FNA	19 / 19	Belgium	3.9 (1–7)	No	ProCore® / EchoTip®	FNB: 73.6% 准确性 84.2% 充足性 / FNA: 68.4% 准确性 78.9% 充足性
Kamata, 2016 [58]	25G FNB / 25G FNA	106 / 108	Japan	2.93 ± 1.5 / 2.79 ± 1.4	No	ProCore® / EchoTip®	FNB: 79.2% 准确性 100% 充足性 / FNA: 75.9% 准确性 100% 充足性

注：FNA，细针穿刺抽吸；FNB，细针穿刺活检；NR，未报道；ROSE，快速现场评估。
a. 包括胰腺和胰腺外肿物，本表仅包括胰腺肿物的报道。
b. 会议摘要。
c. 三组试验比较了 2 种 FNA 针和 1 种 FNB 针。2 种 FNA 针数据进行了合并。

表 5.4 超声内镜引导下胰腺实性肿块组织取样不同针头之间对比的证据质量等级评估

针	诊断准确率		样本充分性	
	相对风险（95%CI）	证据质量	相对风险（95%CI）	证据质量
所有针头与 19G FNA				
22G FNA	1.06（0.80, 1.41）	低	1.14（0.87~1.51）	低—
22G FNB	1.10（0.80, 1.50）	低	1.17（0.89~1.53）	低—
25G FNA	1.10（0.81, 1.51）	低	1.19（0.83~1.55）	低—
25G FNB	1.16（0.58, 1.69）	低	1.20（0.89~1.61）	
与 22G FNA 相比				
22G FNB	1.03（0.89, 1.18）	低—	1.02（0.94~1.16）	低—
25G FNA	1.03（0.91, 1.17）	低—	1.04（0.93~1.21）	低—
25G FNB	1.09（0.85, 1.39）	低—	1.05（0.92~1.19）	低—
与 22G FNB 相比				
25G FNA	1.00（0.83, 1.20）	低—	1.02（0.93~1.17）	低—
25G FNB	1.05（0.82, 1.36）	低—	1.03（0.94~1.11）	低—
与 25G FN 相比				
25G FNB	1.05（0.82, 1.33）	低—	1.01（0.96~1.11）	低—

注：证据的质量是根据 GRADE 评分方法评定的。直接比较试验因以下因素的存在而被降级：文献中存在偏倚风险、不一致性、间接性、不精确性和发表偏倚。间接估计的质量最初来源于对间接估计有贡献的直接估计的一阶循环的最低质量。网络荟萃分析的质量来源于直接估计和间接估计的结合质量及试验的关涉性。当从直接/成对估计中获得中等质量的证据时，优先使用这些证据；当成对估计仅提供低质量或非常高质量的证据时，或者如果没有成对比较，则使用网络荟萃分析的估计对证据质量进行评级。所有的比较结果都不显著。

这些结果表明，EUS-FNA 足以满足常规临床实践中的大多数病例（胰腺癌患者）的需要，并为最近发布的欧洲指南增加了证据，该指南同样推荐 FNA 和 FNB 用于实性肿块的常规取样[19]。FNB 可能在需要评估组织结构的情况下发挥关键作用，此时，FNB 将是首选方式（例如，在需要为个性化药物或自身免疫性胰腺炎等良性疾病进行核心活检的肿瘤学研究中）[61]。

然而，由于缺乏随机对照试验，上述荟萃分析无法评估新型 FNB 针的性能，结果主要适用于 ProCore® 针[59]。

最近同一研究小组对 24 项研究荟萃分析了新型针头在实性肿块诊断中的性能[62]。

如图 5.2 所示，两种新的针头（Franseen 和叉形针头）在样本充足率（95.6%）核心组织采样率（92.5%）、诊断准确率（95%）和胰腺肿块检出的敏感性（92.8%）方面没有显示出明显差异[62]。

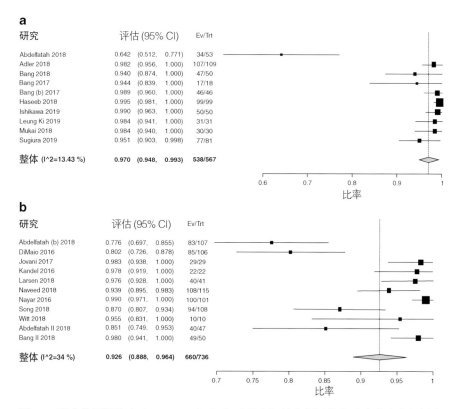

图 5.2 汇总分析评估（a）Franseen 和（b）叉形尖细针穿刺活检在胰腺病变中的样本充足率。胰腺肿块的样本充足率为 95.6%（94%～97.3%；I^2=48.9%）。而使用 Franseen 针获得足够样本的比例明显更高（97%，94.8%～99.3% *vs.* 92.6%，88.8%～96.4%；P=0.006）

正如预期的那样，上述结果不受 ROSE（非美国中心不经常采用）使用的影响，因此，证实 FNB 可能无须病理医生在场就可以获得最佳诊断结果[63]。

因此，尽管目前的证据似乎不支持 FNB 比 FNA 在胰腺肿块治疗方面存在明显优势，但新的活检针有望影响这些病变的诊断率，从而推动 EUS 引导活检在胰腺学中的广泛应用开展[64, 65]。

值得注意的是，直接比较两种较新的 FNB 针的头对头试验并未报道两者之间存在显著差异[66]，期待进一步研究。

5.4 胰腺囊性病变

在大多数中心，胰腺囊性病变（PCL）的采样包括使用 19G 或 22G FNA 针，并尝试通过单针穿刺尽可能多地排空囊液，以最大限度地提高诊断率并降低感染风险[64]。这种基于专家意见的方法从未得到充分评估，其有效性尚未得到证实。

尽管在评估囊液中，CEA、淀粉酶或囊液中黏液的存在等方面有大量经验，但这些方法均不能准确区分病变类型性质和恶性肿瘤风险[67-69]。尤其是标准 FNA 的主要缺点是灵敏度相对较低，据报道，在区分黏液性囊肿和非黏液性囊肿[67]方面的灵敏度仅有 54%，并且难以收集足够的样本用于囊液的生化分析[70]。

抽吸囊液后的靶向囊肿壁穿刺显示，在 65%～81% 的病例中提供了足以进行细胞学或细胞学 / 组织学评估的样本，并且与单独的囊肿液分析 / 细胞学相比，黏液囊肿的诊断率增加了 29%～37%[71, 72]。然而，在没有固体成分的 PCL 中，反向斜面 FNB 针的诊断敏感性令人失望[71]。

最近，开发了一种可通过标准 19G EUS-FNA 针头进行 PCL 组织学取样微活检钳（Moray Microforceps®, US Endoscopy, Mentor, OH, USA）。TTNB 的主要优点是可以获得足够的标本，保留覆盖有上皮的成分，从而保留取样组织的组织结构。这些方面可以进行辅助诊断技术，如上皮和基质的免疫组织化检查，从而提高该技术的诊断和预后价值[73]。正如多项研究提及，TTNB 允许收集足够体积的囊性液体，用于生化和分子生物学分析，以及与组织学相关的细胞学检查，以提高诊断水平[73]。

目前有 11 项研究（不包括研究内容重叠系列）评估了 PCL 中 TTNB 的诊断率（单独或与标准 FNA 相比），显示样本充足率为 85.3%，诊断准确率和灵敏度分别为 78.8% 和 82.2%[74-84]。研究报道参见表 5.5。

因此，TTNB 似乎明显优于目前可用的胰腺囊肿取样技术。此外，标准 FNA 的诊断性能在很大程度上受到胰腺细胞学专家是否参与的影响，但许多中心都没有这方面的专家。TTNB 技术可以通过提供囊肿壁的组织学样本（包括上皮和间质）来避免这些问题，这在黏液性肿瘤中尤其重要，其特征是存在巢样间质[73]。

表 5.5 胰腺囊肿穿刺活检评估的研究

研究	国家	病例数	研究期间 / 设计	FNA 细胞学 / 囊液分析	病变大小（cm）	主要结果
Basar, 2018[74]	美国	42	2015—2016/ 回顾性研究	已做	2.82（1.2～6）	充足率：90.5% 准确度：71.4%
Cheesman, 2019[75]a	美国	41	回顾性研究	已做	3.7（1.6～5）	充足率：90.2% 准确度：68.3%
Crinò, 2019[76]	意大利	61	2016—2018 前瞻性研究	已做	4.07 ± 1.42	充足率：100%
Kovacevic, 2018[77]	多中心	28	回顾性研究	未做	3（2.2～4.75）	充足率：67.9% 准确度：67.9%
Mittal, 2018[78]	美国	27	回顾性研究	已做	3.78 ± 1.69	充足率：88.9% 准确度：77.8%
Robles-Medrand, 2019[79]a	厄瓜多尔	36	回顾性研究	已做	NR	准确度：83.3%
Samarasena, 2019[80]	美国	15	回顾性研究	未做	2.5（0.48～3.9）	充足率：86.7% 准确度：73.3%
Vestrup Rift, 2019[81]	丹麦	27	回顾性研究	未做	3.5（1.2～13）	充足率：88.9% 准确度：88.9%
Zhang, 2018[82]	美国	48	回顾性研究	已做	3.1 ± 1.1	充足率：75%
Yang, 2019[83]	美国	114	2016—2018 年/ 前瞻性研究	已做	3.51 ± 2.52	充足率：83.3% 准确度：83.3%
Wilen, 2019[84]a	美国	30	回顾性研究	已做	2.73	充足率：70%

注：FNA，细针穿刺抽吸；a 会议摘要已发表。

然而，尽管 TTNB 与 FNA 相比具有毋庸置疑的优势，但其诊断准确性和敏感性仍明显低于胰腺实性肿块。事实上，可以仅从针的入口点对囊肿的对侧壁进行取样，并且由于 PCL 内发育不良、分布不均，因此存在严重低估囊肿真实等级的风险[73]。此外，一些胰腺囊肿可能具有所谓的"剥脱上皮"[85]，因此，即使经过多次尝试，也很难获得足够的样本。

虽然与 EUS 引导的胰腺实性病变取样相关的感染性不良事件非常罕见[86]，不推荐常规使用抗生素，但在大多数胰腺囊性病变取样研究中，常规应用如氟喹诺酮类药物或 β-内酰胺类抗生素进行预防。尽管这种方法基于长期的临床实践和非常有限的证据，但当前的指南建议推荐在取样 PCL 时预防使用抗生素[19]。

药物和给药方案的最佳选择尚未得到充分研究。大多数研究使用最初的静脉注射剂量，然后口服 3～5 天。然而，来自两项非比对研究的有限证据表明，单次静脉注射剂量可能足够[87, 88]。但两项回顾性研究显示，在使用和不使用抗生素预防的感染率方面，结果相似[89, 90]。因此，在即将刊出的指南中可能会重新评价抗生素应用。

PCL 的取样可增加罹患急性胰腺炎的风险，特别是当病变与主胰管连通时。然而，最近的荟萃分析[91]报道，尽管某些亚组患者的风险增加（如肝硬化患者）[92]，但胰腺病变的取样是安全的。尽管他汀类药物能够降低 EUS-TA 围手术期风险，但药物效果仍不确定[93]。

5.5　共焦激光内镜

共焦激光内镜检查（confocal laser endomicroscopy，CLE）是一种新的成像技术，可以对黏膜表面上皮进行显微可视化。实时光学活检可通过减少采样误差进一步提高诊断率[94, 95]，从而避免 ROSE。

CLE 已在消化内镜的其他领域使用多年，如胃上皮或黏膜病变的鉴别诊断或巴雷特食管的评估等[96]。在过去几年中，一种称为基于穿刺针的共焦激光内镜（nCLE）已经开发出来，该设计涉及一种微型探针，该探针在 EUS-FNA 可以通过 19G 针，并在临床实践中进行了测试。该方法可实时在显微水平显示组织结构，具有进一步提高 EUS-FNA 诊断准确性的潜力，尤其是在囊性病变中[97]。

这项技术的临床应用主要受到几个主要方面限制，如在对组织学的异质性判断、观察者间的差异性、再现性、病理和内镜医生对病理解读不同，以及图像质量和采样误差等[96, 97]。因此，需要进一步的培训和研究，以满足实时观察的需要。

5.6　小结

　　EUS 引导组织取样技术的重要进展和新针设计的开发提高了胰腺实性和囊性病变的诊断率。EUS 的这一创新也为癌症患者的早期诊断和精确治疗打开了大门。EUS-FNB 是一种非常宝贵的工具，新的 FNB 设计可能在未来胰腺病变的治疗中发挥关键作用。

（翻译：徐昌隆，审校：赵志峰）

参 考 文 献

[1] Jani BS, Rzouq F, Saligram S, Lim D, Rastogi A, Bonino J, et al. Endoscopic ultrasound-guided fine-needle aspiration of pancreatic lesions: a systematic review of technical and procedural variables. N Am J Med Sci. 2016;8(1):1–11.

[2] Matsubayashi H, Matsui T, Yabuuchi Y, Imai K, Tanaka M, Kakushima N, et al. Endoscopic ultrasonography guided-fine needle aspiration for the diagnosis of solid pancreaticobiliary lesions: clinical aspects to improve the diagnosis. World J Gastroenterol. 2016;22(2):628–40.

[3] Hijioka S, Hara K, Mizuno N, Imaoka H, Bhatia V, Mekky MA, et al. Diagnostic performance and factors influencing the accuracy of EUS-FNA of pancreatic neuroendocrine neoplasms. J Gastroenterol. 2016;51(9):923–30.

[4] Nelsen EM, Buehler D, Soni AV, Gopal DV. Endoscopic ultrasound in the evaluation of pancreatic neoplasms-solid and cystic: a review. World J Gastrointest Endosc. 2015;7(4):318–27.

[5] Iglesias-Garcia J, Lariño-Noia J, Abdulkader I, Domínguez-Muñoz JE. Rapid on-site evaluation of endoscopic-ultrasound-guided fine-needle aspiration diagnosis of pancreatic masses. World J Gastroenterol. 2014;20(28):9451–7.

[6] Kim JH, Park SW, Kim MK, Lee J, Kae SH, Jang HJ, et al. Meta-analysis for cyto-pathological outcomes in endoscopic ultrasonography-guided fine-needle aspiration with and without the stylet. Dig Dis Sci. 2016;61(8):2175–84.

[7] Varadarajulu S, Bang JY, Holt BA, Hasan MK, Logue A, Hawes RH, et al. The 25-gauge EUS-FNA needle: good for on-site but poor for off-site evaluation? Results of a randomized trial. Gastrointest Endosc. 2014;80(6):1056–63.

[8] Wee E, Lakhtakia S, Gupta R, Sekaran A, Kalapala R, Monga A, et al. Endoscopic ultrasound guided fine-needle aspiration of lymph nodes and solid masses: factors influencing the cellularity and adequacy of the aspirate. J Clin Gastroenterol. 2012;46(6):487–93.

[9] Madhoun MF, Wani SB, Rastogi A, Early D, Gaddam S, Tierney WM, et al. The diagnostic accuracy of 22-gauge and 25-gauge needles in endoscopic ultrasound-guided fine needle aspiration of solid pancreatic lesions: a meta-analysis. Endoscopy. 2013;45(2):86–92.

[10] Wani S, Mullady D, Early DS, Rastogi A, Collins B, Wang JF, et al. The clinical impact of immediate on-site cytopathology evaluation during endoscopic ultrasound-guided fine needle aspiration of pancreatic masses: a prospective multicenter randomized controlled trial. Am J Gastroenterol. 2015;110(10):1429–39.

[11] Hou X, Jin Z, Xu C, Zhang M, Zhu J, Jiang F, et al. Contrast-enhanced harmonic endoscopic ultrasound-guided fine-needle aspiration in the diagnosis of solid pancreatic lesions: a retrospective study. PLoS One. 2015;10(3):e0121236.

[12] Yoshida K, Iwashita T, Uemura S, Mita N, Iwata K, Mukai T, et al. Efficacy of contrast-enhanced EUS for lymphadenopathy: a prospective multicenter pilot study. Gastrointest Endosc. 2019. pii: S0016-5107(19)30206-8.

[13] Facciorusso A, Martina M, Buccino RV, Nacchiero MC, Muscatiello N. Diagnostic accuracy of fine-needle aspiration of solid pancreatic lesions guided by endoscopic ultrasound elastography. Ann Gastroenterol. 2018;31(4):513–8.

[14] Wani S, Muthusamy VR, McGrath CM, Sepulveda AR, Das A, Messersmith W, et al. AGA white paper: optimizing endoscopic ultrasound-guided tissue acquisition and future directions. Clin Gastroenterol Hepatol. 2018;16(3):318–27.

[15] Hewitt MJ, McPhail MJ, Possamai L, Dhar A, Vlavianos P, Monahan KJ. EUS-guided FNA for diagnosis of solid pancreatic neoplasms: a meta-analysis. Gastrointest Endosc. 2012;75:319–31.

[16] Puli SR, Bechtold ML, Buxbaum JL, Eloubeidi MA. How good is endoscopic ultrasound-guided fine-needle aspiration in diagnosing the correct etiology for a solid pancreatic mass?: a meta-analysis and systematic review. Pancreas. 2013;42(1):20–6.

[17] Thornton GD, McPhail MJ, Nayagam S, Hewitt MJ, Vlavianos P, Monahan KJ. Endoscopic ultrasound guided fine needle aspiration for the diagnosis of pancreatic cystic neoplasms: a meta-analysis. Pancreatology. 2013;13:48–57.

[18] Facciorusso A, Stasi E, Di Maso M, Serviddio G, Ali Hussein MS, Muscatiello N. Endoscopic ultrasound-guided fine needle aspiration of pancreatic lesions with 22 versus 25 Gauge needles: a meta-analysis. United European

Gastroenterol J. 2017;5(6):846−53.

[19] Polkowski M, Jenssen C, Kaye P, Carrara S, Deprez P, Gines A, et al. Technical aspects of endoscopic ultrasound (EUS)-guided sampling in gastroenterology: European Society of Gastrointestinal Endoscopy (ESGE) Technical Guideline — March 2017. Endoscopy. 2017;49(10):989−1006.

[20] Song TJ, Kim JH, Lee SS, Eum JB, Moon SH, Park DY, et al. The prospective randomized, controlled trial of endoscopic ultrasound-guided fine-needle aspiration using 22G and 19G aspiration needles for solid pancreatic or peripancreatic masses. Am J Gastroenterol. 2010;105:1739−45.

[21] Itoi T, Itokawa F, Sofuni A, Kurihara T, Tsuchiya T, Ishii K, et al. Evaluation of 19-gauge endoscopic ultrasonography aspiration needles using various echoendoscopes. Endosc Int Open. 2013;1:24−30.

[22] Varadarajulu S, Bang JY, Hebert-Magee S. Assessment of the technical performance of the flexible 19-gauge EUS-FNA needle. Gastrointest Endosc. 2012;76:336−43.

[23] Laquière A, Lefort C, Maire F, Aubert A, Gincul R, Prat F, et al. 19G nitinol needle versus 22G needle for transduodenal endoscopic ultrasound-guided sampling of pancreatic solid masses: a randomized study. Endoscopy. 2019;51(5):436−43.

[24] Xu MM, Jia HY, Yan LL, et al. Comparison of two different size needles in endoscopic ultrasound-guided fine-needle aspiration for diagnosing solid pancreatic lesions: a meta-analysis of prospective controlled trials. Medicine (Baltimore). 2017;96:e5802.

[25] Affolter KE, Schmidt RL, Matynia AP, et al. Needle size has only a limited effect on outcomes in EUS-guided fine needle aspiration: a systematic review and meta-analysis. Dig Dis Sci. 2013;58:1026−34.

[26] Tarantino I, Di Mitri R, Fabbri C, Pagano N, Barresi L, Granata A, et al. Is diagnostic accuracy of fine needle aspiration on solid pancreatic lesions aspiration-related? A multicentre randomised trial. Dig Liver Dis. 2014;46:523−6.

[27] Lee JK, Choi JH, Lee KH, Kim KM, Shin JU, Lee JK, et al. A prospective, comparative trial to optimize sampling techniques in EUS-guided FNA of solid pancreatic masses. Gastrointest Endosc. 2013;77:745−51.

[28] Saxena P, El Zein M, Stevens T, Abdelgelil A, Besharati S, Messallam A, et al. Stylet slow-pull versus standard suction for endoscopic ultrasound-guided fine-needle aspiration of solid pancreatic lesions: a multicenter randomized trial. Endoscopy. 2018;50(5):497−504.

[29] Bansal RK, Choudhary NS, Puri R, Patle SK, Bhagat S, Nasa M, et al. Comparison of endoscopic ultrasound-guided fine-needle aspiration by capillary action, suction, and no suction methods: a randomized blinded study. Endosc Int Open. 2017;5(10):E980−4.

[30] Weston BR, Ross WA, Bhutani MS, et al. Prospective randomized comparison of a 22G core needle using standard versus capillary suction for EUS-guided sampling of solid pancreatic masses. Endosc Int Open. 2017;5:E505−12.

[31] Lee JM, Lee HS, Hyun JJ, et al. Slow-pull using a fanning technique is more useful than the standard suction technique in EUS-guided fine needle aspiration in pancreatic masses. Gut Liver. 2018;12:360−6.

[32] Cheng S, Brunaldi VO, Minata MK, Chacon DA, da Silveira EB, de Moura DT, et al. Suction versus slow-pull for endoscopic ultrasound-guided fine-needle aspiration of pancreatic tumors: a prospective randomized trial. HPB (Oxford). 2019. pii: S1365-182X(19)30738-5.

[33] Di Mitri R, Mocciaro F, Antonini F, Scimeca D, Conte E, Bonaccorso A, et al. Stylet slow-pull vs. standard suction technique for endoscopic ultrasound-guided fine needle biopsy in pancreatic solid lesions using 20 Gauge Procore™ needle: A multicenter randomized trial. Dig Liver Dis. 2019. pii: S1590-8658(19)30786-8.

[34] Lee KY, Cho HD, Hwangbo Y, et al. Efficacy of 3 fine-needle biopsy techniques for suspected pancreatic malignancies in the absence of an on-site cytopathologist. Gastrointest Endosc. 2019;89:825−31.

[35] Capurso G, Archibugi L, Petrone M, Arcidiacono PG. Slow-pull compared to suction technique for eus-guided sampling of solid pancreatic lesions: a meta-analysis of randomized controlled trials. Gastrointest Endosc. 2019;89(S6):AB582−3.

[36] Aadam AA, Oh YS, Shidham VB, Khan A, Hunt B, Rao N, et al. Eliminating the residual negative pressure in the endoscopic ultrasound aspirating needle enhances cytology yield of pancreas masses. Dig Dis Sci. 2016;61:890−9.

[37] Wani S, Early D, Kunkel J, Leathersich A, Hovis CE, Hollander TG, et al. Diagnostic yield of malignancy during EUS-guided FNA of solid lesions with and without a stylet: a prospective, single blind, randomized, controlled trial. Gastrointest Endosc. 2012;76:328−35.

[38] Kim JH, Park SW, Kim MK, Lee J, Kae SH, Jang HJ, et al. Meta-analysis for cytopathological outcomes in endoscopic ultrasonography-guided fine-needle aspiration with and without the stylet. Dig Dis Sci. 2016;61:2175−84.

[39] Abe Y, Kawakami H, Oba K, Hayashi T, Yasuda I, Mukai T, et al. Effect of a stylet on a histological specimen in EUS-guided fine-needle tissue acquisition by using 22-gauge needles: a multicenter, prospective, randomized, controlled trial. Gastrointest Endosc. 2015;82(837−44):e831.

[40] Iglesias-Garcia J, Dominguez-Munoz JE, Abdulkader I, Larino-Noia J, Eugenyeva E, Lozano-Leon A, et al. Influence of on-site cytopathology evaluation on the diagnostic accuracy of endoscopic ultrasound-guided fine needle aspiration (EUS−FNA) of solid pancreatic masses. Am J Gastroenterol. 2011;106:1705−10.

[41] Bang JY, Magee SH, Ramesh J, Trevino JM, Varadarajulu S. Randomized trial comparing fanning with standard technique for endoscopic ultrasound-guided fine needle aspiration of solid pancreatic mass lesions. Endoscopy. 2013;45:445−50.

[42] Kandel P, Wallace MB. Recent advancement in EUS-guided fine needle sampling. J Gastroenterol. 2019;54(5):377−87.

[43] Bang JY, Hawes R, Varadarajulu S. A meta-analysis comparing ProCore and standard fine-needle aspiration needles for endoscopic ultrasound-guided tissue acquisition. Endoscopy. 2016;48(4):339−49.

[44] Facciorusso A, Singh Bajwa H, Menon K, Buccino VR, Muscatiello N. Comparison between 22-gauge aspiration and 22-gauge biopsy needles for EUS-guided sampling of pancreatic lesions: a meta-analysis. Endosc Ultrasound. 2020;9(3):167−74.

[45] Khan MA, Grimm IS, Ali B, Nollan R, Tombazzi C, Ismail MK, et al. A meta-analysis of endoscopic ultrasound-fine-needle aspiration compared to endoscopic ultrasound-fine-needle biopsy: diagnostic yield and the value of onsite cytopathological assessment. Endosc Int Open. 2017;5(5):E363−75.

[46] Alatawi A, Beuvon F, Grabar S, Leblanc S, Chaussade S, Terris B, et al. Comparison of 22G reverse-beveled versus standard needle for endoscopic ultrasound-guided sampling of solid pancreatic lesions. United European Gastroenterol J. 2015;3(4):343−52.

[47] Bang JY, Hebert-Magee S, Trevino J, Ramesh J, Varadarajulu S. Randomized trial comparing the 22-gauge aspiration and 22-gauge biopsy needles for EUS-guided sampling of solid pancreatic mass lesions. Gastrointest Endosc. 2012;76(2):321−7.

[48] Bang JY, Hebert-Magee S, Navaneethan U, Hasan MK, Hawes R, Varadarajulu S. EUS-guided fine needle biopsy of pancreatic masses can yield true histology: results of a randomised trial. Gut. 2017. pii: gutjnl-2017-315154.

[49] Cheng B, Zhang Y, Chen Q, Sun B, Deng Z, Shan H, et al. Analysis of fine-needle biopsy vs fine-needle aspiration in diagnosis of pancreatic and abdominal masses: a prospective, multicenter, randomized controlled trial. Clin Gastroenterol Hepatol. 2018;16(8):1314−21.

[50] Ganc R, Colaiacovo R, Carbonari A, Altenfelder R, Pacheco AJ, Rocha H, et al. Endoscopic ultrasonography-fine-needle aspiration of solid pancreatic lesions: a prospective, randomized, single-blinded, comparative study using the 22 Gauge EchoTip® ProCoreTM HD (A) and the 22 Gauge EchoTip® Ultra HD (B) endoscopic ultrasound needles. Endosc Ultrasound. 2014;3(Suppl 1):S11.

[51] Hucl T, Wee E, Anuradha S, Gupta R, Ramchandani M, Rakesh K, et al. Feasibility and efficiency of a new 22G core needle: a prospective comparison study. Endoscopy. 2013;45(10):792−8.

[52] Lee BS, Cho CM, Jung MK, Jang JS, Bae HI. Comparison of histologic core portions acquired from a core biopsy needle and a conventional needle in solid mass lesions: a prospective randomized trial. Gut Liver. 2017;11(4):559−66.

[53] Noh DH, Choi K, Gu S, Cho J, Jang KT, Woo YS, et al. Comparison of 22-gauge standard fine needle versus core biopsy needle for endoscopic ultrasound-guided sampling of suspected pancreatic cancer: a randomized crossover trial. Scand J Gastroenterol. 2018;53(1):94−9.

[54] Othman MO, Abdelfatah MM, Padilla O, Hussinat M, Elhanafi S, Eloliby M, et al. The cellularity yield of three different 22-gauge endoscopic ultrasound fine needle aspiration needles. Diagn Cytopathol. 2017;45(5):426−32.

[55] Sterlacci W, Sioulas AD, Veits L, Gönüllü P, Schachschal G, Groth S, et al. 22-gauge core vs 22-gauge aspiration needle for endoscopic ultrasound-guided sampling of abdominal masses. World J Gastroenterol. 2016;22(39):8820−30.

[56] Vanbiervliet G, Napoléon B, Saint Paul MC, Sakarovitch C, Wangermez M, Bichard P, et al. Core needle versus standard needle for endoscopic ultrasound-guided biopsy of solid pancreatic masses: a randomized crossover study. Endoscopy. 2014;46(12):1063−70.

[57] Mavrogenis G, Weynand B, Sibille A, Hassaini H, Deprez P, Gillain C, et al. 25-gauge histology needle versus 22-gauge cytology needle in endoscopic ultrasonography-guided sampling of pancreatic lesions and lymphadenopathy. Endosc Int Open. 2015;3(1):E63−8.

[58] Kamata K, Kitano M, Yasukawa S, Kudo M, Chiba Y, Ogura T, et al. Histologic diagnosis of pancreatic masses using 25-gauge endoscopic ultrasound needles with and without a core trap: a multicenter randomized trial. Endoscopy. 2016;48(7):632−8.

[59] Facciorusso A, Wani S, Triantafyllou K, Tziatzios G, Cannizzaro R, Muscatiello N, et al. Comparative accuracy of needle sizes and designs for EUS tissue sampling of solid pancreatic masses: a network meta-analysis. Gastrointest Endosc. 2019;90(6):893−903.

[60] Facciorusso A, Sunny SP, Del Prete V, Antonino M, Muscatiello N. Comparison between fine-needle biopsy and fine-needle aspiration for EUS-guided sampling of subepithelial lesions: a meta-analysis. Gastrointest Endosc. 2020;91(1):14-22.e2.

[61] Madhani K, Farrell JJ. Management of autoimmune pancreatitis. Gastrointest Endosc Clin N Am. 2018;28(4):493−519.

[62] Facciorusso A, Del Prete V, Buccino VR, Purohit P, Setia P, Muscatiello N. Diagnostic yield of franseen and fork-tip biopsy needles for endoscopic ultrasound-guided tissue acquisition: a meta-analysis. Endosc Int Open. 2019;7(10):E1221−30.

[63] van Riet PA, Cahen DL, Poley JW, Bruno MJ. Mapping international practice patterns in EUS-guided tissue sampling: outcome of a global survey. Endosc Int Open. 2016;4:E360−70.

[64] Facciorusso A, Buccino RV, Muscatiello N. How to measure quality in endoscopic ultrasound. Ann Transl Med. 2018;6(13):266.

[65] Bang JY, Varadarajulu S. Equal efficacy of FNA and fine-needle biopsy needles for EUS-guided tissue acquisition: really? Gastrointest Endosc. 2019;90(6):904−5.

[66] Bang JY, Hebert-Magee S, Navaneethan U, et al. Randomized trial comparing the Franseen and fork-tip needles for

EUS-guided fine-needle biopsy sampling of solid pancreatic mass lesions. Gastrointest Endosc. 2018;87(6):1432−8.

[67] Thornton GD, McPhail MJ, Nayagam S, et al. Endoscopic ultrasound guided fine needle aspiration for the diagnosis of pancreatic cystic neoplasms: a meta-analysis. Pancreatology. 2013;13:48−57.

[68] van der Waaij LA, van Dullemen HM, Porte RJ. Cyst fluid analysis in the differential diagnosis of pancreatic cystic lesions: a pooled analysis. Gastrointest Endosc. 2005;62:383−9.

[69] Brugge WR, Lewandrowski K, Lee-Lewandrowski E, et al. Diagnosis of pancreatic cystic neoplasms: a report of the cooperative pancreatic cyst study. Gastroenterology. 2004;126:1330−6.

[70] de Jong K, Poley JW, van Hooft JE, et al. Endoscopic ultrasound-guided fine-needle aspiration of pancreatic cystic lesions provides inadequate material for cytology and laboratory analysis: initial results from a prospective study. Endoscopy. 2011;43(7):585−90.

[71] Barresi L, Tarantino I, Traina M, Granata A, Curcio G, Azzopardi N, et al. Endoscopic ultrasound-guided fine needle aspiration and biopsy using a 22-gauge needle with side fenestration in pancreatic cystic lesions. Dig Liver Dis. 2014;46:45−50.

[72] Hong SK, Loren DE, Rogart JN, Siddiqui AA, Sendecki JA, Bibbo M, et al. Targeted cyst wall puncture and aspiration during EUS-FNA increases the diagnostic yield of premalignant and malignant pancreatic cysts. Gastrointest Endosc. 2012;75:775−82.

[73] Barresi L, Tacelli M, Ligresti D, et al. Tissue acquisition in pancreatic cystic lesions. Dig Liver Dis. 2019;51(2):286−92.

[74] Basar O, Yuksel O, Yang DJ, et al. Feasibility and safety of microforceps biopsy in the diagnosis of pancreatic cysts. Gastrointest Endosc. 2018;88(1):79−86.

[75] Cheesman AR, Zhu H, Kumta NA, et al. EUS-guided microforceps biopsy and needle-based confocal laser endomicroscopy significantly improve the diagnostic yield and have major impact on clinical management of pancreatic cystic lesions. Gastrointest Endosc. 2019;89(S6):AB144.

[76] Crinò SF, Bernardoni L, Brozzi L, Barresi L, Malleo G, Salvia R, et al. Association between macroscopically visible tissue samples and diagnostic accuracy of EUS-guided through-the-needle microforceps biopsy sampling of pancreatic cystic lesions. Gastrointest Endosc. 2019;90(6):933−43.

[77] Kovacevic B, Karstensen JG, Havre RF, et al. Initial experience with EUS-guided microbiopsy forceps in diagnosing pancreatic cystic lesions: a multicenter feasibility study (with video). Endosc Ultrasound. 2018;7(6):383−8.

[78] Mittal C, Obuch JC, Hammad H, et al. Technical feasibility, diagnostic yield, and safety of microforceps biopsies during EUS evaluation of pancreatic cystic lesions (with video). Gastrointest Endosc. 2018;87(5):1263−9.

[79] Robles-Medranda C, Olmos JI, et al. EUS-through-the-needle technologies in the diagnosis and malignancy detection of pancreatic cysts: a comparative study between different technologies. Gastrointest Endosc. 2019;89(S6):AB608−9.

[80] Samarasena J, Yu A, Lee D, et al. EUS-guided through-the-needle biopsy for pancreatic cystic lesions. VideoGIE. 2019;4(9):436−9.

[81] Vestrup Rift C, Melchior LC, Kovacevic B, et al. Next-generation sequencing of endoscopic ultrasound guided microbiopsies from pancreatic cystic neoplasms. Histopathology. 2019;75(5):767−71.

[82] Zhang ML, Arpin RN, Brugge WR, et al. Moray micro forceps biopsy improves the diagnosis of specific pancreatic cysts. Cancer Cytopathol. 2018;126(6):414−20.

[83] Yang D, Trindade AJ, Yachimski P, et al. Histologic analysis of endoscopic ultrasound-guided through the needle microforceps biopsies accurately identifies mucinous pancreas cysts. Clin Gastroenterol Hepatol. 2019;17(8):1587−96.

[84] Wilen J, Visrodia K, Lan G, et al. The feasibility and value of cyst wall biopsy using micro forceps in the diagnosis of pancreatic cysts. Gastrointest Endosc. 2019;89(S6):AB605.

[85] Gómez V, Majumder S, Smyrk TC, et al. Pancreatic cyst epithelial denudation: a natural phenomenon in the absence of treatment. Gastrointest Endosc. 2016;84:788−93.

[86] Wang KX, Ben QW, Jin ZD, Du YQ, Zou DW, Liao Z, et al. Assessment of morbidity and mortality associated with EUS-guided FNA: a systematic review. Gastrointest Endosc. 2011;73:283−90.

[87] Klein A, Qi R, Nagubandi S, Lee E, Kwan V. Single-dose intra-procedural ceftriaxone during endoscopic ultrasound fine-needle aspiration of pancreatic cysts is safe and effective: results from a single tertiary center. Ann Gastroenterol. 2017;30:237−41.

[88] Marinos E, Lee S, Jones B, Corte C, Kwok A, Leong RW. Outcomes of single-dose peri-procedural antibiotic prophylaxis for endoscopic ultrasound-guided fine needle aspiration of pancreatic cystic lesions. United European Gastroenterol J. 2014;2:391−6.

[89] Guarner-Argente C, Shah P, Buchner A, Ahmad NA, Kochman ML, Ginsberg GG. Use of antimicrobials for EUS-guided FNA of pancreatic cysts: a retrospective, comparative analysis. Gastrointest Endosc. 2011;74:81−6.

[90] Facciorusso A, Buccino VR, Turco A, Antonino M, Muscatiello N. Antibiotics do not decrease the rate of infection after endoscopic ultrasound fine-needle aspiration of pancreatic cysts. Dig Dis Sci. 2019;64(8):2308−15.

[91] Zhu H, Jiang F, Zhu J, Du Y, Jin Z, Li Z. Assessment of morbidity and mortality associated with endoscopic ultrasound-guided fine-needle aspiration for pancreatic cystic lesions: a systematic review and meta-analysis. Dig Endosc. 2017;29(6):667−75.

[92] Facciorusso A, Buccino VR, Del Prete V, Antonino M, Muscatiello N. Cirrhosis is a predictor of adverse events in endoscopic ultrasound fine-needle aspiration: a propensity-score analysis. Dig Dis. 2020;38(1):69−76.

[93] Facciorusso A, Buccino VR, Prete DV, Antonino M, Contaldo A, Muscatiello N. Statins decrease the risk of acute pancreatitis after endoscopic ultrasound fine-needle aspiration of pancreatic cysts. Hepatobiliary Pancreat Dis Int. 2020;19(1):74−9.

[94] Karstensen JG, Cartana T, Constantinescu C, Dumitraşcu S, Kovacevic B, Klausen P, et al. Endoscopic ultrasound guided needle-based confocal laser endomicroscopy in solid pancreatic masses—a prospective validation study. Endosc Int Open. 2018;6:E78−85.

[95] Bhutani MS, Koduru P, Joshi V, Karstensen JG, Saftoiu A, Vilmann P, et al. EUS-guided needle-based confocal laser endomicroscopy: a novel technique with emerging applications. Gastroenterol Hepatol. 2015;11:235.

[96] Guo J, Bhutani MS, Giovannini M, Li Z, Jin Z, Yang A, et al. Can endoscopic ultrasound-guided needle-based confocal laser endomicroscopy replace fine-needle aspiration for pancreatic and mediastinal diseases? Endosc Ultrasound. 2017;6(6):376−81.

[97] Anand K, Kahaleh M, Tyberg A. Use of needle-based confocal laser endomicroscopy in the diagnosis and management of pancreatic cyst lesions. Endosc Ultrasound. 2018;7(5):306−9.

6 **EUS 取样在胰腺囊性病变中的作用**

Role of EUS Sampling in Pancreatic Cystic Lesions

Luca Barresi, Michele Amata, Matteo Tacelli, Ilaria Tarantino

要点

- 胰腺囊性病变具有非常多变的生物学行为，从完全良性、非侵袭性到侵袭性。
- 目前没有任何单一检查能够对所有胰腺囊性病变进行精确诊断。
- 通过结合流行病学、临床、放射学、超声、细胞组织学和囊液分析数据综合得出诊断。
- 囊液分析为诊断病变类型和评估其侵袭潜力提供了多种可选择的方法。

6.1 引言

在过去的 20 年中，横断面成像的使用明显增加，如计算机断层扫描（CT）、磁共振成像（MRI）和超声内镜（EUS）。这使得胰腺囊肿被频繁发现，偶然发现的概率在 2%～13%[1, 2]。

绝大多数病变病程缓慢，不会对患者造成任何影响。但是，小部分亚组病变具有侵袭性，可以侵犯胰腺囊肿壁并具有转移潜能[3]。

目前尚无任何单一且独特的诊断工具可有效用于所有胰腺囊性病变（PCL）。诊断是将流行病学、临床、放射学、超声、细胞组织学和囊液分析数据结合在一起而进行的。

我们需要的关于 PCL 的主要信息一般有两个方面：我们在处理什么样的囊性病变？这种病变需要手术的可能性有多大？

L. Barresi · M. Amata · M. Tacelli · I. Tarantino
Endoscopy Service, Department of Diagnostic and Therapeutic Services, IRCCS-ISMETT (Mediterranean Institute for Transplantation and Highly Specialized Therapies), Palermo, Italy
e-mail: lbarresi@ismett.edu; itarantino@ismett.edu

关于 PCL 患者的诊断检查，首先需要强调的是，胰腺病变的检查是否对患者病情预后产生影响，如果利用医疗资源让患者接受不会改变其治疗的检查是毫无意义的。因此，高龄或是有可能妨碍手术的重要合并症的患者应排除在这些检查之外。

PCL 的临床分类非常多。在常规临床实践中遇到的最常见的病变类型是：假性囊肿（PC）、浆液性囊腺瘤（SCA）、黏液性囊性肿瘤（MCN）、导管内乳头状黏液性肿瘤（IPMN）、实性假乳头状肿瘤（SPN）和伴有囊性变的神经内分泌肿瘤（NET）。

一般来说，PCL 可分为两组：即没有恶变潜能的 PC 和 SCA，以及具有恶变潜能的 PCL。在前者中几乎不需要后续随访；在后者中，SPN 和当病变直径大于 4 cm 和（或）有壁结节的 MCN 有手术指征时。根据 2017 年修订的国际胰腺病协会（IAP）指南[4]：对于主胰管型的 IPMN，或主胰管 > 10 mm 的混合型 IPMN，出现黄疸或壁结节，或具有高危风险的分支胰管 IPMN（IPMN-BD）时，可以进行手术治疗。另外，具有"不良病变特征"（参见 IAP 指南）的 IPMN 患者需要进一步随访。根据 IAP 和美国胃肠病学会指南，不良病变特征患者是超声内镜细针穿刺（EUS-FNA）的适用人群，来评估是否存在高度不典型增生或侵袭性肿瘤的形态学或细胞学变化，同时强调胰腺疾病其多学科诊治的重要性[5]。

尽管囊液在已发表的指南中未明确提及或包含于诊断标准中，但可以通过一些检查，来帮助明确病变类型及其分化潜能。

在本章中，我们回顾了囊液最重要和最常用的检测方法，特别是囊液获取、细胞学、淀粉酶、CEA、葡萄糖和分子标记等内容（表 6.1）。

表 6.1　4 种最常见胰腺囊性病变囊液分析

	SCA	MCN	BD-IPMN	PC
CEA				
≥ 192 ng/mL	±	++	++	±
≥ 5 ng/mL	+	+++	+++	++
≤ 5 ng/mL	+++	±	±	+
淀粉酶				
> 250 U/L	+	++	++/+++	+++

续　表

	SCA	MCN	BD-IPMN	PC
葡萄糖水平				
< 50 mL/dL	—	+++	+++	++/+
黏蛋白	—	+	+	
细胞学	糖原	黏蛋白	黏蛋白	炎症细胞
分子标志物	VHL	KRAS RNF43	KRAS GNAS RNF43	—
TP53/PIK3CA/PTEN CDKN2A/SMAD4	—	+++ （晚期肿瘤）	+++ （晚期肿瘤）	

注：+++，高频；++，中频；+，低频；±，有可能但是不经常。BD-IPMN，分支导管乳头状黏液瘤；CEA，癌胚抗原。

6.2　囊液细胞学检查

我们的重点应始终放在从囊液里寻找黏液，虽然只有约 50% 的胰腺黏液性囊性病变囊液中含有大量黏液，但其鉴别具有高度特异性。在检查过程中，建议在内镜检查室进行涂片检查，或将"新鲜"标本送至实验室，避免使用可能影响黏液鉴别的固定液。虽然在抽吸液中，黏蛋白是可见的，但我们应寻找能够覆盖载玻片的大片厚胶状黏液。即使是无细胞的这种黏蛋白也可以作为诊断黏液性囊肿的依据[6]。建议采用"拉丝试验"检查，是指把液体放在拇指和示指之间，然后轻轻地拉开两个手指，黏液丝长度达到 3.5 mm 的囊液被认为是黏液性的。该试验对黏液性囊肿的诊断阳性预测值为 94%，但阴性预测值仅为 60%[7]。

通过 EUS-FNA 对囊液进行细胞学检查是一个相对简单的操作，并发症的风险较低。一项关于 PCL 患者 FNA 的大型多中心研究显示，不良事件的发生率为 6%；其中 66.6% 为轻度并发症，33.3% 为中度并发症，所有病例仅需药物治疗即可缓解[8]。

尽管有一些已发表的关于 EUS-FNA 治疗胰腺病变时发生病变扩散的病例报道，但之前的研究并未明确表明 EUS-FNA 增加了胰腺癌针道扩散的风险[9]。特别是关于 PCL，IPMN 术前 EUS-FNA 的相关研究显示，在接受手术的患者中发生腹膜转移频率增加与穿刺无关[10]。

然而，尽管有多个指南提出了该建议，但并非所有指南都同意其使用，并且该建议未包含在一些指南的诊断标准中，如 2018 年修订的欧洲指南就没有使用[11]。

问题源于观察到囊液的细胞学检查，尽管其特异性很高，但其敏感性较低，在许多情况下不够准确，可能达到 50% 或以上的准确率[12]，因为分散在囊液中细胞数量较低，这一点在两项荟萃分析[13, 14]中得到强调，也在一些指南中得到强调[4, 5, 11]。存在可疑病例（具有潜在恶变特征或手术相关指征）的情况下，如果其灵敏度和特异性过低，不能为这类病例提供确凿依据，那么作为"拯救"方案的穿刺检查似乎是不合适的。

新的靶点是囊性病变细胞所在的囊壁（或分隔）。一些新的方法比如使用 19G 针进行超声穿刺活检（EUS-TTNB）后利用活检微钳（Morey™，美国内镜检查）获取细胞组织，以及用共焦激光内镜（Cellvizio®）进行光学活检这方面工作已经取得了很好的结果[15, 16]，有替代或补充囊液的细胞学检查的作用。目前这方面工作已经在新起草的指南中有所体现。本书第 4 章对 EUS-TTNB 进行了更广泛的讨论。

6.3　淀粉酶

研究胰腺囊液中的淀粉酶水平，以了解囊肿是否与胰管或分支胰管相通。囊液中淀粉酶最重要的用途是排除 PC。PC 中的淀粉酶值通常为数千单位，几乎从未低于 250 U/L[17-19]。3/4 的 IPMN 中淀粉酶值会升高（通常为数千）。在浆液性囊腺瘤中，尽管有一些例外[17, 18, 21]，但淀粉酶值通常小于 250 U/L。MCN 很少与胰管有肉眼可见的连通，因此，胰腺囊液中淀粉酶的预期水平较低。然而，一些研究[17-19, 21]表明，部分 MCN 中的囊液淀粉酶水平可能会升高，IPMN 与 MCN 有相似的情况，这很可能是由囊肿和胰管之间的微小连接所致。

6.4　CEA

PCL 抽吸物中的几种肿瘤标志物已应用临床，如癌胚抗原（CEA）、CA19-9、CA72-4 和 CA-125。其中 CEA 被认为是鉴别黏液性囊肿和非黏液性囊肿最准确的标志物，尽管文献中关于最佳临界值的争论不断。在各种研究中，临界值范围从 20 ng/mL 到 800 ng/mL 波动，低的敏感性高，而高的特异性高。然而，最常用的临界值来自 Brugge 等[22]对 112 名接受手术的患者进行的一项大型前瞻性研究。这项研究确定了 ≥ 192 ng/mL 对黏液性和非黏液性囊肿的诊断敏感性为 75%，特异性为 84%，准确率为 79%。基于 12 项研究的另一项汇总分析中，大于 800 ng/mL 的值达到了 98% 的特异性，但敏感性仅为 48%[17]。

低水平的 CEA 值在诊断中也有一定诊断价值。在对已发表研究[17]的汇总分析中发现，CEA 值低于 5 ng/mL 对 SCA 或 PC 具有高度诊断价值（敏感性 50%，特异性 95%）。对经组织学证实诊断胰腺囊肿的患者进行回顾性分析[18]表明，囊液 CEA 小于 5 ng/mL 诊断非黏液性病变的敏感性为 44%，特异性为 96%，诊断准确率为 78%。事实上，很少有黏液囊肿的数值低于 5 ng/mL[18, 20]。然而，对于 PC：很少超过 192 ng/mL（5%～14%），只有 25% 的值小于 5 ng/mL[18, 23]。在一项针对 21 例 PC 的研究中，囊液 CEA 的中位数为 41 ng/mL（平均 129 ng/mL），因此，与 SCA 相比，CEA 水平明显更高[24]。

最近的研究降低了囊内 CEA 区分黏液性和非黏液性病变的有效性。对 226 名接受胰腺切除术的患者进行的一项大型多中心研究评估中，临界值为 192 ng/mL，对黏液性和非黏液性囊性病变的区分敏感性为 61%，特异性为 77%，并误诊 39% 的黏液性病例[23]。在同一项研究中，尽管低于 5 ng/mL 的值似乎对 SCA 非常特异，尽管浆液性囊肿的 CEA 中位值为 1.7 ng/mL，但当使用 5 ng/mL 作为临界值时，31% 的浆液性囊肿被错误分类。

此外，已经证实 CEA 在鉴别胰腺囊肿良恶性方面的准确性较差。一些研究[18, 22, 25]和 Ngamruengphong 等[26]荟萃分析强调了这一局限性。

囊内 CEA 测量的另一个限制是某些 PCL 的高黏性会阻碍获取足够量的囊液（约 0.5 mL）来进行 CEA 检测，de Jong 等在其欧洲多中心研究显示类似病例高达 50% 左右。此外，值得注意的是，在某些情况下，PCL 中 CEA 水平升高（ ≥ 192 ng/mL）还合并其他的原因，如 PC、淋巴上皮囊肿（经常）、潴留性囊肿，以及罕见的 SCA 等。

最后，最近的一项研究强调了重复取样时囊内 CEA 的可变性[25]。事实上，在重复 EUS-FNA 时，CEA 发生了约 20% 的变化，而没有任何明显的其他特征改变。

PCL 囊液中 CEA 检测的所有这些限制都强调了谨慎解释该检测结果，并且永远不要仅仅依靠它来对患者做出决定，而是将其与其他可用信息结合使用。

在 PCL 囊液中研究的其他肿瘤标志物（CA72-4、CA125、CA19-9 和 CA15-3）在临床实践中没有明显作用[17, 22]。

6.5 葡萄糖

最近有人将葡萄糖水平作为一种标志物来区分黏液性囊肿和非黏液性囊肿。

2013年，Park等[27]在寻找胰腺黏液囊肿的潜在囊液标志物时，首先注意到黏液囊肿的血糖水平明显低于非黏液囊肿（5 mg/dL *vs.* 82 mg/dL，$P=0.002$）。当使用66 mg/dL为临界值时，诊断敏感性、特异性和诊断准确率分别为94%、64%和84%。

在2015年对同一组接受手术的患者进行的后续研究[28]中，将囊内葡萄糖的临界值降低到< 50 mg/dL，发现使用血糖计定义黏液囊肿的敏感性和特异性分别为88%和78%，使用实验室葡萄糖的敏感性和特异性分别为95%和57%，使用试剂条葡萄糖的敏感性和特异性分别为81%和74%。在同一研究中，CEA临界值> 192 ng/mL对黏液囊肿的敏感性和特异性分别为77%和83%。

2018年，Carr等[29]提出了一项前瞻性研究，在153例经病理确诊的患者样本中对囊液葡萄糖临界值低于50 mg/dL，CEA阈值高于192 ng/mL进行比较。葡萄糖对黏液囊肿的敏感性、特异性和准确性分别为92%、87%和90%，CEA对黏液囊肿的敏感性、特异性和准确性分别为58%、96%和69%。结合葡萄糖和CEA（阳性结果定义为任何一种单一试验结果阳性）来区分胰腺黏液囊肿和非黏液囊肿，他们发现敏感性为95%，特异性为85%，诊断准确率为93%（$P=0.03$）。

2019年，葡萄牙研究组[30]的一项研究证实了先前的结果，得出葡萄糖<50 mg/dL诊断黏液囊肿的敏感性和特异性分别为89%和86%，CEA > 192 ng/mL，敏感性和特异性分别为72%和96%。

在两项评估黏液性囊性病变的研究中，葡萄糖水平中位数为5 mg/dL[27, 28]。另外，在评估SCA的研究中，中位数葡萄糖水平介于86 mg/dL和103 mg/dL之间[27, 29]。需要强调的一个重要方面是，PC的血糖水平通常低于50 mg/dL[28, 30]。在Zikos等的一项研究中，使用血糖仪测定的PC中的葡萄糖水平中位值为42 mg/dL，使用实验室葡萄糖测定的PC中的葡萄糖水平中位值为21 mg/dL。在这些情况下，CEA有助于鉴别诊断[28]。

这似乎表明囊内葡萄糖水平可以有效区分黏液性病变和非黏液性病变，与CEA相似，甚至更准确，可以将其与CEA相关联并进行比较，以获得更可靠的诊断。

尽管一项研究[29]报道，采集当天的血糖水平似乎与囊液葡萄糖水平无关，但这需要通过未来的研究加以证实。

目前，囊内葡萄糖数值很容易测量，即使 EUS 期间现场使用血糖仪也是如此（血糖仪不能读取低于 30 mg/dL 葡萄糖水平，因此这些样本必须送到实验室）。与在实验室分别需要 50 μL 和 200 μL 的葡萄糖和 CEA 测定相比，用血糖仪仅需要少量液体（＜ 2 μL），相比较而言，这是一种性价比高的检测方法。这在 PCL 中非常有用，因为只要有少量囊液，就可用于进行检查。然而，在一些黏液性囊肿中，高黏度会妨碍使用血糖仪读取葡萄糖值（约 10% 的病例）[30]。此外，囊内葡萄糖与 CEA 一样，在鉴别良恶性病变方面也没有特殊作用。

6.6 分子标记

新一代测序技术使测序更快、更高效。在过去几年中，对囊壁上皮和囊液中分离的 DNA 进行测序，用揭示不同类型胰腺囊肿反复出现的基因改变，以及进展为胰腺导管腺癌（PDAC）的可能性[31-38]。

目前，我们已经获得多种有用的方法，不仅可以区分不同类型的 PCL，还可以评估晚期肿瘤（高级别异型增生和浸润性腺癌）的风险。

IPMN 中最常见的基因改变是致癌 *KRAS* 突变，80% 的病例出现这种突变。这种突变与异型增生的等级无关。在 65% 的 IPMN 中可以看到 GNAS 癌基因的体细胞突变[37, 38]。超过 96% 的 IPMN 中至少出现了上述突变的一种，是进展为 PDAC 的早期遗传事件[32]。第三个观察到的突变是抑癌基因 *RNF43* 的失活，见于 14%～38% 的 IPMN，并伴有频繁杂合性丢失[32, 35]。

所有其他抑制基因的突变，如 *TP53*、*PIK3CA*、*PTEN*、*CDKN2A*、*SMAD4* 和 *TP53*，都发生在 IPMN 的肿瘤进展晚期，与晚期肿瘤相关[32, 37, 38]。

与 IPMN 类似，*KRAS* 突变在 MCN 中最常见的[32, 37, 38]；但与 IPMN 相反，在 MCN 中，*KRAS* 突变的患病率随着异型增生程度的增加而增加。Jimenez 及其同事[39] 在 26% 的低级别 MCN 和 89% 的晚期肿瘤 MCN 中检测到 *KRAS* 突变。*RNF43* 突变也存在于 8%～35% 的 MCN 中。与 IPMN *TP53* 一样，*PIK3CA*、*PTEN*、*CDKN2A* 和 *SMAD4* 也在恶性 MCN 中检测到。与 IPMN 相比，MCN 中始终不存在 *GNAS* 突变[32, 35]。

SCA 中唯一的基因突变是抑癌基因 *VHL* 突变，出现在 75%～100% 的 SCA 中[32, 35, 36]。与 *VHL* 突变相关的希佩尔–林道综合征（von Hippel-Lindau disease）患者胰腺可见多发 SCA。

2017 年，有人指出 SCA 囊液中的血管内皮生长因子（VEGF）–A 非常高。

事实上，使抑癌基因 VHL 失活的基因改变导致了 VEGF-A 升高。表达上调 VEGF-A 在区分 SCA 和阈值高于 5 000 pg/mL 的其他 PCL 具有 100% 的敏感性和 83.7% 的特异性[40]。如果未来的研究证实，该生物标志物可用于支持或排除 SCA 的诊断。

研究发现，SPN 在 *CTNNB1* 基因中有一个单一突变[32, 35]。*TP53* 和 *PIK3CA* 突变在 SPN 中也有描述；然而，这些都是罕见的发现[35]。

胰腺假性囊肿、淋巴上皮囊肿和鳞状囊肿中未报道基因改变[36, 38]。

2018 年，在一项对 595 名患者的胰腺囊液进行 DNA 检测的大型研究中，通过 EUS-FNA 获得了 626 份胰腺囊液样本，并通过靶向 NGS 进行评估。研究表明：

- *KRAS/GNAS* 突变对黏液性病变的敏感性为 89%，特异性为 100%。
- 次等位基因频率（MAF）> 55% 的 *GNAS* 突变或与 *PT53/PIK3CA/PTEN* 改变相关的 *KRAS/GNAS* 突变组合对晚期肿瘤具有 89% 的敏感性和 100% 的特异性。
- 其他恶性病变特征，如导管扩张和壁结节，恶性细胞检出较低的敏感性（42%，32%，32%）和特异性（74%，94%，98%）[38]。

最近发表了一篇关于囊液中与临床特征、影像学特征和囊液生化标志物相关的基因突变的论文，并利用人工智能技术开发了一种称为 CompCyst 的综合测试。该研究包括杂合性丢失和非整倍性。作者发现，通过 CompCyst 试验进行的临床治疗比仅通过常规临床和影像学标准进行的治疗更准确。此外，应用 CompCyst 测试可以使一半以上接受非必要囊肿切除术的患者免于手术[41]。

分子标志物在 PCL 的研究中似乎特别有趣，因为它们可以揭示病变类型及其恶性变化潜能。如果未来的研究证实了上述结果，可能会从根本上改变这些病变的治疗方法。

6.7　其他生物标志物

一些生物标志物的检测有可能提供新的诊断方法，它们的诊断价值仍在进一步探索当中：在基因诊断方面，如 *BRAF*、*hTERT*、*STK11*、*BRC1* 基因中的 DNA 甲基化、微小 RNA 等在基因突变方面为临床诊断提供线索；另外，也有一些不同的生物标志物，如血液或囊液中的中性粒细胞与淋巴细胞比率、细胞因子和前列腺素等，这些都是具有诊断价值的潜在标志物[42,43]。但目前相关研究还没有最终结果，我们正在期待当前研究的进展，用来确定最有希望的临床相关生物标志物，并针对它们做进一步研究。

另一种可行的方法是分析从十二指肠收集的胰液中的分子标志物，这可以避免使用FNA直接采集胰液而存在潜在不良事件。此外，胰液可能包含多个胰腺囊肿的改变，而不仅是单个囊肿[44,45]。

未来的研究方向是确定PCL的理想生物标志物。这些标志物将有助于预测潜在的恶性肿瘤的可能性，且应易于获得、价格低廉、同时适用广泛。此外，正如先前报道的[42]，这些可能是当前已知生物标志物的一个联合体。

6.8 小结

胰腺囊性病变性质诊断仍然是一个临床挑战，主要原因是诊断成本高，尤其是随访成本高。目前的诊断是基于临床资料、影像学技术，以及对囊液和囊壁的综合研究。我们意识到囊液的细胞学诊断在敏感性和特异性方面有相当大的局限性，而通过微活检钳或是共聚焦内镜检查对囊壁的研究似乎在诊断方面有更大潜力。然而，由于其有效性和安全性的证据尚不明确，这些方法也未被纳入已发布指南中。从这个意义上说，囊液分析仍然是主要诊断方法。新的囊液检测方法，例如葡萄糖和分子生物学测定已经产生了非常有价值的结果，并且很可能在不久的将来改变囊性病变的治疗方法。

目前，一些新的生物标志物已经显示出良好的诊断价值，我们正在等待新的研究结果，以确定相关性最好的临床生物标志物，并进行深入的应用和发展。

（翻译：黄鑫，审校：钟长青）

参考文献

[1] Laffan TA, Horton KM, Klein AP, et al. Prevalence of unsuspected pancreatic cysts on MDCT. AJR Am J Roentgenol. 2008;191:802-7.
[2] Lee KS, Sekhar A, Rofsky NM, et al. Prevalence of incidental pancreatic cysts in the adult population on MR imaging. Am J Gastroenterol. 2010;105:2079-84.
[3] Dudeja V, Allen PJ. Premalignant cystic neoplasms of the pancreas. Semin Oncol. 2015;42:70-85.
[4] Tanaka M, Fernández-Del Castillo C, Kamisawa T, et al. Revisions of international consensus Fukuoka guidelines for the management of IPMN of the pancreas. Pancreatology. 2017;17:738-53.
[5] Elta GH, Enestvedt BK, Sauer BG, et al. ACG clinical guideline: diagnosis and management of pancreatic cysts. Am J Gastroenterol. 2018;113:464-79.
[6] Pitman MB, Lewandrowski K, Shen J, et al. Pancreatic cysts: preoperative diagnosis and clinical management. Cancer Cytopathol. 2010;118:1-13.

[7] Bick BL, Enders FT, Levy MJ, et al. The string sign for diagnosis of mucinous pancreatic cysts. Endoscopy. 2015;47:626−31.

[8] Tarantino I, Fabbri C, Di Mitri R, et al. Complications of endoscopic ultrasound fine needle aspiration on pancreatic cystic lesions: final results from a large prospective multicenter study. Dig Liver Dis. 2014;46:41−4.

[9] Minaga K, Takenaka M, Katanuma A, et al. Needle tract seeding: an overlooked rare complication of endoscopic ultrasound-guided fine-needle aspiration. Oncology. 2017;93(Suppl 1):107−12.

[10] Yoon WJ, Daglilar ES, Fernández-del Castillo C, et al. Peritoneal seeding in intraductal papillary mucinous neoplasm of the pancreas patients who underwent endoscopic ultrasound-guided fine-needle aspiration: the PIPE study. Endoscopy. 2014;46:382−7.

[11] Pancreas ESGoCTot. European evidence-based guidelines on pancreatic cystic neoplasms. Gut. 2018;67:789−804.

[12] de Jong K, Poley JW, van Hooft JE, et al. Endoscopic ultrasound-guided fine-needle aspiration of pancreatic cystic lesions provides inadequate material for cytology and laboratory analysis: initial results from a prospective study. Endoscopy. 2011;43:585−90.

[13] Thornton GD, McPhail MJ, Nayagam S, et al. Endoscopic ultrasound guided fine needle aspiration for the diagnosis of pancreatic cystic neoplasms: a meta-analysis. Pancreatology. 2013;13:48−57.

[14] Tanaka M, Heckler M, Liu B, et al. Cytologic analysis of pancreatic juice increases specificity of detection of malignant IPMN—A systematic review. Clin Gastroenterol Hepatol. 2019;17:2199−2211.e2121.

[15] Cheesman AR, Zhu H, Liao X, et al. Impact of EUS-guided microforceps biopsy and needle-based confocal laser endomicroscopy on the diagnostic yield and clinical management of pancreatic cystic lesions. Gastrointest Endosc. 2020;91(5):1095−104.

[16] Kohoutova D, Zar S, Repak R, et al. Pancreatic cysts: diagnostic role of EUS-guided microforceps biopsy and confocal laser endomicroscopy. Gastroenterol Res Pract. 2019;3431048:2019.

[17] van der Waaij LA, van Dullemen HM, Porte RJ. Cyst fluid analysis in the differential diagnosis of pancreatic cystic lesions: a pooled analysis. Gastrointest Endosc. 2005;62:383−9.

[18] Park WG, Mascarenhas R, Palaez-Luna M, et al. Diagnostic performance of cyst fluid carcinoembryonic antigen and amylase in histologically confirmed pancreatic cysts. Pancreas. 2011;40:42−5.

[19] Bhavani Moparty MBP, Brugge WR. Pancreatic cyst fluid amylase is not a marker to differentiate IPMN from MCN. Gastrointest Endosc. 2007;65(5):AB303. https://doi.org/10.1016/j. gie.2007.03.719.

[20] Maire F, Voitot H, Aubert A, et al. Intraductal papillary mucinous neoplasms of the pancreas: performance of pancreatic fluid analysis for positive diagnosis and the prediction of malignancy. Am J Gastroenterol. 2008;103:2871−7.

[21] Oh HC, Kang H, Brugge WR. Cyst fluid amylase and CEA levels in the differential diagnosis of pancreatic cysts: a single-center experience with histologically proven cysts. Dig Dis Sci. 2014;59:3111−6.

[22] Brugge WR, Lewandrowski K, Lee-Lewandrowski E, et al. Diagnosis of pancreatic cystic neoplasms: a report of the cooperative pancreatic cyst study. Gastroenterology. 2004;126:1330−6.

[23] Gaddam S, Ge PS, Keach JW, et al. Suboptimal accuracy of carcinoembryonic antigen in differentiation of mucinous and nonmucinous pancreatic cysts: results of a large multicenter study. Gastrointest Endosc. 2015;82:1060−9.

[24] Gonzalez Obeso E, Murphy E, Brugge W, et al. Pseudocyst of the pancreas: the role of cytology and special stains for mucin. Cancer. 2009;117:101−7.

[25] Nakai Y, Iwashita T, Shinoura S, et al. Role of serial EUS-guided FNA on pancreatic cystic neoplasms: a retrospective analysis of repeat carcinoembryonic antigen measurements. Gastrointest Endosc. 2016;84:780−4.

[26] Ngamruengphong S, Bartel MJ, Raimondo M. Cyst carcinoembryonic antigen in differentiating pancreatic cysts: a meta-analysis. Dig Liver Dis. 2013;45:920−6.

[27] Park WG, Wu M, Bowen R, et al. Metabolomic-derived novel cyst fluid biomarkers for pancreatic cysts: glucose and kynurenine. Gastrointest Endosc. 2013;78:295−302.e292.

[28] Zikos T, Pham K, Bowen R, et al. Cyst fluid glucose is rapidly feasible and accurate in diagnosing mucinous pancreatic cysts. Am J Gastroenterol. 2015;110:909−14.

[29] Carr RA, Yip-Schneider MT, Simpson RE, et al. Pancreatic cyst fluid glucose: rapid, inexpensive, and accurate diagnosis of mucinous pancreatic cysts. Surgery. 2018;163:600−5.

[30] Faias S, Pereira L, Roque R, et al. Excellent accuracy of glucose level in cystic fluid for diagnosis of pancreatic mucinous cysts. Dig Dis Sci. 2020;65(7):2071−8.

[31] Wu J, Jiao Y, Dal Molin M, et al. Whole-exome sequencing of neoplastic cysts of the pancreas reveals recurrent mutations in components of ubiquitin-dependent pathways. Proc Natl Acad Sci U S A. 2011;108:21188−93.

[32] Wu J, Matthaei H, Maitra A, et al. Recurrent GNAS mutations define an unexpected pathway for pancreatic cyst development. Sci Transl Med. 2011;3:92ra66.

[33] Amato E, Molin MD, Mafficini A, et al. Targeted next-generation sequencing of cancer genes dissects the molecular profiles of intraductal papillary neoplasms of the pancreas. J Pathol. 2014;233:217−27.

[34] Das A, Brugge W, Mishra G, et al. Managing incidental pancreatic cystic neoplasms with integrated molecular pathology is a cost-effective strategy. Endosc Int Open. 2015;3:E479−86.

[35] Springer S, Wang Y, Dal Molin M, et al. A combination of molecular markers and clinical features improve the classification of pancreatic cysts. Gastroenterology. 2015;149:1501−10.

[36] Singhi AD, Zeh HJ, Brand RE, et al. American Gastroenterological Association guidelines are inaccurate in detecting pancreatic cysts with advanced neoplasia: a clinicopathologic study of 225 patients with supporting molecular data. Gastrointest Endosc. 2016;83:1107−1117.e1102.

[37] Singhi AD, Nikiforova MN, McGrath K. DNA testing of pancreatic cyst fluid: is it ready for prime time? Lancet. Gastroenterol Hepatol. 2017;2:63−72.

[38] Singhi AD, McGrath K, Brand RE, et al. Preoperative next-generation sequencing of pancreatic cyst fluid is highly accurate in cyst classification and detection of advanced neoplasia. Gut. 2018;67:2131−41.

[39] Jimenez RE, Warshaw AL, Z'graggen K, et al. Sequential accumulation of K-ras mutations and p53 overexpression in the progression of pancreatic mucinous cystic neoplasms to malignancy. Ann Surg. 1999;230:501−9; discussion 509−511.

[40] Carr RA, Yip-Schneider MT, Dolejs S, et al. Pancreatic cyst fluid vascular endothelial growth factor a and carcinoembryonic antigen: a highly accurate test for the diagnosis of serous cystic neoplasm. J Am Coll Surg. 2017; https://doi.org/10.1016/j.jamcollsurg.2017.05.003.

[41] Springer S, Masica DL, Dal Molin M, et al. A multimodality test to guide the management of patients with a pancreatic cyst. Sci Transl Med. 2019;11:eaav4772.

[42] Maker AV, Carrara S, Jamieson NB, et al. Cyst fluid biomarkers for intraductal papillary mucinous neoplasms of the pancreas: a critical review from the international expert meeting on pancreatic branch-duct-intraductal papillary mucinous neoplasms. J Am Coll Surg. 2015;220:243−53.

[43] Moris D, Damaskos C, Spartalis E, et al. Updates and critical evaluation on novel biomarkers for the malignant progression of intraductal papillary mucinous neoplasms of the pancreas. Anticancer Res. 2017;37:2185−94.

[44] Kanda M, Knight S, Topazian M, et al. Mutant GNAS detected in duodenal collections of secretin-stimulated pancreatic juice indicates the presence or emergence of pancreatic cysts. Gut. 2013;62:1024−33.

[45] Kanda M, Sadakari Y, Borges M, et al. Mutant TP53 in duodenal samples of pancreatic juice from patients with pancreatic cancer or high-grade dysplasia. Clin Gastroenterol Hepatol. 2013;11:719−730.e715.

7 超声内镜引导下胰周液体积聚引流术

Endoscopic Ultrasound-Guided Drainage of Pancreatic Fluid Collections

Komal Thind, C. Roberto Simons-Linares, Prabhleen Chahal

7.1 引言

胰腺液体积聚（pancreatic fluid collections，PFC）为炎症性改变，通常继发于急性胰腺炎（acute pancreatitis，AP）或慢性胰腺炎，少数情况下由医源性或胰腺外伤等其他原因所致[1, 2]。根据修订后的亚特兰大分类，将 PFC 根据炎症情况、囊壁成熟度、病程（＞4 周）分为不同类型。大部分 PFC 为急性胰周液体积聚（acute pancreatic fluid collection，APFC），为轻-中度间质水肿型胰腺炎（interstitial edematous pancreatitis，IEP）的局部并发症，大多可自行消退[3]，少数情况下积液被机化组织包裹形成假性囊肿，经保守治疗可消退[4]。少部分假性囊肿可出现感染、腹痛、胃流出道梗阻、梗阻性黄疸症状。伴（或不伴）坏死的重症胰腺炎均可并发临床症状明显的 PFC[5]，并进一步发展为坏死物积聚、包裹而形成包裹性坏死（walled-off pancreatic necrosis，WOPN），如表 7.1。

PFC 可经外科开腹手术、经皮穿刺引流（percutaneous drainage，PD）及超声内镜引导下引流 EUS-guided drainage（EUS-GD），超声内镜引导下引流术因其微创、不良反应少、更好的临床疗效、低致病率和低致死率，以及操作成功率高而成为首选手段[6-8]。与 PD 相比，EUS-GD 治疗住院时间短、再干预率低、

K. Thind
Department of Hospital Medicine, Cleveland Clinic Akron General, Akron, OH, USA
C. R. Simons-Linares · P. Chahal
Gastroenterology and Hepatology Department, Digestive Disease Institute, Cleveland Clinic, Cleveland, OH, USA
e-mail: chahalp@ccf.org

表 7.1　胰腺液体积聚的分类及特点

PFC 类型	形成时间	包裹	坏死	内镜引流
急性胰腺液体积聚	＜ 4 周	否	否	否
急性坏死物积聚	＜ 4 周	否	是	否
假性囊肿	＞ 4 周	是	否	是，EUS-GD
包裹性坏死	＞ 4 周	是	是	是，EUS-GN

注：EUS-GD，超声内镜引导下囊肿引流术；EUS-GN，超声内镜引导下坏死物清除术。

影像学随访需求少[9, 10]。积液范围广的患者如果累及结肠周围间隙，则往往需要联合方式治疗。

7.2　适应证

无论采用哪种内镜方式，PCF 成功治疗的前提必须满足一定的条件，引流需要在积液形成 4 周以上、囊壁成熟后[11]，尽管最近有报道认为只要囊壁成熟，早期引流（＜ 4 周）也具有可行性[12]。积液包裹后再进行内镜治疗才能彻底改善症状，并减少手术相关并发症[13]。积液必须靠近胃或十二指肠壁，两者距离＜ 1 cm，这样才可在超声内镜下清晰观察和引流，有效避免穿孔、支架移位、出血等[14]。大多数 APFC 可自行消退，10%～20% 可进一步发展为假性囊肿或伴坏死物，并引起相关临床症状。另外，急性坏死物积聚（acute necrotic collections，ANC）易进展为 WOPN，发生率达 50%。无论是采取保守治疗还是引流术，APFC 进展为假性囊肿或 ANC 进展为 WOPN 的时间间隔至关重要，直接影响到干预的成功率和死亡率[15]。

目前公认具有明显临床症状的液体积聚需要引流。只要引起显著腹痛、胃流出道梗阻（图 7.1）、梗阻性黄疸、感染，就具有引流的指征，不管 PFC 的大小（图 7.2）。PFC 自发出血和感染会增加病死率[12]。引流措施的选择和制订应在多学科讨论及对风险 / 效益的综合分析后进行。

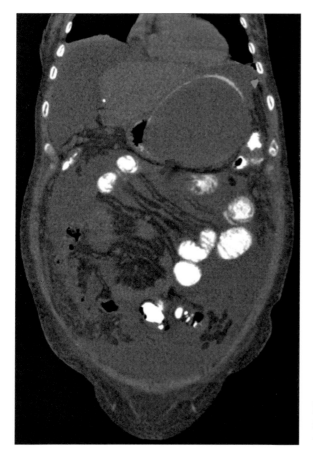

图 7.1 巨大胰腺假性囊肿（箭形所示）压迫胃壁（箭头所示）引起胃流出道梗阻

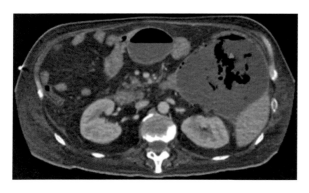

图 7.2 巨大 PFC（箭形所示）伴感染，CT 扫描可见囊内气体（箭头所示）

7.3　引流术前评估

选择合适的病例和恰当的干预时机是引流成功与否的决定性因素。包裹良好的囊肿延迟干预可降低死亡率[16]。多断面影像学检查为决定囊肿引流的时机提供了重要资料，其中CT和MRI应用广泛，可清晰显示囊壁成熟度、囊肿的位置及大小、固体组织碎屑及坏死物等重要信息（图7.3）。

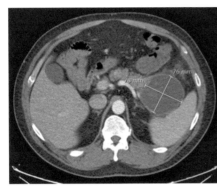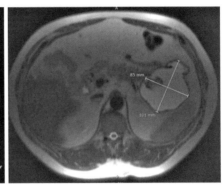

图7.3　CT（左图）和MRI（右图）分别显示胰腺尾部包裹性坏死（WOPN）

CT在AP的评估与治疗中应用广泛。一项前瞻性研究多因素分析表明，CT提示有胰周坏死者更易进展为感染性胰腺坏死，而坏死的组织为胰腺实质且其上游胰腺组织不受累同时胰周无组织坏死者则与假性囊肿形成相关[17]。增强CT可鉴别假性囊肿与WOPN，有助于治疗措施的选择[18, 19]。

与MRI和EUS相比，CT对胰腺坏死组织评估尚存在不足[20]，且有电离辐射的暴露及碘离子造影剂对肾功能损伤的风险，MRI可以避免上述不良反应。在评估固体坏死物及其敏感性上，MRI比CECT更具优势[21]，弥散加权成像MRI对感染评估的敏感性优于常规MRI及CECT[22, 23]，MRI显示胰管断裂更为清晰[24]。经腹彩超（US）观察AP发作后PFC微创、经济、易实施，但其检查效果依赖于操作者经验，经验丰富者的评估准确性可与MRI或EUS相当[25]。此外，US检查也存在其他明显缺陷，比如不能提供WOPN周边侧支血管的信息，以及当积液内含有高密度坏死物或气体时，检查敏感性差，因此，目前US已不被视为PFC的影像学研究手段。

病史、体格检查、实验室检查对治疗方式的选择非常重要，心脏功能差及一般状况差的患者外科微创手术引流死亡率高，更倾向于使用EUS-GD等引流手段。术前调整使血小板计数 > 50×10^9/L 和 INR < 1.5 是避免并发出血的前提，同时需要经过谨慎评估出血和血栓形成的风险后，考虑停用抗血小板聚集药物和抗凝剂[26]。AGA 和 ESGE 指南均不推荐常规应用抗生素预防感染[27, 28]。

7.4　设施

超声内镜引导下胰腺积液引流术应在具有相应介入技术和外科手术支持的内镜中心进行，由经验丰富的高级内镜医生操作，予以全身麻醉或深度镇静[11, 30]，术中监测患者生命体征、脉搏及血氧饱和度。

为避免气体栓塞，推荐使用二氧化碳吸入代替空气吸入[31]。二氧化碳可被黏膜迅速吸收并经肺呼出，可有效降低高风险复杂内镜技术操作中的空气并发症[32]。多个随机对照研究证实二氧化碳吸入可明显改善术后腹痛、腹胀[32, 33]。

7.4.1　内镜

超声内镜同其他超声波的技术和原理一样，通过超声换能器处理反射或折射的声波生成图像，图像分辨率取决于传感器中超声振子的数量和发射的频率，频率越高，分辨率越高，穿透距离也更近，可小于 2 cm，而频率越低，穿透能力越强，可达 12 cm 显示图像[34]。超声内镜分为环扫超声内镜和线阵超声内镜（CLA），分别用于腔内成像和相关治疗[35]。

多年来，斜视型 CLA 已用于内镜治疗的标准操作，而近年来研发了直视型 CLA[36]，具有相同的操作成功率、操控性、安全性[37, 38]。前视型超声内镜在操作初始穿刺中用时更长，但支架放置时耗时明显更短[37]。超声内镜的工作钳道应为 3.7 mm/3.8 mm，以使口径较大的耗材如支架等通过。

7.4.2　支架

多种支架可用于保持内引流术瘘口的通畅。支架的大小、形状、材料、工艺对 PFC 的引流、位置稳定性、引流效果均具有一定影响。既往塑料猪尾支架广泛应用于 PFC 引流术（图 7.4），已证实其引流较小的性质不复杂的假性囊肿具有较高的技术操作成功率和临床症状改善率[39-41]。根据 AGA 和 ESGE 指南，伴胰管断裂的 PFC 患者推荐长期放置塑料支架，这类病例往往外科手术风险高[41-43]。然而，塑料支架因其直径较小、内径较窄（7～10F）在引流中存在一定缺陷。存在固体坏死物的 PFC 放置后，塑料支架容易发生堵塞，导致感染及反复经内镜干预；置放多个塑料支架以期加强引流效果的策略会导致操作耗时更长；支架移位和置放难度也使得塑料支架的应用越来越受局限[44]，目前倾向于采用大口径金属支架，特别是 WOPN 引流术时。

自膨式金属支架（SEMS）（图 7.5）是一种全覆膜支架，因支架口径较大，对 PFC 尤其是 WOPN 的引流效果好，临床应用广泛[45-47]。一项包括 7 项研究 905 个病例的荟萃分析表明，金属支架引流的临床成功率明显高于塑料支架，（94.1% *vs.* 82.6%），这 7 项研究中，有 5 项研究应用了专用双蘑菇头支架

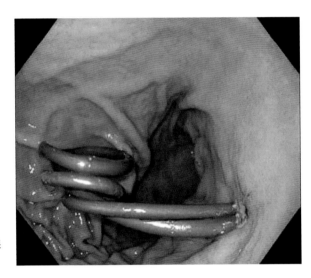

图 7.4　内镜下见塑料支架引流胰腺假性囊肿

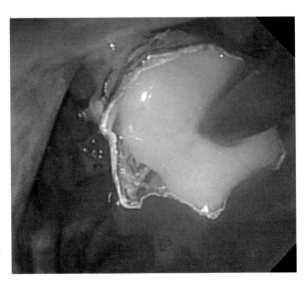

图 7.5　内镜下见 PFC 伴感染经 SEMS 引流，脓液自支架流出

（LAMS），金属支架相关不良事件发生率更低，但在支架移位和出血发生率两组之间的差别无统计学意义[47]。大口径金属支架有利于坏死物碎屑排出，以及内镜的顺利出入，以进行后续干预治疗如坏死物内镜清除（DEN）（图 7.6）。相比 SEMS 和塑料支架，LAMS 成功引流 PFC 所需要的内镜干预次数显著降低[48]。尽管 SEMS 比塑料支架具有更多优势，但迟发并发症如出血、双重感染、支架移位等更多见[45, 49]。Binmoeller 和 Shah[50]首次应用腔并排支架或 LAMS（图 7.7）。AXIOS（Xlumena Inc., Mountain View, CA, USA）支架呈哑铃形，直径为 15 mm、20 mm，长 10 mm、15 mm，分为烧灼型（hot AXIOS）和非烧灼型（cold AXIOS）。Hot AXIOS 一体式设计使得支架置放可经"一步法"完成，大大节省了操作时间[51, 52]。美国以外地区应用的 LAMS 支架有 Spaxus、NAGI™ 和 Aixstent[53]（表 7.2）。

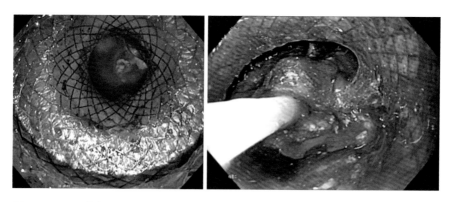

图 7.6 LAMS 支架内镜下所见，左图示为内镜进入 PFC 腔内提供了大的通道，右图示进入腔内进行坏死物清除

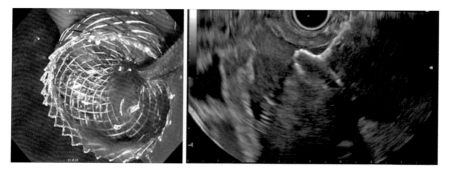

图 7.7 经胃壁造瘘口放置支架引流 PFC，图示分别为内镜下所见支架近端（左图）和支架远端（右图）（即超声内镜引导下囊肿-胃造瘘术）

表 7.2 超声内镜引导下引流术常用支架类型

支架	厂 商	大 小	特 点	图例
AXIOS	Xlumena Inc., Mountain View, CA, USA	内径——6 mm、8 mm、10 mm、15 mm、20 mm 凸缘直径——14 mm、17 mm、21 mm、24 mm、29 mm	镍钛合金编织支架，全覆膜，支架两侧均为蘑菇头样固定于消化管壁	
Spaxus	Niti-S Spaxus stent (Taewoong Medical Co., Ltd., Ilsan, Korea)	内径——8 mm、10 mm、16 mm 长度——20 mm 凸缘直径——25 mm	镍钛合金支架，全覆硅胶膜，释放后自行折叠以固定于管壁	
NAGI	（Taewoong-Medical Co.）	内径——10 mm、12 mm、14 mm、16 mm 长度——10 mm、20 mm、30 mm 展开凸缘直径——20 mm	末端可缝合固定于管壁、避免移位	
Aixstent	（Leufen Medical, Aachen, Germany）	内径——10 mm、15 mm、25 mm 长度——30 mm	全覆膜，宽凸缘，末端为防损伤可折叠金属丝，防止支架末端损伤组织 仅欧洲可供	

7.4.3 附件

除应用 LAMS 支架引流外，通常应用囊肿切开刀经管壁穿刺切开形成通路，（Cook Medical, Inc）。COOK 公司囊肿切开刀（Cook Medical, Inc）组件中包含一个 5F、190 cm 长的内导管，其头端为 0.038 in（1 in ≈ 2.54 cm）可拆卸针刀电极；一个 10F、165 cm 长的外导管，其远端带有环形透热电极。多种市售 19G 穿刺针均可用于介入治疗，0.025 in 或 0.035 in 导丝均可通过[54]；往往需要应用一次性使用的长导丝（> 450 cm）；扩张可采用球囊扩张、导管扩张[55]或使用囊肿切开刀、括约肌针状切开刀[56]。

7.5 操作步骤

7.5.1 假性囊肿引流

胰腺液体积聚的内镜治疗不断进展，既往曾在胃镜下行 PFC 透壁引流，即在胃镜下确定一个管壁隆起最明显的区域，X线下选择穿刺点，但这种操作易导致出血、穿孔及组织损伤等。EUS具有大孔径工作钳道，同时可在超声实时监测下进行PFC引流，从而成为首选内镜治疗手段（图7.8）[57]。

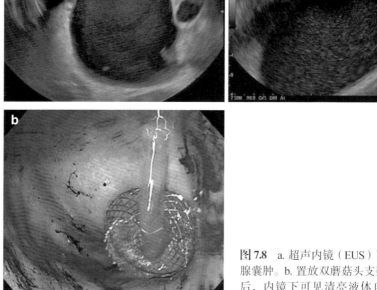

图7.8　a. 超声内镜（EUS）可见巨大胰腺囊肿。b. 置放双蘑菇头支架（LAMS）后，内镜下可见清亮液体自胰腺假性囊肿流出

根据"Seldinger 技术"步骤，插入斜视/前视线阵超声内镜到胃或十二指肠，打开多普勒，清晰显示PFC及其周围结构包括血管，确定一个最接近PFC的穿刺点，插入19G穿刺针，拔出针芯，在X线监测下，推注造影剂和（或）抽吸囊肿内容物后，插入导丝穿过针道，使用导管、囊肿切除刀或球囊进行扩张通道[58]，可置放塑料支架、鼻胃管、SEMS或LAMS支架进行引流。沿导丝推送支架形成瘘管可持续引流。若同时需要进行坏死物清除术（DEN），需经球囊扩张、置放SEMS或LAMS支架。从两个方面评价引流成功与否，分别为技术成功率（即成功将支架置入囊肿腔内）和临床成功率（即临床症状解除）。许多研究报道超声内镜引导下胰液积聚引流术临床疗效好，技术成功率高达90%以上[55, 59-63]。

Hot AXIOS 支架和强力电灼推送系统（EC-LAMS）将这一技术的多个操作步骤优化和组合，从穿刺到支架置放实现一步法完成，Binmoeller 和 Lau 首次报道[64]。支架推送系统搭载电凝头端和支架一体的可输送导管，经胃壁或十二指肠壁进行 PFC 引流。在 EUS 和内镜下确定穿刺点后，踩控制踏板通电，缓慢推送，避免损伤重要结构和血管，支架远端凸缘通过囊壁，和近端凸缘并置于两个腔内，释放后支架一端在囊肿腔内，一端在胃或十二指肠腔内。一步法显著减少了操作时间、降低了相关并发症的发生。Yoo 等报道 100% 临床症状缓解率及操作成功率，无技术相关并发症[65]。一项大样本的研究证实 EC-LAMS 安全、有效，仅 5/93 例发生了不良事件。通常认为 LAMS 置放 4 周后可拔除支架，这还要参考临床医生对拔除支架时机的具体把握和评估。

7.5.2 WOPN 引流术

坏死性胰腺炎对保守治疗包括引流术反应不佳，或即使应用抗生素仍形成感染性坏死时，需要进一步干预。这类患者致残率或致死率高，易发生严重感染、脓毒血症，须行坏死物清除术。开放性坏死物清除术（ON）围手术期风险高、恢复时间长、远期并发症多，死亡率可达 10%～27%[67]。与 ON 相比，微创外科手术如腹腔镜和视频辅助的腹膜后清创术或内镜直视下坏死物清除术（升阶治疗）死亡风险低[68]。Seifert 等[69] 首先报道了 DEN 技术，Seewald 等[70] 的研究进一步证实了其具有良好的临床应用前景并引起广泛关注。TENSION 试验结论认为 DEN 技术可明显降低死亡率、窦道形成、感染的种植和播散，缩短住院时间和降低住院费用[71-73]。DEN 技术具有更高的初始治疗成功率、复发率低、降低多脏器功能障碍发生率，可作为首选治疗方式[11, 74]。

PANTER 试验纳入了 88 例患者，随机分配入组进行微创升阶治疗和外科开放式坏死物清除术，外科开放治疗组中新发脏器功能障碍显著高于前者，同时升阶治疗组明显花费少、ICU 停留时间短[75]。另一项控制者评估盲法 PENGUIN 试验纳入 22 例患者随机入组，得到类似的研究结论，即与开放坏死物切除术相比，升阶治疗组新发多器官功能障碍概率更小，胰瘘、炎症反应及复杂终点降低[74]。

近期的一项随机多中心研究也表明了升阶治疗更具优势、并发症少[7]。当经标准操作的引流效果差及囊液坏死物无法有效引流时，需经 DEN 进行坏死物清除。首先在 EUS 下对 WOPN 评估（图 7.9a），进入囊腔后置入大口径 SEMS 或目前更常用的 LAMS 支架（图 7.9b），有时需要扩张支架通路以利于内镜出入囊腔（图 7.9c），经内镜反复冲洗并吸引，或用 Dormia 篮、圈套器、回收网篮等取出坏死物（图 7.10a）。近期使用的一种新型坏死物粉碎装置可使约 80% 的坏

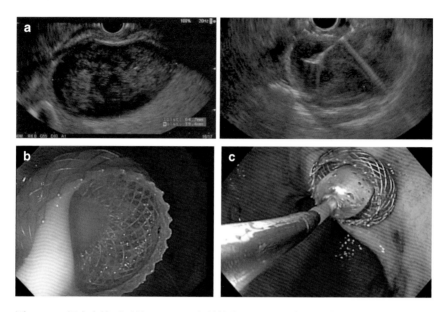

图 7.9　a. 超声内镜下可见 WOPN，穿刺针进入 WOPN 内以置放 LAMS 支架；b. 内镜下可见感染性 PFC 脓液经 LAMS 支架排出；c. 内镜直视下扩张 LAMS 支架通道

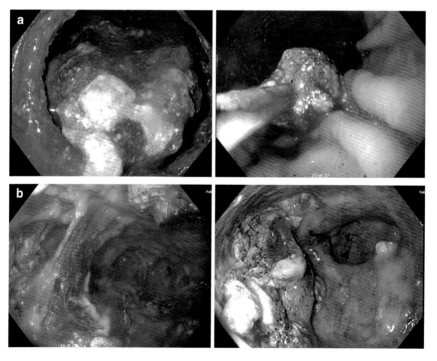

图 7.10　a. 通过 LAMS 支架可见胰腺坏死物（左），内镜下清除坏死组织（右）；b. 内镜下可见 WOPN 囊腔内大量坏死物（左），DEN 术后显著改善（右）

死物质清除和液化，从而使 WOPN 彻底消退[76]。清除坏死物质过程中手法需轻柔，以减少出血的风险。可以将支架保留在原位，以便持续引流和之后多次清理直至坏死物彻底清除（图 7.10b）[77]。

关于 DEN 的安全性和远期疗效已有多项多中心研究。GEPARD 研究[78]纳入了可实施 DEN 技术的 6 个高级内镜中心的观察，临床成功率为 81%，死亡率为 7.5%。Gardner 等报道了美国 6 个高级内镜中心的回顾性分析资料，术后平均随访时间 17 个月，临床成功率为 91%，死亡率为 5.8%[79, 80]。公认 DEN 用于 WOPN 安全有效，然而还需要提及的是，该技术应该由经验丰富的内镜专家操作，并且在具有外科支持的高级内镜中心实施[81]。

7.6　并发症

公认超声内镜引导下 PFC 引流术安全有效，相比外科手术和经皮穿刺引流术，其并发症发生率更低。报道的并发症主要有穿孔、出血（图 7.11a）、支架移位（图 7.11b）和感染[66, 82]，如表 7.3 所示。大部分研究报道并发症发生率小于10%[83-85]，近期的荟萃分析显示 LAMS 引流的安全性和有效性显著优于塑料支架[86]。支架"掩埋"非常少见，但为一种严重不良事件[87, 88]。

出血（adverse event，AE）在 PFC 引流术中相对常见，囊肿的类型、大小、操作者经验、操作时长、患者的一般状况均是影响出血的因素。

出血可发生在术中，如假性动脉瘤出血，穿刺路径中触及主要或侧支血管、横贯囊腔的血管；也可发生在术后，如支架移位、支架"掩埋"所致，以及凝血

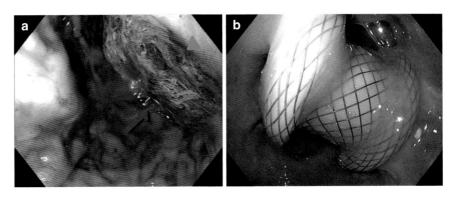

图 7.11　a. LAMS（箭形所示）表面可见近期出血，嵌入管壁处可见附着血栓（箭头所示）；b. 内镜下可见 LAMS 支架移位至食管

表 7.3　 超声内镜引导下引流术常见不良事件

不良事件	患者相关	操作相关	支架相关
相关因素	凝血功能障碍 一般状况差 误吸 感染	出血 穿孔 胰管断裂 假性动脉瘤 空气栓塞	移位 堵塞 支架掩埋

功能障碍等引起[85]。最近几项研究显示，LAMS 比 DPPS 更易发生操作相关出血及假性动脉瘤出血[89, 90]，但经补液、IR 栓塞假性动脉瘤或内镜下球囊压迫止血等措施予以成功纠正。另一项荟萃分析则报道了假性囊肿和 WOPN 引流有较高的技术成功率和约 2.4% 的较低出血率[66]，这些不良事件需要与穿孔和感染等其他风险相权衡。PFC 引流不充分或细菌易位入血可发生感染。PFC 中，WOPN 需要清理坏死物，引流不良事件发生率高[13]。

7.7　小结

PFC 的治疗随着相关附件的不断研发、操作技术的完善、越来越多临床证据的获取而不断进展，PFC 引流术应在合理选择适应证、多学科团队支持的情况下由经验丰富的内镜医生操作，目前公认安全有效。超声内镜引导下引流术是公认的治疗有症状 PFC 的首选手段，与外科治疗方式相比，其安全可靠、并发症少。目前仍需要不断研发介入性超声内镜在此治疗领域的相关附件，从而不断提高成功率和安全性。

（翻译：尚瑞莲，审校：李连勇）

参 考 文 献

[1] Banks PA, Bollen TL, Dervenis C, Gooszen HG, Johnson CD, Sarr MG, et al. Classification of acute pancreatitis—2012: revision of the Atlanta classification and definitions by international consensus. Gut. 2013;62(1):102–11.
[2] Foster BR, Jensen KK, Bakis G, Shaaban AM, Coakley FV. Revised Atlanta classification for acute pancreatitis: a pictorial essay. Radiographics. 2016;36(3):675–87.
[3] Cui ML, Kim KH, Kim HG, Han J, Kim H, Cho KB, et al. Incidence, risk factors and clinical course of pancreatic fluid collections in acute pancreatitis. Dig Dis Sci. 2014;59(5):1055–62.
[4] Kim KO, Kim TN. Acute pancreatic pseudocyst: incidence, risk factors, and clinical outcomes. Pancreas. 2012; 41(4):577–81.
[5] Manrai M, Kochhar R, Gupta V, Yadav TD, Dhaka N, Kalra N, et al. Outcome of acute pancreatic and peripancreatic collections occurring in patients with acute pancreatitis. Ann Surg. 2018;267(2):357–63.

[6] Shekhar C, Maher B, Forde C, Mahon BS. Endoscopic ultrasound-guided pancreatic fluid collections' transmural drainage outcomes in 100 consecutive cases of pseudocysts and walled off necrosis: a single-centre experience from the United Kingdom. Scand J Gastroenterol. 2018;53(5):611−5.

[7] van Brunschot S, van Grinsven J, van Santvoort HC, Bakker OJ, Besselink MG, Boermeester MA, et al. Endoscopic or surgical step-up approach for infected necrotising pancreatitis: a multicentre randomised trial. Lancet. 2018;391(10115):51−8.

[8] Hao S-J, Xu W-J, Di Y, Yao L, He H, Yang F, et al. Novel and supplementary management of pancreatic fluid collections: endoscopic ultrasound-guided drainage. World J Gastrointest Endosc. 2017;9(9):486−93.

[9] Akshintala VS, Saxena P, Zaheer A, Rana U, Hutfless SM, Lennon AM, et al. A comparative evaluation of outcomes of endoscopic versus percutaneous drainage for symptomatic pancreatic pseudocysts. Gastrointest Endosc. 2014;79(6):921−8; quiz 83.e2, 83.e5.

[10] Keane MG, Sze SF, Cieplik N, Murray S, Johnson GJ, Webster GJ, et al. Endoscopic versus percutaneous drainage of symptomatic pancreatic fluid collections: a 14-year experience from a tertiary hepatobiliary centre. Surg Endosc. 2016;30(9):3730−40.

[11] Muthusamy VR, Chandrasekhara V, Acosta RD, Bruining DH, Chathadi KV, Eloubeidi MA, et al. The role of endoscopy in the diagnosis and treatment of inflammatory pancreatic fluid collections. Gastrointest Endosc. 2016;83(3):481−8.

[12] Trikudanathan G, Tawfik P, Amateau SK, Munigala S, Arain M, Attam R, et al. Early (<4 weeks) versus standard (>/= 4 weeks) endoscopically Centered step-up interventions for necrotizing pancreatitis. Am J Gastroenterol. 2018;113(10):1550−8.

[13] IAP/APA evidence-based guidelines for the management of acute pancreatitis. Pancreatology. 2013;13(4 Suppl 2):e1−e15.

[14] Varadarajulu S, Bang JY, Phadnis MA, Christein JD, Wilcox CM. Endoscopic transmural drainage of peripancreatic fluid collections: outcomes and predictors of treatment success in 211 consecutive patients. J Gastrointest Surg. 2011;15(11):2080−8.

[15] van Santvoort HC, Bakker OJ, Bollen TL, Besselink MG, Ahmed Ali U, Schrijver AM, et al. A conservative and minimally invasive approach to necrotizing pancreatitis improves outcome. Gastroenterology. 2011;141(4):1254−63.

[16] Mier J, León EL, Castillo A, Robledo F, Blanco R. Early versus late necrosectomy in severe necrotizing pancreatitis. Am J Surg. 1997;173(2):71−5.

[17] Ocampo C, Zandalazini H, Kohan G, Silva W, Szelagowsky C, Oria A. Computed tomographic prognostic factors for predicting local complications in patients with pancreatic necrosis. Pancreas. 2009;38(2):137−42.

[18] Dhaka N, Samanta J, Kochhar S, Kalra N, Appasani S, Manrai M, et al. Pancreatic fluid collections: what is the ideal imaging technique? World J Gastroenterol. 2015;21(48):13403−10.

[19] Takahashi N, Papachristou GI, Schmit GD, Chahal P, LeRoy AJ, Sarr MG, et al. CT findings of walled-off pancreatic necrosis (WOPN): differentiation from pseudocyst and prediction of outcome after endoscopic therapy. Eur Radiol. 2008;18(11):2522−9.

[20] Medarapalem JB, Appasani S, Gulati A, Manrai M, Siddappa PKK, Khandelwal N, et al. Mo1460 characterization of fluid collections using quantification of solid debris in acute pancreatitis — a comparative study of EUS vs. CT for prediction of intervention. Gastrointest Endosc. 2014;79(5):AB445.

[21] Macari M, Finn ME, Bennett GL, Cho KC, Newman E, Hajdu CH, et al. Differentiating pancreatic cystic neoplasms from pancreatic pseudocysts at MR imaging: value of perceived internal debris. Radiology. 2009;251(1):77−84.

[22] Borens B, Arvanitakis M, Absil J, El Bouchaibi S, Matos C, Eisendrath P, et al. Added value of diffusion-weighted magnetic resonance imaging for the detection of pancreatic fluid collection infection. Eur Radiol. 2017;27(3):1064−73.

[23] Islim F, Salik AE, Bayramoglu S, Guven K, Alis H, Turhan AN. Non-invasive detection of infection in acute pancreatic and acute necrotic collections with diffusion-weighted magnetic resonance imaging: preliminary findings. Abdom Imaging. 2014;39(3):472−81.

[24] Drake LM, Anis M, Lawrence C. Accuracy of magnetic resonance cholangiopancreatography in identifying pancreatic duct disruption. J Clin Gastroenterol. 2012;46(8):696−9.

[25] Rana SS, Chaudhary V, Sharma R, Sharma V, Chhabra P, Bhasin DK. Comparison of abdominal ultrasound, endoscopic ultrasound and magnetic resonance imaging in detection of necrotic debris in walled-off pancreatic necrosis. Gastroenterol Rep (Oxf). 2016;4(1):50−3.

[26] Acosta RD, Abraham NS, Chandrasekhara V, Chathadi KV, Early DS, Eloubeidi MA, et al. The management of antithrombotic agents for patients undergoing GI endoscopy. Gastrointest Endosc. 2016;83(1):3−16.

[27] Baron TH, DiMaio CJ, Wang AY, Morgan KA. American gastroenterological association clinical practice update: management of pancreatic necrosis. Gastroenterology. 2020;158(1):67−75.e1.

[28] Arvanitakis M, Dumonceau JM, Albert J, Badaoui A, Bali MA, Barthet M, et al. Endoscopic management of acute necrotizing pancreatitis: European Society of Gastrointestinal Endoscopy (ESGE) evidence-based multidisciplinary guidelines. Endoscopy. 2018;50(5):524−46.

[29] Wani S, Keswani RN, Petersen B, Edmundowicz SA, Walsh CM, Huang C, et al. Training in EUS and ERCP: standardizing methods to assess competence. Gastrointest Endosc. 2018;87(6):1371−82.

[30] Early DS, Lightdale JR, Vargo JJ 2nd, Acosta RD, Chandrasekhara V, Chathadi KV, et al. Guidelines for sedation and

anesthesia in GI endoscopy. Gastrointest Endosc. 2018;87(2):327−37.

[31] Pfaffenbach B, Wegener M, Bohmeke T. Hepatic portal venous gas after transgastric EUS-guided fine-needle aspiration of an accessory spleen. Gastrointest Endosc. 1996;43(5):515−8.

[32] Lo SK, Fujii-Lau LL, Enestvedt BK, Hwang JH, Konda V, Manfredi MA, et al. The use of carbon dioxide in gastrointestinal endoscopy. Gastrointest Endosc. 2016;83(5):857−65.

[33] Bretthauer M, Seip B, Aasen S, Kordal M, Hoff G, Aabakken L. Carbon dioxide insufflation for more comfortable endoscopic retrograde cholangiopancreatography: a randomized, controlled, double-blind trial. Endoscopy. 2007;39(1):58−64.

[34] Murad FM, Komanduri S, Abu Dayyeh BK, Chauhan SS, Enestvedt BK, Fujii-Lau LL, et al. Echoendoscopes. Gastrointest Endosc. 2015;82(2):189−202.

[35] Deprez PH. Choice of endosonographic equipment and normal endosonographic anatomy. Best Pract Res Clin Gastroenterol. 2009;23(5):623−37.

[36] Iwashita T, Nakai Y, Lee JG, Park DH, Muthusamy VR, Chang KJ. Newly-developed, forward-viewing echoendoscope: a comparative pilot study to the standard echoendoscope in the imaging of abdominal organs and feasibility of endoscopic ultrasound-guided interventions. J Gastroenterol Hepatol. 2012;27(2):362−7.

[37] Voermans RP, Ponchon T, Schumacher B, Fumex F, Bergman JJ, Larghi A, et al. Forward-viewing versus oblique-viewing echoendoscopes in transluminal drainage of pancreatic fluid collections: a multicenter, randomized, controlled trial. Gastrointest Endosc. 2011;74(6):1285−93.

[38] Larghi A, Ibrahim M, Fuccio L, Lekkerkerker S, Eisendrath P, Frazzoni L, et al. Forward-viewing echoendoscope versus standard echoendoscope for endoscopic ultrasound-guided tissue acquisition of solid lesions: a randomized, multicenter study. Endoscopy. 2019;51(5):444−51.

[39] Ahn JY, Seo DW, Eum J, Song TJ, Moon S-H, Park DH, et al. Single-step EUS-guided transmural drainage of pancreatic pseudocysts: analysis of technical feasibility, efficacy, and safety. Gut Liver. 2010;4(4):524−9.

[40] Bang JY, Wilcox CM, Trevino JM, Ramesh J, Hasan M, Hawes RH, et al. Relationship between stent characteristics and treatment outcomes in endoscopic transmural drainage of uncomplicated pancreatic pseudocysts. Surg Endosc. 2014;28(10):2877−83.

[41] Rana SS, Bhasin DK, Rao C, Sharma R, Gupta R. Consequences of long term indwelling transmural stents in patients with walled off pancreatic necrosis and disconnected pancreatic duct syndrome. Pancreatology. 2013;13(5):486−90.

[42] Colán Hernández J, Sendino O, Loras C, Pardo A, Gornals JB, Concepción M, et al. Antibiotic prophylaxis not required for endoscopic ultrasonography-guided fine-needle aspiration of pancreatic cystic lesions, based on a randomized trial. Gastroenterology. 2020;158(6):1642−9.e1.

[43] Jean-Marc Dumonceau CK, Aabakken L, Papanikolaou IS, Tringali A, Vanbiervliet G, Beyna T, Dinis-Ribeiro M, Hritz I, AlbertoMariani GP, Radaelli F, Lakhtakia S, Veitch AM, van Hooft JE. ERCP-related adverse events: European Society of Gastrointestinal Endoscopy (ESGE) guideline. Endoscopy. 2019;52(2):127−49.

[44] Rana SS, Shah J, Kang M, Gupta R. Complications of endoscopic ultrasound-guided transmural drainage of pancreatic fluid collections and their management. Ann Gastroenterol. 2019;32(5):441−50.

[45] Yamamoto N, Isayama H, Kawakami H, Sasahira N, Hamada T, Ito Y, et al. Preliminary report on a new, fully covered, metal stent designed for the treatment of pancreatic fluid collections. Gastrointest Endosc. 2013;77(5):809−14.

[46] Panwar R, Singh PM. Efficacy and safety of metallic stents in comparison to plastic stents for endoscopic drainage of peripancreatic fluid collections: a meta-analysis and trial sequential analysis. Clin J Gastroenterol. 2017;10(5):403−14.

[47] Yoon SB, Lee IS, Choi MG. Metal versus plastic stents for drainage of pancreatic fluid collection: a meta-analysis. United European Gastroenterol J. 2018;6(5):729−38.

[48] Siddiqui AA, Kowalski TE, Loren DE, Khalid A, Soomro A, Mazhar SM, et al. Fully covered self-expanding metal stents versus lumen-apposing fully covered self-expanding metal stent versus plastic stents for endoscopic drainage of pancreatic walled-off necrosis: clinical outcomes and success. Gastrointest Endosc. 2017;85(4):758−65.

[49] Fabbri C, Luigiano C, Cennamo V, Polifemo AM, Barresi L, Jovine E, et al. Endoscopic ultrasound-guided transmural drainage of infected pancreatic fluid collections with placement of covered self-expanding metal stents: a case series. Endoscopy. 2012;44(4):429−33.

[50] Binmoeller KF, Shah J. A novel lumen-apposing stent for transluminal drainage of nonadherent extraintestinal fluid collections. Endoscopy. 2011;43(4):337−42.

[51] Itoi T, Binmoeller KF, Shah J, Sofuni A, Itokawa F, Kurihara T, et al. Clinical evaluation of a novel lumen-apposing metal stent for endosonography-guided pancreatic pseudocyst and gallbladder drainage (with videos). Gastrointest Endosc. 2012;75(4):870−6.

[52] Wrobel P, Kaplan J, Siddiqui A. A new lumen-apposing metal stent for endoscopic transluminal drainage of peripancreatic fluid collections. Endoscopic. Ultrasound. 2014;3(4):203−4.

[53] Weilert F, Binmoeller KF. Specially designed stents for translumenal drainage. Gastrointest Interv. 2015;4(1):40−5.

[54] Committee AT, Hwang JH, Aslanian HR, Thosani N, Goodman A, Manfredi M, et al. Devices for use with EUS. VideoGIE. 2017;2(3):35−45.

[55] Varadarajulu S, Tamhane A, Blakely J. Graded dilation technique for EUS-guided drainage of peripancreatic fluid collections: an assessment of outcomes and complications and technical proficiency (with video). Gastrointest Endosc.

2008;68(4):656-66.

[56] Maple JT, Pannala R, Abu Dayyeh BK, Aslanian HR, Enestvedt BK, Goodman A, et al. Interventional EUS (with videos). Gastrointest Endosc. 2017;85(3):465-81.

[57] Varadarajulu S, Christein JD, Tamhane A, Drelichman ER, Wilcox CM. Prospective randomized trial comparing EUS and EGD for transmural drainage of pancreatic pseudocysts (with videos). Gastrointest Endosc. 2008;68(6):1102-11.

[58] Widmer JL, Michel K. Endoscopic ultrasound-guided treatment beyond drainage: hemostasis, anastomosis, and others. Clin Endosc. 2014;47(5):432-9.

[59] Kunzli HT, Timmer R, Schwartz MP, Witteman BJ, Weusten BL, van Oijen MG, et al. Endoscopic ultrasonography-guided drainage is an effective and relatively safe treatment for peripancreatic fluid collections in a cohort of 108 symptomatic patients. Eur J Gastroenterol Hepatol. 2013;25(8):958-63.

[60] Siddiqui AA, Dewitt JM, Strongin A, Singh H, Jordan S, Loren DE, et al. Outcomes of EUS-guided drainage of debris-containing pancreatic pseudocysts by using combined endoprosthesis and a nasocystic drain. Gastrointest Endosc. 2013;78(4):589-95.

[61] Seewald S, Ang TL, Richter H, Teng KY, Zhong Y, Groth S, et al. Long-term results after endoscopic drainage and necrosectomy of symptomatic pancreatic fluid collections. Dig Endosc. 2012;24(1):36-41.

[62] Antillon MR, Shah RJ, Stiegmann G, Chen YK. Single-step EUS-guided transmural drainage of simple and complicated pancreatic pseudocysts. Gastrointest Endosc. 2006;63(6):797-803.

[63] Sharma V, Rana SS, Bhasin DK. Endoscopic ultrasound guided interventional procedures. World J Gastrointest Endosc. 2015;7(6):628-42.

[64] Teoh AY, Binmoeller KF, Lau JY. Single-step EUS-guided puncture and delivery of a lumen-apposing stent for gallbladder drainage using a novel cautery-tipped stent delivery system. Gastrointest Endosc. 2014;80(6):1171.

[65] Yoo J, Yan L, Hasan R, Somalya S, Nieto J, Siddiqui AA. Feasibility, safety, and outcomes of a single-step endoscopic ultrasonography-guided drainage of pancreatic fluid collections without fluoroscopy using a novel electrocautery-enhanced lumen-apposing, self-expanding metal stent. Endosc Ultrasound. 2017;6(2):131-5.

[66] Varadarajulu S, Christein JD, Wilcox CM. Frequency of complications during EUS-guided drainage of pancreatic fluid collections in 148 consecutive patients. J Gastroenterol Hepatol. 2011;26(10):1504-8.

[67] Rau B, Bothe A, Beger HG. Surgical treatment of necrotizing pancreatitis by necrosectomy and closed lavage: changing patient characteristics and outcome in a 19-year, single-center series. Surgery. 2005;138(1):28-39.

[68] van Brunschot S, Hollemans RA, Bakker OJ, Besselink MG, Baron TH, Beger HG, et al. Minimally invasive and endoscopic versus open necrosectomy for necrotising pancreatitis: a pooled analysis of individual data for 1980 patients. Gut. 2018;67(4):697-706.

[69] Seifert H, Wehrmann T, Schmitt T, Zeuzem S, Caspary WF. Retroperitoneal endoscopic debridement for infected peripancreatic necrosis. Lancet. 2000;356(9230):653-5.

[70] Seewald S, Groth S, Omar S, Imazu H, Seitz U, de Weerth A, et al. Aggressive endoscopic therapy for pancreatic necrosis and pancreatic abscess: a new safe and effective treatment algorithm (videos). Gastrointest Endosc. 2005;62(1):92-100.

[71] Horvath KD, Kao LS, Ali A, Wherry KL, Pellegrini CA, Sinanan MN. Laparoscopic assisted percutaneous drainage of infected pancreatic necrosis. Surg Endosc. 2001;15(7):677-82.

[72] Van Santvoort HC, Besselink MGH, Horvath KD, Sinanan MN, Bollen TL, Van Ramshorst B, et al. Videoscopic assisted retroperitoneal debridement in infected necrotizing pancreatitis. HPB. 2007;9(2):156-9.

[73] van Brunschot S, van Grinsven J, Voermans RP, Bakker OJ, Besselink MG, Boermeester MA, et al. Transluminal endoscopic step-up approach versus minimally invasive surgical step-up approach in patients with infected necrotising pancreatitis (TENSION trial): design and rationale of a randomised controlled multicenter trial [ISRCTN09186711]. BMC Gastroenterol. 2013;13:161.

[74] Bakker OJ, van Santvoort HC, van Brunschot S, Geskus RB, Besselink MG, Bollen TL, et al. Endoscopic transgastric vs surgical necrosectomy for infected necrotizing pancreatitis: a randomized trial. JAMA. 2012;307(10):1053-61.

[75] van Santvoort HC, Besselink MG, Bakker OJ, Hofker HS, Boermeester MA, Dejong CH, et al. A step-up approach or open necrosectomy for necrotizing pancreatitis. N Engl J Med. 2010;362(16):1491-502.

[76] Bazarbashi AN, Ge PS, de Moura DTH, Thompson CC. A novel endoscopic morcellator device to facilitate direct necrosectomy of solid walled-off necrosis. Endoscopy. 2019;51(12):396-7.

[77] Bang JY, Wilcox CM, Trevino J, Ramesh J, Peter S, Hasan M, et al. Factors impacting treatment outcomes in the endoscopic management of walled-off pancreatic necrosis. J Gastroenterol Hepatol. 2013;28(11):1725-32.

[78] Seifert H, Biermer M, Schmitt W, Jürgensen C, Will U, Gerlach R, et al. Transluminal endoscopic necrosectomy after acute pancreatitis: a multicentre study with long-term follow-up (the GEPARD study). Gut. 2009;58(9):1260-6.

[79] Gardner TB, Coelho-Prabhu N, Gordon SR, Gelrud A, Maple JT, Papachristou GI, et al. Direct endoscopic necrosectomy for the treatment of walled-off pancreatic necrosis: results from a multicenter U.S. series. Gastrointest Endosc. 2011;73(4):718-26.

[80] Gardner TB, Chahal P, Papachristou GI, Vege SS, Petersen BT, Gostout CJ, et al. A comparison of direct endoscopic necrosectomy with transmural endoscopic drainage for the treatment of walled-off pancreatic necrosis. Gastrointest Endosc. 2009;69(6):1085-94.

[81] Papachristou GI, Takahashi N, Chahal P, Sarr MG, Baron TH. Peroral endoscopic drainage/ debridement of walled-off pancreatic necrosis. Ann Surg. 2007;245(6):943−51.

[82] Vazquez-Sequeiros E, Baron TH, Perez-Miranda M, Sanchez-Yague A, Gornals J, Gonzalez-Huix F, et al. Evaluation of the short- and long-term effectiveness and safety of fully covered self-expandable metal stents for drainage of pancreatic fluid collections: results of a Spanish nationwide registry. Gastrointest Endosc. 2016;84(3):450−7.e2.

[83] Walter D, Will U, Sanchez-Yague A, Brenke D, Hampe J, Wollny H, et al. A novel lumen-apposing metal stent for endoscopic ultrasound-guided drainage of pancreatic fluid collections: a prospective cohort study. Endoscopy. 2015;47(1):63−7.

[84] Rinninella E, Kunda R, Dollhopf M, Sanchez-Yague A, Will U, Tarantino I, et al. EUS-guided drainage of pancreatic fluid collections using a novel lumen-apposing metal stent on an electrocautery-enhanced delivery system: a large retrospective study (with video). Gastrointest Endosc. 2015;82(6):1039−46.

[85] Jiang TA, Xie LT. Algorithm for the multidisciplinary management of hemorrhage in EUS-guided drainage for pancreatic fluid collections. World J Clin Cases. 2018;6(10):308−21.

[86] Hammad T, Khan MA, Alastal Y, Lee W, Nawras A, Ismail MK, et al. Efficacy and safety of lumen-apposing metal stents in management of pancreatic fluid collections: are they better than plastic stents? A systematic review and meta-analysis. Dig Dis Sci. 2018;63(2):289−301.

[87] Fabbri C, Luigiano C, Marsico M, Cennamo V. A rare adverse event resulting from the use of a lumen-apposing metal stent for drainage of a pancreatic fluid collection: "the buried stent". Gastrointest Endosc. 2015;82(3):585−7.

[88] Bang JY, Hasan M, Navaneethan U, Hawes R, Varadarajulu S. Lumen-apposing metal stents (LAMS) for pancreatic fluid collection (PFC) drainage: may not be business as usual. Gut. 2017;66(12):2054−6.

[89] Lang GD, Fritz C, Bhat T, Das KK, Murad FM, Early DS, et al. EUS-guided drainage of peripancreatic fluid collections with lumen-apposing metal stents and plastic double-pigtail stents: comparison of efficacy and adverse event rates. Gastrointest Endosc. 2018;87(1):150−7.

[90] Brimhall B, Han S, Tatman PD, Clark TJ, Wani S, Brauer B, et al. Increased incidence of pseudoaneurysm bleeding with lumen-apposing metal stents compared to double-pigtail plastic stents in patients with peripancreatic fluid collections. Clin Gastroenterol Hepatol. 2018;16(9):1521−8.

超声内镜引导下胰管引流术

EUS-Guided Pancreatic Duct Drainage

Daryl Ramai, Andrew Ofosu, Douglas G. Adler

超声内镜介入技术领域的不断进展使得胰腺及胰周结构相关疾病的治疗成为可能。胰腺液体积聚如假性囊肿和包裹性坏死（WON）可以在超声内镜引导下经胃壁或十二指肠壁穿刺行囊肿-消化管壁造瘘而进行假性囊肿或 WON 引流术，同样的治疗理念可以应用于胰管引流，超声内镜引导下胰管引流术（EUS-PDD）可用于经 ERCP 引流失败或因解剖异常无法实施 ERCP 的病例，为 ERCP 失败时的备选治疗手段[1]。

EUS-PDD 为 ERCP 胰管减压术失败提供了内镜补充治疗手段，可使患者避免外科手术或在 X 线监测下经皮穿刺引流术。外科常用术式为胰-空肠吻合术（Puestow 手术）或胰十二指肠切除术（Whipple 手术）[2,3]，手术成功率达65%~85%，可有效缓解胰管压力，但并发症发生率高，文献报道可达 20%，死亡率达 2%[4]，且手术后期可发生吻合处断端狭窄，而进一步纠正狭窄的手术则需要切除更多的胰腺实质。

若同一内镜中心兼具 ERCP 和 EUS 介入治疗资质，ERCP 胰管减压失败后可立即转换治疗方式进行 EUS-PDD[5]，但在大部分情况下，患者需要再次来内镜中心继续这一治疗。先经胃壁或经十二指肠壁穿刺进行胰管造影，再经会师技术进行胰管引流，引流方式可为顺行、逆行或两者结合，支架放置与否视情况而定[1,5]，支架放置后需要定期随访调整或拔掉支架[6]。

总体来讲，有关 EUS-PDD 的文献报道样本量相对较少，但具有技术可行

D. Ramai · A. Ofosu · D. G. Adler
Division of Gastroenterology and Hepatology, University of Utah School of Medicine, Huntsman Cancer Center, Salt Lake City, UT, USA
Division of Gastroenterology and Hepatology, Stanford University, Stanford, CA, USA
e-mail: dramai@tbh.org

性和临床有效性。一项包含 22 项研究 714 例患者的荟萃分析结果认为 EUS-PDD 的技术操作成功率为 84.8%，胰管成功引流率 77.5%，临床症状缓解率为 89.2%[7]。该荟萃分析中 EUS-PDD 并发症发生率总体如下：胰腺炎 6.6%（95% CI：4.5～9.4），出血 4.1%（95% CI：2.7～6.2），穿孔和（或）气腹 3.1%（95% CI：1.9～5），胰液渗漏和（或）胰腺液体积聚 2.3%（95% CI：1.4～4），感染 2.8%（95% CI：1.7～4.6）[7]。这些报道中各中心开展 EUS-PPD 的实际情况可能有所不同，报告结论会存在偏倚。

　　EUS-PDD 目前仍是一项具有挑战性的内镜技术：① 与其他传统的介入性 EUS 技术的穿刺靶点如胰液积聚、胆囊甚至扩张的胆管相比，扩张的胰管仍然是很小的穿刺靶点；② EUS-PDD 术过程中，胃壁的蠕动使得内镜位置不易稳定；③ 目前还没有 EUS-PDD 的专用支架；④ 必须经胰腺实质才能穿刺入胰管，增加了技术难度和风险。尽管存在上述技术挑战，EUS-PDD 仍然是胰管减压引流的可行技术，即使在解剖改变的病例亦可实施[8]。

8.1　适应证

　　EUS-PDD 适用于具有明显临床症状和影像学表现的胰管梗阻，且 ERCP 治疗失败者，通常不推荐用于可手术切除的胰腺癌。主要适应证为外科术后胰-空肠吻合口或胰-胃吻合口狭窄导致急性胰腺炎反复发作，且无法通过 ERCP 治疗；其他适应证有慢性胰腺炎、急性胰腺炎发作后或胰腺外伤后引起的主胰管狭窄且 ERCP 治疗失败者[9-13]。

　　ERCP 操作失败主要有以下三种原因：无法到达主乳头（如术后解剖结构的改变或狭窄等所致），主胰管插管失败，以及导丝无法到达胰管梗阻段（如胰管断裂时）。其他情况如 ERCP 术中发现胰管因慢性炎性改变而迂曲、狭窄或结石堵塞使导丝无法通过。EUS-PDD 的适应证病例可能有以下情况同时存在。

8.1.1　临床症状

（1）严重的持续性胰性腹痛伴胰管梗阻。
（2）反复发作的急性胰腺炎，考虑继发于胰管梗阻者。
（3）难治性胰瘘不适于 ERCP 治疗时。

8.1.2　存在下述诊断

（1）慢性胰腺炎。

（2）胰-肠吻合口狭窄。

（3）胰腺分裂。

（4）胰腺外伤。

（5）胰腺癌。

（6）坏死性胰腺炎。

8.1.3　胰管解剖的下述改变

（1）胰管狭窄。

（2）胰管结石。

（3）胰管断裂。

（4）胰管走向不连续。

8.2　禁忌证

8.2.1　绝对禁忌证

（1）未控制的急性穿孔。

（2）不能耐受镇静药物。

（3）不能纠正的凝血功能障碍。

8.2.2　相对禁忌证

（1）胰管无扩张（＜3 mm）。

（2）由于上消化道解剖结构改变（如 Roux-en-Y 胃旁路术等），超声内镜无法清晰显示胰腺 EUS 影像。

（3）炎性改变（如胰腺假性囊肿等）无法选择超声内镜下胰管穿刺的理想路径。

（4）已知可切除的胰腺恶性肿瘤。

8.3　术前准备

（1）患者评估及知情同意书：包括横断面成像及 MRCP 在内的全面临床评估，对适应证的评判和治疗路径的设计非常重要；根据 ERCP 失败的可能性和相应治疗策略，同时签署 ERCP 和 EUS-PDD 知情同意书。

（2）围手术期用药：抗血小板／抗凝药物和抗生素的预防应用参照 ASGE 指南[14]。尽管还未形成共识，直肠应用非甾体抗炎药和静脉补液可降低 ERCP 术后胰腺炎的风险。

（3）镇静：EUS-PDD 的麻醉镇静同 ERCP。不同内镜中心可以根据自身的开展情况提供麻醉监护、气管插管、护士或内镜医生给予异丙酚麻醉等。

8.4　设备及耗材

8.4.1　设备

（1）治疗型线阵超声内镜（前视型或前斜视型）。

（2）十二指肠镜（或结肠镜／小肠镜用于外科手术消化道解剖改变时）。

（3）X 线设备。

（4）内镜及超声内镜图像处理器。

（5）二氧化碳给气装置。

8.4.2　耗材

（1）19G 超声内镜穿刺针，胰管较细时可考虑使用 21G 或 22G 穿刺针。

（2）造影剂和生理盐水。

（3）导丝：0.025 in、0.035 in 长亲水直导丝或成角导丝（450 cm）可通过 19G 穿刺针；0.018 in 或 0.021 in 软导丝可通过 22G 穿刺针。0.035 in 硬导丝在扩张时可提供更好的支撑力，或在管腔内盘绕更稳固从而在会师技术中更好地完成内镜交换。同一操作过程中可能需要尝试各种头端结构不同或亲水性涂层不同的导丝。

（4）常用于经皮穿刺血管造影的可调方向微导管或细（3.5Fr）ERCP 锥形造影导管。

（5）机械扩张导管：3～5～7Fr 逐级扩张导管，4～6 mm 扩张球囊（少数情况下应用螺旋形金属扩张器；机械扩张优于电灼扩张）。

（6）电灼扩张导管：如果可供选择，小口径囊肿切开刀（3.5Fr）优于针刀。

（7）塑料支架：5～8.5Fr，7～20 cm 长的单猪尾或双猪尾胆管支架（无侧孔）或胰管支架（有侧孔），单猪尾支架通常应用更多。

（8）抓取耗材：如息肉圈套器或活检钳。

（9）切开刀：沿导丝顺行操作用双腔或三腔切开刀或会师操作技术专用切开刀。

（10）取石球囊：用于瘘口形成后行胰管造影，以及顺行或逆行取出胰管结石。

8.5 操作步骤

EUS-PDD 的操作方式主要有两种，即 EUS 会师技术和 EUS 顺行 / 腔内胰管引流术。患者消化道解剖的个体状况或特殊性是决定术式、技术操作和选择路径的最大影响因素。

8.5.1 EUS 引导下胰管引流会师技术

选择最佳穿刺点对 EUS-PDD 操作成功与否非常重要。理想穿刺点为主胰管与内镜之间距离最短、穿刺路径中无血管。此外，还需要考虑患者解剖特点的影响。会师技术中选择穿刺点在胰腺颈部比在胰腺体尾部更容易操作导丝。

保持内镜在消化管腔内位置相对稳定后，用 19G 穿刺针穿刺，也可应用 22G 穿刺针，同时选择 0.018″ 导丝到达主胰管内。穿刺入主胰管后注射造影剂显影，确定穿刺针的位置。

胰管显影后，插入 0.035 in 的亲水导丝或 0.025 in 导丝，在 X 线监视下确定导丝经十二指肠乳头进入十二指肠腔或经胰肠吻合口进入空肠腔内，然后退出内镜同时保持导丝在小肠腔内盘绕无移位（图 8.1）。

在解剖结构未改变的情况下插入十二指肠镜到达乳头，当外科手术解剖结构改变时，用小儿结肠镜或小肠镜到达胰肠吻合口，用圈套器或活检钳抓取导丝并逐渐牵引出内镜钳道，继续沿导丝逐步实施乳头括约肌切开或插管，在交换过程中必须保持导丝位置稳定，此外，在更多情况下采用置放第二根导丝并沿此导丝进行括约肌切开或插管，插管成功后按标准操作流程经十二指肠乳头或吻合口置入引流支架。

8.5.2 顺行或透壁胰管引流技术

当内镜无法到达十二指肠乳头或吻合口时，可采用顺行 EUS-PDD 术式[17]。顺行 EUS-PDD 也适用于因乳头或吻合口严重梗阻而导丝无法通过或胰管断裂者[17]。

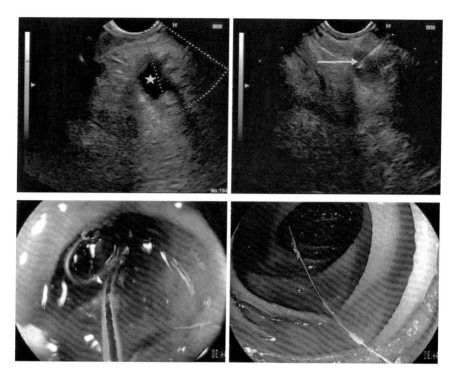

图 8.1　上图示扩张的主胰管（星形所示）及穿刺针进入主胰管拟行胰管引流术（箭头所示）；下图示顺行置放导丝通过乳头进入空肠腔内。图片由 Shai Friedland 医生提供

透壁引流技术的最初操作步骤同会师技术一样，先予以超声内镜引导下胰管穿刺、置放导丝于胰管内，之后扩张管壁，退出穿刺针并沿导丝交换扩张器，可使用探条或球囊扩张管壁。

电灼并扩张针道形成窦道，经窦道置放支架。可使用 6.5Fr 囊肿切开刀（COOK 公司）或针刀，采用纯电切模式切开，水囊扩张至 4 mm 并放置支架。扩张直径要求为可成功放置支架的最小直径，从而减少胰瘘的发生。

8.6　支架放置

支架放置可经管壁、经乳头、经吻合口，在具有可行性的情况下，推荐经乳头或经吻合口放置，可顺行放置（朝向胰头）、逆行放置（朝向胰尾）。

当经乳头或吻合口放置支架不可行时，需要行超声内镜引导下透壁引流术，支架一端在胰管内，一端在消化管腔内。如果导丝可通过乳头或吻合口但内镜难以到达时，推荐首先尝试经乳头或经吻合口置放透壁支架。

超声内镜引导下胰管穿刺和引流仍存在技术挑战，穿刺过程中可导致胰腺实质损伤，若穿刺入血管可导致出血并影响操作过程中 X 线的观察。此外，使用造影剂的浓度和剂量也要予以控制。

当内镜与拟穿刺胰管呈垂直角度时，导丝容易进入分支胰管，通过调整穿刺针的进针角度和（或）更换为亲水导丝或成角导丝来纠正。当导丝通过乳头、吻合口或梗阻部位困难时，导丝可出现盘曲、进入非目标胰管或胰腺实质，大部分情况可通过细微进退导丝来纠正，但有时即使反复尝试进退导丝仍然无法通过梗阻部位，此时可考虑在梗阻部位附近的胰管插入导管或球囊，可以限制导丝走向和（或）加强导丝通过的力量，使之更容易纵向走行而通过梗阻部位。

即使导丝位置良好，导管或球囊通过胃壁、十二指肠壁、吻合口或梗阻部位有时候仍然很困难。导管扩张提供轴向扩张力量，可能会导致推进中同一平面组织的分离，球囊提供环向扩张力量，可能会导致穿孔、胰瘘、出血。保持压力持续扩张到一定程度会有突破感，针鞘的初始扩张有助于通过，而对于反复操作无法通过的狭窄可考虑更换备选耗材进一步尝试。退导丝时需注意穿刺针和胰管的角度，锐角会增加导丝前端被穿刺针切削的风险。

8.7　术后注意事项

镇静后，应对患者进行 2～3 小时的监测，以发现麻醉相关或术后即刻不良事件。根据具体情况，EUS-PDD 可以在门诊实施，也可以住院实施。术后门诊规律随访。

8.8　并发症

（1）自限性腹痛。

（2）穿孔。

（3）胰漏及胰腺假性囊肿形成。

（4）脓肿。

（5）急性胰腺炎。

（6）急性或迟发出血。

（7）支架移位。

（8）支架堵塞。

8.9 随访

EUS-PDD 术后随访期间可能需要拔除或更换支架，随访间隔时长并无标准化，根据患者的不同情况由操作者决定。EUS-PDD 会师技术的随访类似于 ERCP，可能是一次随访并拔除支架即可，也可能需要几次随访并更换支架直至病情彻底改善。透壁 EUS-PDD 随访中可能出现 EUS-PDD（经十二指肠乳头顺行或逆行）的术式转机。此外，EUS-PDD 术后 12～24 个月内定期规律性更换支架或扩大透壁支架的直径，可形成永久性瘘口[18]。

8.10 总结

EUS-PDD 为 ERCP 操作失败后内镜下胰管减压的备选微创治疗手段，可使患者避免外科手术或 X 线下经皮穿刺引流术。尽管有明显的临床症状缓解率和技术操作成功率，但其技术要求复杂，仅经验丰富的内镜医生可完成，目前仅有 EUS-PDD 的少量相关文献报道，且大多在大型内镜中心实施，不过，随着 EUS 诊治领域的不断进展，符合指征的 EUS-PDD 技术也会不断普及开展。

（翻译：尚瑞莲，审校：李连勇）

参 考 文 献

[1] Perez-Miranda M, de la Serna C, Diez-Redondo P, et al. Endosonography-guided cholangiopancreatography as a salvage drainage procedure for obstructed biliary and pancreatic ducts. World J Gastrointest Endosc. 2010;2:212-22.

[2] Baars JE, Chen F, Sandroussi C, et al. EUS-guided pancreatic duct drainage: approach to a challenging procedure. Endosc Ultrasound. 2018;7:284-5.

[3] Giovannini M. EUS-guided pancreatic duct drainage: ready for prime time? Gastrointest Endosc. 2013;78:865-7.

[4] Adams DB, Ford MC, Anderson MC. Outcome after lateral pancreaticojejunostomy for chronic pancreatitis. Ann Surg. 1994;219:481-9.

[5] Shah JN, Marson F, Weilert F, et al. Single-operator, single-session EUS-guided anterograde cholangiopancreatography in failed ERCP or inaccessible papilla. Gastrointest Endosc. 2012;75:56-64.

[6] Matsunami Y, Itoi T, Sofuni A, et al. Evaluation of a new stent for EUS-guided pancreatic duct drainage: long-term follow-up outcome. Endosc Int Open. 2018;6:E505-12.

[7] Chandan S, Mohan BP, Khan SR, et al. Efficacy and safety of endoscopic ultrasound-guided pancreatic duct drainage (EUS-PDD): a systematic review and meta-analysis of 714 patients. Endosc Int Open. 2020;8:E1664-72.

[8] Chen YI, Levy MJ, Moreels TG, et al. An international multicenter study comparing EUS-guided pancreatic duct drainage with enteroscopy-assisted endoscopic retrograde pancreatography after Whipple surgery. Gastrointest Endosc. 2017;85:170-7.

[9] Wehrmann T, Riphaus A, Frenz MB, et al. Endoscopic pancreatic duct stenting for relief of pancreatic cancer pain. Eur J Gastroenterol Hepatol. 2005;12:1395-400.

[10] Oh D, Park DH, Cho MK, et al. Feasibility and safety of a fully covered self-expandable metal stent with antimigration properties for EUSguided pancreatic duct drainage: early and midterm outcomes (with video). Gastrointest Endosc. 2016;83:366-73.

[11] Giovannini M. Endoscopic ultrasound-guided pancreatic duct drainage: ready for the prime time? Endosc Ultrasound.

2017;6:281-4.

[12] Chapman CG, Waxman I, Siddiqui UD. Endoscopic ultrasound (EUS)-guided pancreatic duct drainage: the basics of when and how to perform EUS-guided pancreatic duct interventions. Clin Endosc. 2016;49:161-7.

[13] Kinney TP, Li R, Gupta K, et al. Therapeutic pancreatic endoscopy after Whipple resection requires rendezvous access. Endoscopy. 2009;41:898-901.

[14] ASGE Standards of Practice Committee. Adverse events associated with ERCP. Gastrointest Endosc. 2017;85:32-47.

[15] Fujii-Lau LL, Levy MJ. Endoscopic ultrasound-guided pancreatic duct drainage. J Hepatobiliary Pancreat Sci. 2015;22:51-7.

[16] Itoi T, Kasuya K, Sofuni A, et al. Endoscopic ultrasonography-guided pancreatic duct access: techniques and literature review of pancreatography, transmural drainage and rendezvous techniques. Dig Endosc. 2013;25:241-52.

[17] Krafft MR, Nasr JY. Anterograde endoscopic ultrasound-guided pancreatic duct drainage: a technical review. Dig Dis Sci. 2019;64:1770-81.

[18] Tessier G, Bories E, Arvanitakis M, et al. EUS-guided pancreatogastrostomy and pancreatobulbostomy for the treatment of pain in patients with pancreatic ductal dilatation inaccessible for transpapillary endoscopic therapy. Gastrointest Endosc. 2007;65:233-41.

9 LAMS 支架：胰周液体积聚管理的新模式

Lumen-Apposing Metal Stents: Innovation in the Management of Pancreatic Fluid Collections

Juan E. Corral, Victor Ciofoaia, Michael B. Wallace

9.1 胰周液体积聚

根据修订的亚特兰大分类（表 9.1）[1]，胰腺炎被分为水肿性胰腺炎和坏死性胰腺炎。间质水肿性胰腺炎可导致急性胰周液体积聚（APFC）。大约 1/3 的 APFC 形成成熟的外壁，随着时间的推移（大约 4 周）形成胰腺假性囊肿。这些病变充满透明液体，极少或没有碎片。在同样的病变范围内，坏死性胰腺炎的临床病程更严重，并可发展为急性坏死物积聚（ANC）。半数以上的 ANC 患者经历了相似的成熟过程，并发展为包裹性坏死（WON）。与胰腺假性囊肿相比，WON 可通过横断面成像发现实性坏死碎片以识别[2]。

表 9.1 胰周液体积聚（亚特兰大分类修订[1]）

成　　像	少于 4 周	4 周以上
无碎片（并发于间质水肿性胰腺炎）	急性胰周液体积聚（APFC）	胰腺假性囊肿
伴碎片（并发于坏死性胰腺炎）	急性坏死积聚（ANC）	包裹性坏死（WON）[a]

注：[a]WON 又进一步分为无菌性和感染性包裹性坏死（分别为 sWON 和 iWON）。

J. E. Corral · M. B. Wallace
Department of Gastroenterology, Mayo Clinic, Jacksonville, FL, USA
e-mail: Corral.juan@mayo.edu; wallace.michael@mayo.edu
V. Ciofoaia
Department of Gastroenterology, Mayo Clinic, Rochester, MN, USA
Department of Gastroenterology, Mayo Clinic Healthcare System, La Crosse, WI, USA
e-mail: Ciofoaia.victor@mayo.edu

这些积液是由胰腺酶消化引起的，本质上是炎性的。如果患者没有明确的急性胰腺炎病史，应考虑与胰腺囊性肿瘤相鉴别。胰腺囊性肿瘤的诊断和治疗在本书的第 1 章进行了回顾。炎症性积液通常通过腹部横断面成像进行分类。MRI 比 CT 有显著的优势，可以提高坏死碎片识别能力，从而区分假性囊肿和包裹性坏死。应用促胰液素可改善 MRI 对主胰管及其分支胰管的显像，提高对胰管损伤的识别能力[3-5]。

历史与模式变迁

近二十年来，胰周液体积聚引流已成为治疗重症胰腺炎的重要手段。积液的引流可以通过经皮、内镜或外科方法来实现。最近的一项随机临床试验显示，内镜引流和手术治疗患者的生存率相近。然而，内镜治疗在大多数次要结果上有优势：较低的胰瘘发生率、较短的住院时间，以及较低的费用[6]。本研究建议将内镜超声引导的双猪尾支架和鼻囊肿引流管的置入作为首选。如果临床表现缺乏明显的改善，则进一步行内镜下经腔道坏死组织清创术。内镜下引流也比经皮引流有显著优势。除了允许重复干预和改善生活质量（避免携带经皮导管），它有更少的不良事件特别是胰瘘的发生率[7]。大约在进行这些临床试验的同时，腔并排金属支架（lumen-apposing metal stents，LAMS）被引入临床实践。早期研究表明，LAMS 比塑料双猪尾支架更容易释放，且缩短了手术时间。后来，LAMS 被证明具有更高的技术和临床成功率，特别是针对 WON 的治疗[8-10]。

早期的内镜技术只能引流压迫消化道管壁的巨大胰周液体积聚或经乳头造影显示与主胰管相通的积液。初始经消化道管壁引流是在常规内镜下应用细针进行穿刺抽吸，接着置入塑料支架。随着技术发展，在 EUS 下可以治疗较小的病变，以及那些与胃接触不太紧密的病变，这些病变不会明显压迫到胃或肠腔。随着自膨胀金属支架（self-expandable metal stents，SEMS）的发展，介入性 EUS 的发展速度加快，在 2011 年开始引入 LAMS，后来其增加了电灼尖端（"hot LAMS"），使得支架更易于释放[11]。在过去的 10 年里，不同的公司设计了各种不同长度及直径的 LAMS（参见设备）。

9.2 适应证

对于所有有症状的胰周液体积聚患者，一旦积液囊壁成熟，均应考虑内镜下引流，通常是在急性胰腺炎发作后 4 周。其症状包括腹痛、消化不良、胃 / 肠道梗阻、胆道梗阻和发育迟缓（表 9.2）。伴有发热、白细胞增多、酸中毒或其他全身炎症性反应症状的囊肿感染患者也可从内镜治疗中获益。根据国际指南[4]，患者在进行了最大限度的支持治疗后，如仍存在持续性器官衰竭，应考虑及时行内镜下引流。美国胃肠内镜协会（American Society for Gastrointestinal Endoscopy，ASGE）最近发布的指南也建议针对快速增大的假性囊肿及考虑行外科干预的患者进行内镜下治疗。满足引流标准的病变可以用以下流程进行处理（图 9.1）。本章将重点介绍 LAMS 引导下的引流，经皮和外科［视频辅助腹膜后清创（video-assisted retroperitoneal debridement，VARD）或经胃清创］技术可参考其他文献[4, 14]。

表 9.2　内镜下胰周液体积聚引流的常见指征

胰腺假性囊肿和无菌包裹性坏死（sWON）

由于肿物占位效应引起的胃、肠或胆道梗阻
持续性症状（如呕吐、腹痛、持续性不适）
管道断裂综合征（如胰腺坏死并有胰管中断）伴随持续积液
迅速增大的病灶
胰腺炎发病后出现器官衰竭持续达数周

感染性包裹性坏死（iWON）（临床可疑或有证据支持）

临床恶化
经药物治疗无改善

特殊情况

等待病变形成成熟囊壁（一般为急性胰腺炎发病 4 周后）
假性囊肿最大截面长度＞ 5 cm
不常规抽吸进行细菌培养，据报道，其具有高假阴性率

注：基于 ASGE[12] 和国际胰腺病协会（International Association of Pancreatology，IAP）/ 美国胰腺协会（American Pancreatic Association，APA）管理建议[4]。

传统认为，胰腺病变的内镜引流应避免早期干预（如 APFC 和 ANC）。过早引流会导致囊壁与胃壁（或十二指肠壁）的距离变远，坏死物质可漏入腹膜后引起炎症。但有时，对于坏死性胰腺炎、并发感染或器官衰竭的患者，可采用早期（＜ 4 周）引流及升阶梯治疗策略。早期干预显示相对较低的死亡率，且不良事件没有增加，如果干预的指征较强，则器官衰竭也有改善[15]。

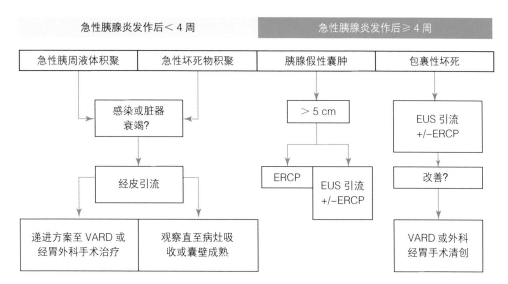

图 9.1 症状性胰周液体积聚的处理流程（VARD：视频辅助的腹膜后清创）。改编自 Elmuntzer B J[13]

9.2.1 技术

内镜下胰周液体积聚引流可以通过经乳头逆行胰管造影术或 EUS 进行。可以使用不同的支架（如塑料支架、SEMS 和 LAMS）。技术的选择在很大程度上取决于当地专家和病灶解剖位置。靠近胃和十二指肠的液体积聚是 EUS 引导入路的理想选择。没有或极少坏死物质的单纯假性囊肿可以用 2～3 根双猪尾塑料支架引流，这是简单、低成本和有效的，在本书的其他章节有介绍。WON 患者最好采用 LAMS 治疗，以促进坏死物质的被动或主动引流。如果有大量积液延伸到盆腔或结肠旁沟或有多处积液的患者，可能需要联合内镜-透壁和介入放射学-经皮引流。本节将重点介绍 EUS 引导的 LAMS 技术。手术前的准备包括回顾患者的用药史、实验室检查和影像学检查结果（表 9.3）。

胰腺假性囊肿引流通常通过单次干预可实现。如果积液内存在坏死物质（WON），可能需要进行内镜下坏死物质清创术。重要的是要与患者讨论是否在首次内镜下治疗后还需要进行后续的内镜下处理。

引流的第一步是充分评估及确定穿刺部位。当积液较多时，胃或十二指肠腔内可见明显的隆起。有些病变，尤其是较小的或位于胰尾部的病变，只能用 EUS 探见[17]。应用超声内镜影像识别离液体积聚处最近的穿刺点，并通过多普勒排除穿刺路径具有血管结构（如胃静脉曲张）（图 9.2a 和图 9.3a）。

表 9.3　EUS 透壁引流术前检查表

药物

停止使用所有抗凝血和抗血小板药物

如果可能，停止抑酸剂（如质子泵抑制剂和 H2 受体阻滞剂）

术中静脉滴注预防性广谱抗生素（如氟喹诺酮类[16]），随后口服抗生素 5～7 天

实验室检查和营养

凝血酶原时间 / 国际标准化比值、血小板计数

确认禁食 8 小时以上

成像

横断面成像：评估液体积聚内或邻近的所有血管结构（MRI 优于 CT）

EUS 成像：测量胰周液体积聚与消化管壁之间的距离，理想情况下小于 1 cm

多普勒对液体积聚

周围血管的评价

麻醉

通常采用气管插管麻醉以减少囊肿液体流入上消化道被误吸的风险

在穿刺和释放的关键步骤中，少数病例可能受益于麻醉剂

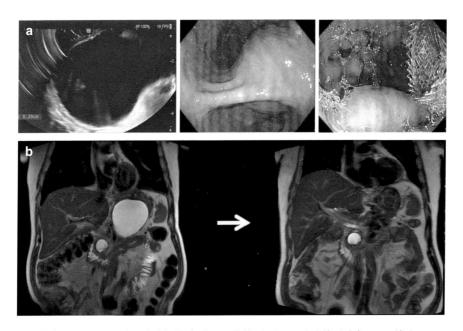

图 9.2　LAMS 引流胰腺假性囊肿。a. 内镜干预；b. 引流前后腹部 MRI 检查

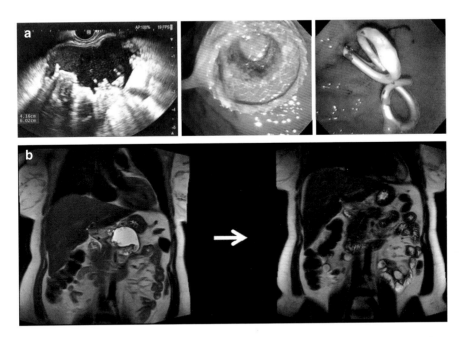

图 9.3 sWON 的 LAMS 引流。a. 内镜干预。首先置放 LAMS，4 周后置放 2 根双猪尾塑料支架；b. 引流前后腹部 MRI 检查

Hot-LAMS 设备配有一个热穿刺装置，便于穿刺过胃或十二指肠肌层。该热穿刺装置通过支架外鞘整合入支架传送系统，可在 EUS 监视下工作[18-20]。一旦 LAMS 释放，液体（假性囊肿是透明的，WON 是混浊 / 化脓的）迅速流入胃或十二指肠腔，患者症状通常得到快速减轻。在过去，常规放置鼻囊肿引流管以便在术后对坏死组织和碎片进行冲洗。由于 LAMS 具有更大的管腔和引流能力，故目前针对是否放置鼻囊肿引流管操作者可自行选择。穿刺过程中，可以用内镜刀穿透消化道管壁 [例如，预弯曲的括约肌切开针刀或囊肿切开刀（Cook Medical）]。有其他综述性文章对这些技术进行了阐述[21, 22]。

我们不建议对引流液（仅坏死组织和渗出物）常规进行细胞计数或细胞学分析。只有在考虑感染性胰腺坏死，或病变更倾向于脓肿而非 WON 时，才进行细菌培养。患者只有在术后疼痛加重、出血或临床恶化时才需要住院治疗。如果患者住处附近的医疗条件有限，内镜医生可能会让患者住院，以防出现术后不良事件。

患者应按照 ASGE 指南和局部易感模式接受预防性静脉注射抗生素[16]，随后应口服 5～7 天抗生素（如氟喹诺酮类或广谱青霉素）。如送积液培养，抗生素应做相应调整。手术后，患者可在接下来的 24 小时内饮用清流质，然后过渡

到少量多次的低脂饮食（如每天 30～50 g 脂肪）。活动方面没有特定的限制，见表 9.4[23]。

表 9.4　引流后护理及随访

术后 24 小时内进食清流质 在可耐受的情况下，将饮食调整到多次低脂饮食 避免剧烈的身体活动，但没有明确的活动限制
不要尝试关闭囊肿胃瘘口
如果患者临床稳定，症状轻，无须常规住院治疗
对于假性囊肿和有少量组织碎片的 WON，随访影像学检查 4 周。如果积液吸收，则移除支架 如果症状恶化，考虑再次引流
对于有明显坏死组织（＞病灶体积 40%）的 WON，考虑重复内镜扩张和坏死物清创 留置 1～4 根双猪尾塑料支架 3～5 年
口服抗生素 5～7 天 根据具体情况恢复抗凝治疗

通常，我们建议在引流后数周进行 CT、MRI 或 EUS 随访，以评估积液腔的消退情况（图 9.2b 和图 9.3b）。如果病变是假性囊肿，可以移除支架并对患者进行临床监测。如果存在坏死物质（＞40% 固体成形或混浊物质），即使影像学检查显示囊腔已消退，患者也可能需要进行坏死组织清创术（参见下文）或保留塑料支架[24]。对于塑料支架应该放置多长时间存在争议，虽然一些作者建议无限期放置，但我们已经发现有塑料支架引起结肠瘘的情况，因此主张在 3～5 年后取出支架。胰管中断和不消退积液的处理相对复杂，需要多学科协作，包括介入放射学科和外科。胰管中断的处理原则在其他地方阐述[25]。

9.2.2　可选的器械

LAMS 是全覆膜、哑铃形及自膨胀的金属支架，用于连接囊肿和胃壁（或十二指肠壁）。在撰写本文时，有四种 LAMS 可选：AXIOS 和 Hot AXIOS（Boston scientific Co., Marlborough, United States）、NAGI 和 Spaxus（Taewoong Medical Co., Seoul, Korea）、PSEUDOCYST 支架（Micro-Tech, Ann Arbor, United States），以及 BCF 支架（M.I. Tech Co., Seoul, Korea）（图 9.4）[26]。支架的设计

和释放系统非常相似。不同尺寸的管腔直径有 6 mm、8 mm、10 mm、15 mm 和 20 mm。

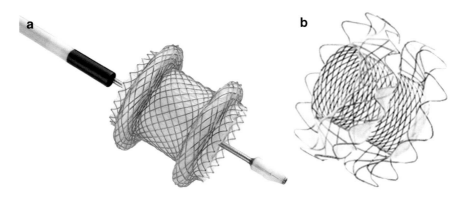

图 9.4　a. AXIOS 支架；b. NAGI 支架

9.3　反复干预和坏死物清创

胰腺假性囊肿通常在初次引流后改善。在常规的前视胃镜下，LAMS 可简单用鼠齿钳回收。在 WON 中，了解坏死组织的多少有助于决定是否追加采取清创术。含有超过 40% 坏死组织的液体积聚自行消除的可能性较低，进行坏死物清创术对其有益[13]。

坏死物清创术是通过已放置的 LAMS 腔道，用圈套器、网兜、碎石篮、异物钳和（或）抓钳清除坏死组织碎片和其他坏死物质。根据所放置的 LAMS 的大小，内镜医生需应用球囊扩张腔道至 18～20 mm，以允许前视胃镜通过腔道，并放置 1～4 根塑料支架[13]。用过氧化氢溶液清洗坏死区域有助于更快和更彻底的清创。小样本系列病例研究表明，当使用 1∶5 到 1∶20 稀释 3% 过氧化氢溶液的液体时，这种方法是安全的。这种溶液可以在内镜下直接冲洗，也可以通过鼻囊肿引流管冲洗[27, 28]。

如果腔内内镜清创术后残留大量粘连的坏死物质，住院患者通常每隔一天进行一次清创术。如果患者病情稳定且症状轻微，则可作为门诊患者完成手术，并每周返回内镜室处理一次，直到问题解决（一个病例系列报告的中位数为每个患者需要 5 次手术）[29]。

对于在内镜下置放支架后是否即行 DEN，专家的意见存在分歧。大多数专家建议等待第二次内镜检查时进行清创术，但如果明确有广泛的坏死或感染，则首次内镜下置放支架后即进行清创术[23]。

有时，液体积聚被分割在多个囊腔中，有部分囊腔未被首个 LAMS 引流，则增加置放透壁支架的个数及结合经乳头引流被证明是安全有效的。这种技术称为多通道引流[13]。

9.4　不良事件

根据最近发表的病例系列报道[30, 31]，在接受 LAMS 治疗的胰周积液患者中，88%～91% 的患者得到成功解决。内镜下胰周积液引流的不良事件明显少于外科手术，故目前优先推荐微创的递进方案（首先行经皮或内镜下引流，其次采取视频辅助下腹膜后清创术），而非一开始就行外科开放性坏死组织清创术[32]。一项历时 86±11 个月的长时间随访研究表明，内镜下引流可避免切口疝、胰腺外分泌和内分泌功能不全的发生[33]。尽管缺少在不同的患者群体（假性囊肿 *vs.* WON）、对其不同干预措施（只使用 LAMS *vs.* 联合治疗）和不同的不良事件定义之间进行详细比较，但内镜下治疗总的不良事件发生率大约为 11%，与操作相关的死亡率约为 1%[30]。表 9.5 总结了最重要的不良事件发生情况。只有 3%～4% 的病例需要外科手术治疗[9, 40]。总的来说，胰腺假性囊肿患者的技术成功率更高，WON 患者发生不良事件更常见[8, 43]。

表 9.5　LAMS 植入后的技术成功、不良事件和死亡率情况

参　数	发生率（%）	参考文献
技术成功	84～98	[9, 34-36]
临床成功	93	[9]
所有不良事件 　胰腺假性囊肿 　WON	5～50 5～20 10～50	[9, 13, 37, 38]
术中不良事件	6～20	[30, 39]
支架释放失误	2	[8]
急性出血	7	[35, 40, 41]
穿孔、气腹、腹膜炎	3～11	[31, 35, 39]

续　表

参　　数	发生率（%）	参考文献
迟发性不良事件		
复发	3～15	［34，42］
感染（伴或不伴支架堵塞）	4～17	［8，9，35］
迟发性出血	0～25	［37，39］
支架移位（向外移位）	4～7	［9，35，38，40］
支架包埋综合征（向内迁移）	0～17	［37，38］
胆道狭窄	0～8	［37，40］
死亡率	0～8	［34，35，40］

注：本表中发生率包括联合内镜其他干预措施发生的情况（如 LAMS 联合塑料支架置入）。

9.4.1　操作性不良事件

与双猪尾塑料支架相比，LAMS 的出血风险略高。在一项纳入 313 例患者的回顾性研究中，LAMS 组的出血发生率为 7%（6 例患者），而塑料支架组的出血发生率为 2%（2 例患者），全覆膜 SEMS 组的出血率为 0[41]。

急性出血的发生通常是操作中意外损伤血管。这可以通过穿刺前应用多普勒进行血管探查来避免。静脉或小血管的少量出血可先用 1 ∶ 10 000 肾上腺素溶液局部治疗，然后进行内镜下电凝或止血夹夹闭。大量出血常来自脾脏假性动脉瘤或胃静脉曲张破裂，经常需要介入放射下栓塞治疗。此时，应尝试用大口径球囊进行内镜下填塞，同时行输液复苏，运送到介入放射科病房或手术室[13]。

成形坏死物或食物引起的支架堵塞，可导致囊腔感染或分隔，通常表现为疼痛加重、发热和白细胞增多。这些症状通常提示应再次进行内镜下支架内清理和清创术。感染发生率与胰腺坏死程度密切相关。最初报道此情况的发生率较高（达 50%），而现在估计要低得多[44]。术后应常规使用预防性抗生素（表 9.3）。

据报道，5% 的病例出现穿孔，通常发生在囊壁不清晰或囊壁与消化道管壁之间大于 1 cm 时。在已发表的病例系列中，大多数病例无须手术即可成功处理。腹腔内游离气体在引流后经常可见，并不一定表示存在腹腔内污染。病情稳定的患者经腹部体检未发现明显问题后，可进行抗生素治疗和观察。

9.4.2　迟发性不良事件

迟发性出血通常是由 LAMS 逐渐损伤腹膜后血管所致。LAMS 比双猪尾塑料支架更容易引起假性动脉瘤出血[45]。保留 LAMS 超过 4 周看似是出血的一个显著性预测因素，可能是由囊腔塌陷和伴发的 LAMS 与血管的直接接触所致。因此，一般认为应在术后 3～4 周取出 LAMS 并用塑料支架代替。如果积聚的液体没有得到完全引流，通过 LAMS 同轴放置塑料支架并密切观察也是合理的[46]。

胰周积液可在引流结束后复发。积液或病程冗长的危险因素包括急性病变、广泛组织坏死、厚壁（＞1 cm）和位于胰尾部的病变[47, 48]。联合引流术后（如透壁联合经乳头引流）更常发生液体再积聚。经乳头支架可引流胰周积液，却影响了囊肿-胃肠间瘘管的成熟。研究还未确定预测支架闭塞的操作者相关因素[43]。

复发也与胰管中断的范围成正比。高达 50% 的胰腺尾部胰管中断综合征患者可出现复发。这些患者的胰腺上游部分具有存活但不相连的胰腺组织[25]。合并有胰管狭窄、残余胆管结石或肿瘤的患者，胰周积液复发也常见。通过 LAMS 腔道再放置双猪尾支架可以防止复发。

支架移入胰腺假性囊肿是一种相对罕见的不良事件。移位的支架可导致继发性感染、脓肿、穿孔或瘘管形成。支架会磨损空腔器官，导致瘘管形成（较常见的是进入结肠）。移位的支架需要通过手术、内镜或经皮介入取出。

其余的迟发性不良事件主要是继发于严重坏死性胰腺炎造成的损害，而非所实施的操作。患者经常出现胰腺外分泌功能不足和糖尿病。最后，80% 的患者发生类似慢性胰腺炎的胰管解剖改变，其临床意义尚不清楚[49]。一项多中心研究表明，使用电灼可能增加发生迟发性不良事件的风险[43]。

9.4.3　有效性和经济性考量

接受内镜下针对有症状的胰周积液进行引流（递进方案）的患者比以前接受外科手术治疗的患者，住院时间更短。与经皮治疗相比，内镜治疗减少了干预次数和随访腹部影像学检查的次数，消除了经皮胰瘘的风险[6, 50]。

比较两种主要策略，LAMS 比塑料支架有更高的成功率，但每位患者的平均费用亦明显更高（分别为：接受 LAMS 的患者平均每人花费 20 029 美元，接受塑料支架治疗的患者的平均每人花费 15 941 美元）。成本效益分析显示常规使用 LAMS 治疗 WON 是合理的，但对于简单的胰腺假性囊肿，塑料支架可能是首选[51, 52]。

最后，一些内镜医生使用多根 LAMS 技术。考虑到每个支架的增加成本，外科手术治疗对这些患者来说可能是划算的。

9.5 未来

在复杂胰腺炎患者的管理和随访中，许多问题仍然未得到解决。目前尚不明确先前的坏死物清创术是否比逐步递进式坏死物清创术更有效、更安全。辅助冲洗和引流策略的作用仅基于专家意见，应进行严谨研究。带有抗反流阀可以促进积液单向引流的 LAMS，以及多通道引流技术，其作用均有待于前瞻对照性试验的评价。最后，应用 LAMS 后，5 年以上的长期效益和不良事件情况需要进一步评估。

（翻译：陈达凡，审校：李百文）

参 考 文 献

[1] Banks PA, Bollen TL, Dervenis C, et al. Classification of acute pancreatitis—2012: revision of the Atlanta classification and definitions by international consensus. Gut. 2013;62:102−11.

[2] Manrai M, Kochhar R, Gupta V, et al. Outcome of acute pancreatic and peripancreatic collections occurring in patients with acute pancreatitis. Ann Surg. 2018;267:357−63.

[3] Kamal A, Singh VK, Akshintala VS, et al. CT and MRI assessment of symptomatic organized pancreatic fluid collections and pancreatic duct disruption: an interreader variability study using the revised Atlanta classification 2012. Abdom Imaging. 2015;40:1608−16.

[4] Working Group IAPAPAAPG. IAP/APA evidence-based guidelines for the management of acute pancreatitis. Pancreatology. 2013;13:e1−15.

[5] Madzak A, Olesen SS, Wathle GK, et al. Secretin-stimulated magnetic resonance imaging assessment of the benign pancreatic disorders: systematic review and proposal for a standardized protocol. Pancreas. 2016;45:1092−103.

[6] van Brunschot S, van Grinsven J, van Santvoort HC, et al. Endoscopic or surgical step-up approach for infected necrotising pancreatitis: a multicentre randomised trial. Lancet. 2018;391:51−8.

[7] Shahid H. Endoscopic management of pancreatic fluid collections. Transl Gastroenterol Hepatol. 2019;4:15.

[8] Siddiqui AA, Adler DG, Nieto J, et al. EUS-guided drainage of peripancreatic fluid collections and necrosis by using a novel lumen-apposing stent: a large retrospective, multicenter U.S. experience (with videos). Gastrointest Endosc. 2016;83:699−707.

[9] Hammad T, Khan MA, Alastal Y, et al. Efficacy and safety of lumen-apposing metal stents in management of pancreatic fluid collections: are they better than plastic stents? A systematic review and meta-analysis. Dig Dis Sci. 2018;63:289−301.

[10] Bang JY, Navaneethan U, Hasan MK, et al. Non-superiority of lumen-apposing metal stents over plastic stents for drainage of walled-off necrosis in a randomised trial. Gut. 2019;68:1200−9.

[11] Binmoeller KF, Shah J. A novel lumen-apposing stent for transluminal drainage of nonadherent extraintestinal fluid collections. Endoscopy. 2011;43:337−42.

[12] ASGE Standards of Practice Committee, Muthusamy VR, Chandrasekhara V, et al. The role of endoscopy in the diagnosis and treatment of inflammatory pancreatic fluid collections. Gastrointest Endosc. 2016;83:481−8.

[13] Elmunzer BJ. Endoscopic drainage of pancreatic fluid collections. Clin Gastroenterol Hepatol. 2018;16:1851−63. e3.

[14] Mowery NT, Bruns BR, MacNew HG, et al. Surgical management of pancreatic necrosis: a practice management guideline from the Eastern Association for the Surgery of Trauma. J Trauma Acute Care Surg. 2017;83:316−27.

[15] Trikudanathan G, Tawfik P, Amateau SK, et al. Early (<4 weeks) versus standard (>/= 4 weeks) endoscopically centered

step-up interventions for necrotizing pancreatitis. Am J Gastroenterol. 2018;113:1550−8.

[16] Khashab MA, Chithadi KV, Acosta RD, et al. Antibiotic prophylaxis for GI endoscopy. Gastrointest Endosc. 2015;81:81−9.

[17] Varadarajulu S, Wilcox CM, Tamhane A, et al. Role of EUS in drainage of peripancreatic fluid collections not amenable for endoscopic transmural drainage. Gastrointest Endosc. 2007;66:1107−19.

[18] Itoi T, Binmoeller KF, Shah J, et al. Clinical evaluation of a novel lumen-apposing metal stent for endosonography-guided pancreatic pseudocyst and gallbladder drainage (with videos). Gastrointest Endosc. 2012;75:870−6.

[19] Gornals JB, De la Serna-Higuera C, Sanchez-Yague A, et al. Endosonography-guided drainage of pancreatic fluid collections with a novel lumen-apposing stent. Surg Endosc. 2013;27:1428−34.

[20] Anderloni A, Leo MD, Carrara S, et al. Endoscopic ultrasound-guided transmural drainage by cautery-tipped lumen-apposing metal stent: exploring the possible indications. Ann Gastroenterol. 2018;31:735−41.

[21] Binmoeller KF, Nett A. The evolution of endoscopic cystgastrostomy. Gastrointest Endosc Clin N Am. 2018;28:143−56.

[22] Shamah S, Okolo PI 3rd. Systematic review of endoscopic cyst gastrostomy. Gastrointest Endosc Clin N Am. 2018;28:477−92.

[23] Howell DA. Endoscopic management of walled-off pancreatic fluid collections: Techniques: UpToDate; 2020.

[24] Arvanitakis M, Delhaye M, Bali MA, et al. Pancreatic-fluid collections: a randomized controlled trial regarding stent removal after endoscopic transmural drainage. Gastrointest Endosc. 2007;65:609−19.

[25] Lawrence C, Howell DA, Stefan AM, et al. Disconnected pancreatic tail syndrome: potential for endoscopic therapy and results of long-term follow-up. Gastrointest Endosc. 2008;67:673−9.

[26] Teoh AYB, Bapaye A, Lakhtakia S, et al. Prospective multicenter international study on the outcomes of a newly developed self-approximating lumen-apposing metallic stent for drainage of pancreatic fluid collections and endoscopic necrosectomy. Dig Endosc. 2020;32(3):391−8.

[27] Siddiqui AA, Easler J, Strongin A, et al. Hydrogen peroxide-assisted endoscopic necrosectomy for walled-off pancreatic necrosis: a dual center pilot experience. Dig Dis Sci. 2014;59:687−90.

[28] Abdelhafez M, Elnegouly M, Hasab Allah MS, et al. Transluminal retroperitoneal endoscopic necrosectomy with the use of hydrogen peroxide and without external irrigation: a novel approach for the treatment of walled-off pancreatic necrosis. Surg Endosc. 2013;27:3911−20.

[29] Yasuda I, Nakashima M, Iwai T, et al. Japanese multicenter experience of endoscopic necrosectomy for infected walled-off pancreatic necrosis: the JENIPaN study. Endoscopy. 2013;45:627−34.

[30] Hookey LC, Debroux S, Delhaye M, et al. Endoscopic drainage of pancreatic-fluid collections in 116 patients: a comparison of etiologies, drainage techniques, and outcomes. Gastrointest Endosc. 2006;63:635−43.

[31] Gardner TB, Coelho-Prabhu N, Gordon SR, et al. Direct endoscopic necrosectomy for the treatment of walled-off pancreatic necrosis: results from a multicenter U.S. series. Gastrointest Endosc. 2011;73:718−26.

[32] van Santvoort HC, Besselink MG, Bakker OJ, et al. A step-up approach or open necrosectomy for necrotizing pancreatitis. N Engl J Med. 2010;362:1491−502.

[33] Hollemans RA, Bakker OJ, Boermeester MA, et al. Superiority of step-up approach vs open necrosectomy in long-term follow-up of patients with necrotizing pancreatitis. Gastroenterology. 2019;156:1016−26.

[34] Antillon MR, Shah RJ, Stiegmann G, et al. Single-step EUS-guided transmural drainage of simple and complicated pancreatic pseudocysts. Gastrointest Endosc. 2006;63:797−803.

[35] Kahaleh M, Shami VM, Conaway MR, et al. Endoscopic ultrasound drainage of pancreatic pseudocyst: a prospective comparison with conventional endoscopic drainage. Endoscopy. 2006;38:355−9.

[36] Varadarajulu S, Lopes TL, Wilcox CM, et al. EUS versus surgical cyst-gastrostomy for management of pancreatic pseudocysts. Gastrointest Endosc. 2008;68:649−55.

[37] Bang JY, Hasan M, Navaneethan U, et al. Lumen-apposing metal stents (LAMS) for pancreatic fluid collection (PFC) drainage: may not be business as usual. Gut. 2017;66:2054−6.

[38] Ryan BM, Venkatachalapathy SV, Huggett MT, et al. Safety of lumen-apposing metal stents (LAMS) for pancreatic fluid collection drainage. Gut. 2017;66:1530−1.

[39] Zhu H, Lin H, Jin Z, et al. Re-evaluation of the role of lumen-apposing metal stents (LAMS) for pancreatic fluid collection drainage. Gut. 2017;66:2192.

[40] Stecher SS, Simon P, Friesecke S, et al. Delayed severe bleeding complications after treatment of pancreatic fluid collections with lumen-apposing metal stents. Gut. 2017;66:1871−2.

[41] Siddiqui AA, Kowalski TE, Loren DE, et al. Fully covered self-expanding metal stents versus lumen-apposing fully covered self-expanding metal stent versus plastic stents for endoscopic drainage of pancreatic walled-off necrosis: clinical outcomes and success. Gastrointest Endosc. 2017;85:758−65.

[42] Deviere J, Bueso H, Baize M, et al. Complete disruption of the main pancreatic duct: endoscopic management. Gastrointest Endosc. 1995;42:445−51.

[43] Yang D, Perbtani YB, Mramba LK, et al. Safety and rate of delayed adverse events with lumen-apposing metal stents (LAMS) for pancreatic fluid collections: a multicenter study. Endosc Int Open. 2018;6:E1267−E75.

[44] Baron TH, Thaggard WG, Morgan DE, et al. Endoscopic therapy for organized pancreatic necrosis. Gastroenterology. 1996;111:755−64.

[45] Brimhall B, Han S, Tatman PD, et al. Increased incidence of pseudoaneurysm bleeding with lumen-apposing metal stents compared to double-pigtail plastic stents in patients with peripancreatic fluid collections. Clin Gastroenterol Hepatol. 2018;16:1521−8.

[46] Bang JY, Hawes RH, Varadarajulu S. Lumen-apposing metal stent placement for drainage of pancreatic fluid collections: predictors of adverse events. Gut. 2020;69(8):1379−81.

[47] Beckingham IJ, Krige JE, Bornman PC, et al. Long term outcome of endoscopic drainage of pancreatic pseudocysts. Am J Gastroenterol. 1999;94:71−4.

[48] Baron TH, Harewood GC, Morgan DE, et al. Outcome differences after endoscopic drainage of pancreatic necrosis, acute pancreatic pseudocysts, and chronic pancreatic pseudocysts. Gastrointest Endosc. 2002;56:7−17.

[49] Smith MT, Sherman S, Ikenberry SO, et al. Alterations in pancreatic ductal morphology following polyethylene pancreatic stent therapy. Gastrointest Endosc. 1996;44:268−75.

[50] Akshintala VS, Saxena P, Zaheer A, et al. A comparative evaluation of outcomes of endoscopic versus percutaneous drainage for symptomatic pancreatic pseudocysts. Gastrointest Endosc. 2014;79:921−8; quiz 83 e2, 83 e5.

[51] Chen YI, Barkun AN, Adam V, et al. Cost-effectiveness analysis comparing lumen-apposing metal stents with plastic stents in the management of pancreatic walled-off necrosis. Gastrointest Endosc. 2018;88:267−76.e1.

[52] Chen YI, Khashab MA, Adam V, et al. Plastic stents are more cost-effective than lumen-apposing metal stents in management of pancreatic pseudocysts. Endosc Int Open. 2018;6:E780−E8.

[53] Cho IR, Chung MJ, Jo JH, et al. A novel lumen-apposing metal stent with an anti-reflux valve for endoscopic ultrasound-guided drainage of pseudocysts and walled-off necrosis: a pilot study. PLoS One. 2019;14:e0221812.

10 内镜下胰腺坏死组织清创术

Endoscopic Pancreatic Necrosectomy

Carlo Fabbri, Cecilia Binda, Chiara Coluccio

急性胰腺炎是常见的消化系统疾病之一，大多数病例病情较轻，而且有自限性。然而，胰周积液（PFC）是一种常见的并发症，更新的亚特兰大分类标准根据持续时间（急性胰腺炎发病后小于或大于4周）和有无坏死来对其进行分类。间质水肿性胰腺炎可导致急性PFC（＜4周）或胰腺假性囊肿（＞4周）。坏死性胰腺炎可导致急性坏死物积聚（＜4周）和胰周包裹性坏死（WOPN）（＞4周）[1]。高达10%~20%的急性胰腺炎患者可伴有胰腺、胰腺周围组织坏死，或两者兼有。在这群患者中，如果坏死物积聚发生感染，死亡率可达20%~30%[2]。

欧洲消化内镜协会急性坏死性胰腺炎治疗指南建议，在以下情况可采取侵入性干预治疗措施：经证实或临床怀疑PFC并发感染的患者，此类患者死亡风险最高；无菌性胰腺坏死压迫脏器引起症状（持续不适、腹痛、恶心、呕吐、营养不良、胃流出道综合征、肠道或胆道梗阻、复发性急性胰腺炎、瘘管或持续性全身炎症性反应综合征）；腹腔间隔室综合征。若无症状，不能仅根据病灶大小来判断是否进行引流。现有的专业知识表明，相比于外科手术和经皮入路，超声内镜引导的入路是一个较合理的选择[3]。

最近更新的美国胃肠病协会指南对引流适应证达成一致，认为经皮或经消化道管壁内镜引流都是合适的一线治疗方法，但内镜引流可能是首选方法，因为它可以避免产生经皮胰瘘的风险[4]。

内镜下经壁引流治疗胰腺坏死物积聚于1996年首次被描述，随着EUS引导的

C. Fabbri · C. Binda · C. Coluccio
Gastroenterology and Digestive Endoscopy Unit, Forlì-Cesena Hospitals, AUSL Romagna, Ravenna, Italy
e-mail: carlo.fabbri@auslromagna.it

介入手术的指数级增长和可用设备种类的增加，多年来已发生了革命性的变化[5, 6]。

坏死可累及胰腺的任何部位，根据病灶最大截面的位置及胃或十二指肠壁与病灶的距离，内镜下可从胃或十二指肠到达坏死部位。通常，靠近胰头的病灶经十二指肠引流，而胰体或胰尾部的病灶则经胃引流。虽然最常用的是经胃入路，但这两种入路都允许内镜直接进入病灶，从而行坏死物清创术。治疗目的是去除坏死组织，而其仅靠支架引流无法完成[4]。

EUS引导下的引流可以使用塑料支架（plastic stents，PS）、自膨胀金属支架（self-expandable metal stents，SEMS）或一种称为腔内金属支架（lumen-apposing metal stents，LAMS）的专用设备。LAMS是一种全覆膜、哑铃形的金属支架，专门为EUS引导下引流设计使用（图10.1），由具有抗移位属性的两侧法兰和短宽的鞍部组成，有利于在胃或十二指肠壁和目标囊腔之间建立一个稳定的瘘管

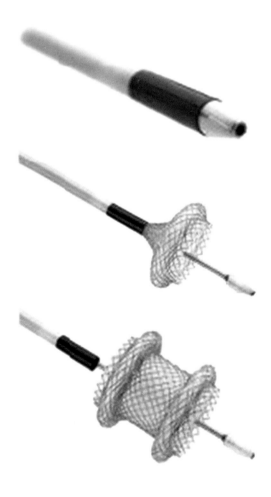

图 **10.1**　腔内 Hot AXIOS 支架（Boston Scientific Corporation, Natick, MA, USA）

（参数见使用说明）。

尽管最近的研究显示 EUS 引导下使用 PS 和 LAMS 引流的结果没有不同[7,8]，但 LAMS 看似更适合于 WON，结果似乎更令人满意，更受青睐[9-11]。较宽的 LAMS 允许内镜通过支架进入胃肠道毗邻的病灶，实施介入性操作，如直接内镜下坏死物清创术（direct endoscopic necrosectomy，DEN）[12-14]，较宽的 LAMS 似乎与较低的 DEN 次数相关[15]。

一旦瘘管形成，是否行清创术受 WON 内成形物质数量的影响。坏死组织清创术是一个具有挑战性的操作，其需要联合应用不同的技术[16]：通过工作通道吸引坏死组织，通过工作通道或内镜下放置的鼻胰管或经皮放置的引流管应用抗生素和（或）过氧化氢溶液进行病灶内冲洗，以及 DEN 技术。DEN 技术是直接将内镜引入囊肿腔内，主动清除坏死组织。DEN 通常是使用治疗性胃镜进行，目前尚缺乏比较使用不同类型胃镜进行 DEN 的研究数据（如双通道、小儿或标准胃镜）[4]。从技术上讲，具有更大工作通道的内镜更容易吸引液体或小的组织碎片，也更容易插入 DEN 技术所需的器械[17, 18]。

在 DEN 技术中，进入病灶内的穿刺点应仔细选择；如果穿刺点太近（如胃底或贲门）或太远（如胃窦），可能会妨碍内镜进入病灶和使内镜的操控变得困难。

截至目前，还没有专门为 DEN 设计的设备，但一些内镜附件已经在 DEN 中应用，如抓钳 / 鼠齿钳 / 鹈鹕钳、息肉切除圈套器、套网、Dormia 网篮和取石球囊（图 10.2）[19-21]。最常用的是息肉切除圈套器和 Dormia 网篮，目前尚未有这两种器械治疗效果的比较研究报道。

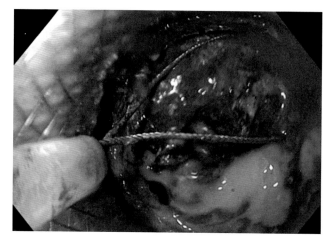

图 10.2　使用圈套器进行 DEN

最近，一种新型自动机械内镜切除系统 EndoRotor（Interscope, Inc., Whitinsville, Massachusetts, USA）被应用于 DEN（图 10.3）。它是一根与电子控制台相连接的导管，可以通过内镜的工作通道（至少有 3.2 mm 直径）进入病灶，具有吸引、切割和清除病灶中小的组织碎片的功能。它的特点是具有两种旋转速度（每分钟 1 000 r 或 1 700 r）和可增加的吸力（从 40 L/min 到 60 L/min），其由内镜医生使用两个独立的脚踏板控制。该装置头端的切割开放窗应与坏死组织直接接触。

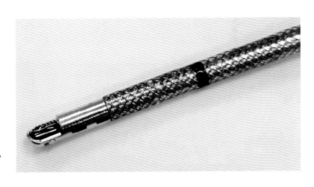

图 10.3　EndoRotor（Interscope, Inc., Whitinsville, USA, Massachusetts）

该导管是可弯曲的，能够适应内镜最大弯曲角度大于 160°。已有一些学者报道将 EndoRotor 系统成功应用于 DEN，甚至应用于以前使用常规器械治疗未能解决的病灶[22, 23]。在 van der Wiel 等[24]发表的系列病例中，应用 EndoRotor 系统，完成全部坏死物清除所需操作次数的中位数为 2 次；而使用常规器械，每位患者在康复前的平均干预次数约为 4 次[25, 26]。

目前的文献表明，该器械是一个具有良好应用前景的设备，它可以通过次数更少的 DEN 实现胰腺坏死物完全清除的目的。此外，使用这种新器械，出血的风险似乎较低，因为坏死物清创术是在持续的内镜可视下进行，如在病灶内发现血管，可以进行相应的有效处理[22]。

无论使用何种类型的器械，DEN 是应该在支架植入之后即进行，还是推迟到下一次操作时进行，以及是应该按计划进行，还是"按需"进行，仍然存在争议。

事实上，DEN 已经被认为是 EUS 引导下胰周积液引流递进方案中的一部分。DEN 是一种高风险操作，应该在透壁引流及鼻囊肿引流管冲洗失败后才考虑进行[27, 28]。然而，已经有报道，一步法干预，即首次内镜进入坏死腔后即行 DEN，可降低并发症发生率和死亡率[18, 19, 29]。

　　虽然尚缺乏强烈证据，最新美国 AGA 实践指南仍提出 WON 的处理流程图（图 10.4）[4]。

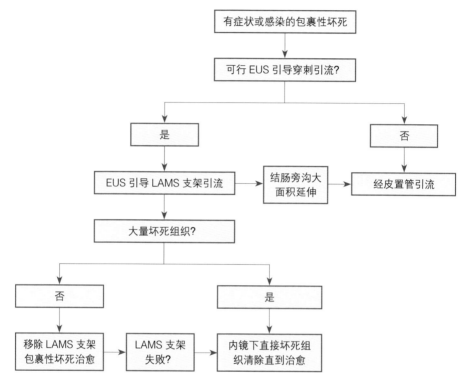

图 10.4　AGA 指南提出的流程图。WON，包裹性坏死；EUS，内镜超声；LAMS，腔内金属支架；DEN，直接内镜下坏死物清创术

　　与 DEN 相关的主要并发症为腔内出血（最常见和可怕的）、空气栓塞和穿孔，总体并发症发生率可达 36%[4, 30]。尽管这些并发症通常是自限性的，可以进行保守治疗，但在某些情况下它们可导致生命危险，可能需要内镜再干预，主要包括机械性止血，或需要放射科或外科干预[30-32]。

　　另一个重要问题是 DEN 的时机，其在过去几年一直在变化。尽管认为 4 周是囊壁成熟的时间阈值，也将其作为跨壁引流和进行 DEN 的时机，但在 4 周以前进行治疗的研究数据也在不断出现。当有强烈指征出现时，如感染和器官衰竭，早期（＜ 4 周）内镜引流是有效的，并且不会增加并发症的风险，尽管略有增加外科手术需求[33]。

　　质子泵抑制剂（proton pump inhibitor，PPI）在胰腺坏死治疗中的应用是一个新课题。2016 年，Thompson 等[29]研究发现，在接受坏死物清创术的 60 例患者中，停用 PPI 可能会通过恢复生理性胃酸分泌，引起坏死组织自身消化，进一步解决潜在的感染性并发症。最近的一项多中心回顾性研究纳入 272 例接受 EUS 引导下 WON 引流的患者，分析了为达到治愈坏死灶所需的 DEN 次数，结果表明，停用 PPI 患者所需次数明显少于继续应用 PPI 患者（3.2 次 DEN *vs.* 4.6 次 DEN）[34]。最近发表的美国胰腺坏死治疗指南[4]也提及此问题，其认为尽管有些经验丰富的内镜医生建议在透壁引流后避免使用 PPI，但尚缺乏数据来强烈推荐这种做法。

特别要提到的是，"难以治疗"的情况表现为远离胃肠壁的坏死物积聚，如坏死物扩散至盆腔结肠旁沟，此情况不能通过透壁引流得到控制。在这些病例中，建议行经皮单途径或双途径引流[3, 4]。然而，即使使用更大的经皮导管，也不能充分引流成形成分，不能进行直接的坏死物清创术，则坏死灶消退的可能性降低。另外，外科手术即使是采取最微创的方法进行坏死物清创，其死亡率和并发症发生率也较高，故应仅用于持续性器官功能障碍和衰竭的患者[4, 35, 36]。

由于上述原因，考虑到复杂的坏死物积聚情况具有潜在的生命危险和缺乏标准的治疗方法，发明了一种新的治疗方法，其将本应用于食管的 SEMS 置放于经皮瘘管，然后内镜经皮通过支架内腔行坏死物清创术（percutaneous endoscopic necrosectomy，PEN），该方法取得的治疗效果显示其有良好的应用前景[37]。该技术一开始只用于内镜下引流有禁忌或技术不可行的患者，但在进一步的病例系列报道中，也有用于先前进行过内镜透壁引流的患者[37-44]。

该方法技术流程是：将一根 0.035 in 的导丝穿过先前放置的经皮导管，并在透视引导下推送至目标腔内盘绕；然后撤出经皮导管，留下导丝；通常需在透视引导下，经导丝对通道进行球囊扩张。然后，将一个全覆膜的食管 SEMS 置入经皮瘘管，再次在透视下进行球囊扩张，以达到引入内镜所需的足够直径（图 10.5）。通常，胃镜是首选，其可通过 SEMS 插入坏死腔，进行操作。将金属支架与皮肤缝合，随后可进行经皮坏死物清创术，直到完全愈合。此外，还可以在两次 PEN 治疗的间隔期通过 SEMS 放置导管，进行持续灌洗或局部灌注抗生素。SEMS 移除后，通过后续治疗可使瘘管保持愈合[42]。

在最近发表的病例系列报道[42]中，该方法的技术成功率和临床成功率分别为 100% 和 89%，不需要进行其他额外的内镜干预措施。这表明在某些特殊情况下，PEN 是一种有效的替代治疗方法。然而，目前只有个案病例报道和系列病例报道，且发表的病例数较少，因此这项技术迄今未被纳入国际指南。

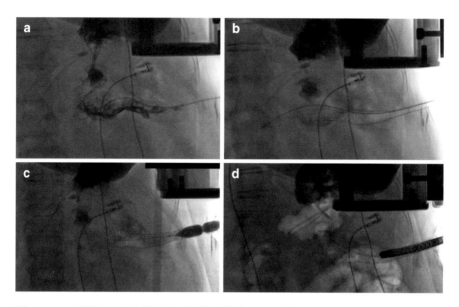

图 10.5　a. 透视图显示的是在坏死部位提前放置的导管；b. 在透视引导下放置全覆膜食管 SEMS 于经皮瘘管；c、d. 放置 SEMS 后，使用 CRE 球囊扩张支架，以允许胃镜通过

（翻译：陈达凡，审校：李百文）

参 考 文 献

[1] Banks PA, Bollen TL, Dervenis C, Gooszen HG, Johnson CD, Sarr MG, et al. Classification of acute pancreatitis—2012: revision of the Atlanta classification and definitions by international consensus. Gut. 2013;62(1):102−11. https://doi.org/10.1136/gutjnl-2012-302779.

[2] Trikudanathan G, Wolbrink DRJ, van Santvoort HC, et al. Current concepts in severe acute and necrotizing pancreatitis: an evidence-based approach. Gastroenterology. 2019;156:1994−2007.e3.

[3] Arvanitakis M, Dumonceau JM, Albert J, Badaoui A, Bali MA, Barthet M, et al. Endoscopic management of acute necrotizing pancreatitis: European Society of Gastrointestinal Endoscopy (ESGE) evidence-based multidisciplinary guidelines. Endoscopy. 2018;50(5):524−46. https://doi.org/10.1055/a-0588-5365.

[4] Baron TH, DiMaio CJ, Wang AY, Morgan KA. American gastroenterological association clinical practice update: management of pancreatic necrosis. Gastroenterology. 2020;158(1):67−75. e1. https://doi.org/10.1053/j.gastro.2019.07.064.

[5] Baron TH, Thaggard WG, Morgan DE, et al. Endoscopic therapy for organized pancreatic necrosis. Gastroenterology. 1996;111:755−64.

[6] Baron TH, Kozarek RA. Endotherapy for organized pancreatic necrosis: perspectives after 20 years. Clin Gastroenterol Hepatol. 2012;10:1202−7.

[7] Bang JY, Navaneethan U, Hasan MK, Sutton B, Hawes R, Varadarajulu S. Non-superiority of lumen-apposing metal stents over plastic stents for drainage of walled-off necrosis in a randomised trial. Gut. 2019;68(7):1200−9. https://doi.org/10.1136/gutjnl-2017-315335.

[8] Lang GD, Fritz C, Bhat T, Das KK, Murad FM, Early DS, Edmundowicz SA, Kushnir VM, Mullady DK. EUS-guided drainage of peripancreatic fluid collections with lumen-apposing metal stents and plastic double-pigtail stents: comparison of efficacy and adverse event rates. Gastrointest Endosc. 2018;87(1):150−7. https://doi.org/10.1016/j.gie.2017.06.029.

[9] Chen YI, Yang J, Friedland S, Holmes I, Law R, Hosmer A, Stevens T, Franco MC, Jang S, Pawa R, Mathur N, Sejpal

DV, Inamdar S, Trindade AJ, Nieto J, Berzin TM, Sawhney M, DeSimone ML, DiMaio C, Kumta NA, Gupta S, Yachimski P, Anderloni A, Baron TH, James TW, Jamil LH, Ona MA, Lo SK, Gaddam S, Dollhopf M, Bukhari MA, Moran R, Gutierrez OB, Sanaei O, Fayad L, Ngamruengphong S, Kumbhari V, Singh V, Repici A, Khashab MA. Lumen apposing metal stents are superior to plastic stents in pancreatic walled-off necrosis: a large international multicenter study. Endosc Int Open. 2019;7(3):E347−54. https://doi.org/10.1055/a-0828-7630.

[10] Giovannini M. Endoscopic ultrasound-guided drainage of pancreatic fluid collections. Gastrointest Endosc Clin N Am. 2018;28(2):157−69. https://doi.org/10.1016/j.giec.2017.11.004.

[11] Guo J, Saftoiu A, Vilmann P, Fusaroli P, Giovannini M, Mishra G, et al. A multi-institutional consensus on how to perform endoscopic ultrasound-guided peri-pancreatic fluid collection drainage and endoscopic necrosectomy. Endosc Ultrasound. 2017;6:285−91.

[12] Rinninella E, Kunda R, Dollhopf M, Sanchez-Yague A, Will U, Tarantino I, Gornals Soler J, Ullrich S, Meining A, Esteban JM, Enz T, Vanbiervliet G, Vleggaar F, Attili F, Larghi A. EUS-guided drainage of pancreatic fluid collections using a novel lumen-apposing metal stent on an electrocautery-enhanced delivery system: a large retrospective study (with video). Gastrointest Endosc. 2015;82(6):1039−46. https://doi.org/10.1016/j.gie.2015.04.006.

[13] Irani S, Baron TH, Grimm IS, Khashab MA. EUS-guided gallbladder drainage with a lumen-apposing metal stent (with video). Gastrointest Endosc. 2015;82(6):1110−5. https://doi.org/10.1016/j.gie.2015.05.045.

[14] Siddiqui AA, Adler DG, Nieto J, Shah JN, Binmoeller KF, Kane S, Yan L, Laique SN, Kowalski T, Loren DE, Taylor LJ, Munigala S, Bhat YM. EUS-guided drainage of peripancreatic fluid collections and necrosis by using a novel lumen-apposing stent: a large retrospective, multicenter U.S. experience (with videos). Gastrointest Endosc. 2016;83(4):699−707. https://doi.org/10.1016/j.gie.2015.10.020.

[15] Parsa N, Nieto JM, Powers P, Mitsuhashi S, Abdelqader A, Hadzinakos G, Anderloni AA, Fugazza A, James TW, Arlt A, Ellrichmann M, Aparicio JR, Trindade AJ, Stevens TK, Chahal P, Shah SL, Messallam AA, Lang G, Fejleh MP, Benias PC, Sejpal DV, Jones J, Mir FF, Aghaie Meybodi M, Ichkhanian Y, Vosoughi K, Novikov AA, Irani SS, Pawa R, Ahmed AM, Sedarat A, Hsueh W, Hampe J, Sharaiha RZ, Berzin TM, Willingham FF, Kushnir VM, Brewer Gutierrez OI, Ngamruengphong S, Huggett MT, Baron TH, Repici A, Adler DG, Nasr JT, Kowalski TE, Kumbhari V, Singh VK, Khashab MA. Endoscopic ultrasound-guided drainage of pancreatic walled-off necrosis using 20-mm versus 15-mm lumen-apposing metal stents: an international, multicenter, case-matched study. Endoscopy. 2020;52(3):211−9. https://doi.org/10.1055/a-1096-3299.

[16] Gardner TB, Chahal P, Papachristou GI, et al. A comparison of direct endoscopic necrosectomy with transmural endoscopic drainage for the treatment of walled-off pancreatic necrosis. Gastrointest Endosc. 2009;69:1085−94.

[17] Yasuda I, Nakashima M, Iwai T, et al. Japanese multicenter experience of endoscopic necrosectomy for infected walled-off pancreatic necrosis: the JENIPaN study. Endoscopy. 2013;45:627−34.

[18] Kumar N, Conwell DL, Thompson CC. Direct endoscopic necrosectomy versus step-up approach for walled-off pancreatic necrosis: comparison of clinical outcome and health care utilization. Pancreas. 2014;43:1334−9.

[19] Gardner TB, Coelho-Prabhu N, Gordon SR, et al. Direct endoscopic necrosectomy for the treatment of walled-off pancreatic necrosis: results from a multicenter U.S. series. Gastrointest Endosc. 2011;73:718−26.

[20] Aso A, Igarashi H, Matsui N, et al. Large area of walled-off pancreatic necrosis successfully treated by endoscopic necrosectomy using a grasping-type scissors forceps. Dig Endosc. 2014;26:474−7.

[21] Voermans RP, Veldkamp MC, Rauws EA, et al. Endoscopic transmural debridement of symptomatic organized pancreatic necrosis (with videos). Gastrointest Endosc. 2007;66:909−16.

[22] Rizzatti G, Rimbaş M, De Riso M, Impagnatiello M, Costamagna G, Larghi A. Endorotor-based endoscopic necrosectomy avoiding the superior mesenteric artery. Endoscopy. 2020; https://doi.org/10.1055/a-1151-4694.

[23] van der Wiel SE, Poley JW, Grubben MJAL, Bruno MJ, Koch AD. The EndoRotor, a novel tool for the endoscopic management of pancreatic necrosis. Endoscopy. 2018;50(9):E240−1. https://doi.org/10.1055/a-0628-6136.

[24] van der Wiel SE, May A, Poley JW, Grubben MJAL, Wetzka J, Bruno MJ, Koch AD. Preliminary report on the safety and utility of a novel automated mechanical endoscopic tissue resection tool for endoscopic necrosectomy: a case series. Endosc Int Open. 2020;8(3):E274−80. https://doi.org/10.1055/a-1079-5015.

[25] Puli SR, Graumlich JF, Pamulaparthy SR, et al. Endoscopic transmural necrosectomy for walled-off pancreatic necrosis: a systematic review and meta-analysis. Can J Gastroenterol Hepatol. 2014;28:50−3.

[26] Haghshenasskashani A, Laurence JM, Kwan V, et al. Endoscopic necrosectomy of pancreatic necrosis: a systematic review. Surg Endosc. 2011;25:3724−30.

[27] Rana SS, Sharma V, Sharma R, Gupta R, Bhasin DK. Endoscopic ultrasound guided transmural drainage of walled off pancreatic necrosis using a "step - up" approach: a single centre experience. Pancreatology. 2017;17(2):203−8. https://doi.org/10.1016/j.pan.2017.02.007.

[28] Lakhtakia S, Basha J, Talukdar R, Gupta R, Nabi Z, Ramchandani M, Kumar BVN, Pal P, Kalpala R, Reddy PM, Pradeep R, Singh JR, Rao GV, Reddy DN. Endoscopic "step-up approach" using a dedicated biflanged metal stent reduces the need for direct necrosectomy in walled-off necrosis (with videos). Gastrointest Endosc. 2017;85(6):1243−52. https://doi.org/10.1016/j.gie.2016.10.037.

[29] Thompson CC, Kumar N, Slattery J, et al. A standardized method for endoscopic necrosectomy improves complication and mortality rates. Pancreatology. 2016;16:66−72.

[30] van Brunschot S, Fockens P, Bakker OJ, et al. Endoscopic transluminal necrosectomy in necrotizing pancreatitis: a systematic review. Surg Endosc. 2014;28:1425－38.

[31] Fugazza A, Sethi A, Trindade AJ, Troncone E, Devlin J, Khashab MA, Vleggaar FP, Bogte A, Tarantino I, Deprez PH, Fabbri C, Aparicio JR, Fockens P, Voermans RP, Uwe W, Vanbiervliet G, Charachon A, Packey CD, Benias PC, El-Sherif Y, Paiji C, Ligresti D, Binda C, Martínez B, Correale L, Adler DG, Repici A, Anderloni A. International multicenter comprehensive analysis of adverse events associated with lumen-apposing metal stent placement for pancreatic fluid collection drainage. Gastrointest Endosc. 2019. pii: S0016-5107 (19) 32471-X. https://doi.org/10.1016/j.gie.2019.11.021.

[32] Rana SS, Shah J, Kang M, Gupta R. Complications of endoscopic ultrasound-guided transmural drainage of pancreatic fluid collections and their management. Ann Gastroenterol. 2019;32(5):441－50. https://doi.org/10.20524/aog.2019.0404.

[33] Trikudanathan G, Tawfik P, Amateau SK, et al. Early (<4 weeks) versus standard (>4 weeks) endoscopically centered step-up interventions for necrotizing pancreatitis. Am J Gastroenterol. 2018;113:1550－8. https://doi.org/10.1038/s41395-018-0232-3.

[34] Powers PC, Siddiqui A, Sharaiha RZ, Yang G, Dawod E, Novikov AA, et al. Discontinuation of proton pump inhibitor use reduces the number of endoscopic procedures required for resolution of walled-off pancreatic necrosis. Endosc Ultrasound. 2019;8:194－8.

[35] Van Santvoort HC, Besselink MG, Bakker OJ, et al. A step-up approach or open necrosectomy for necrotizing pancreatitis. N Engl J Med. 2010;362:1491－502.

[36] Van Brunschot S, van Grinsven J, van Santvoort HC, et al. Endoscopic or surgical step-up approach for infected necrotising pancreatitis: a multicentre randomised trial. Lancet. 2018;391:51－8.

[37] Navarrete C, Castillo C, Caracci M, et al. Wide percutaneous access to pancreatic necrosis with self-expandable stent: new application (with video). Gastrointest Endosc. 2011;73:609.

[38] Tringali A, Vadalà di Prampero SF, Bove V, et al. Endoscopic necrosectomy of walled-off pancreatic necrosis by large-bore percutaneus metal stent: a new opportunity? Endosc Int Open. 2018;06:E274－8.

[39] Kedia P, Parra V, Zerbo S, et al. Cleaning the paracolic gutter: transcutaneous endoscopic necrosectomy through a fully covered metal esophageal stent. Gastrointest Endosc. 2015;81:1252.

[40] Yamamoto N, Isayama H, Takahara N, et al. Percutaneous direct-endoscopic necrosectomy for walled-off pancreatic necrosis. Endoscopy. 2013;45(suppl 2 UCTN):E44－5.

[41] Dhingra R, Srivastava S, Behra S, et al. Single or multiport percutaneous endoscopic necrosectomy performed with the patient under conscious sedation is a safe and effective treatment for infected pancreatic necrosis (with video). Gastrointest Endosc. 2015;81:351－9.

[42] Saumoy M, Kumta NA, Tyberg A, et al. Transcutaneous endoscopic necrosectomy for walled-off pancreatic necrosis in the paracolic gutter. J Clin Gastroenterol. 2018;52:458－63. https://doi.org/10.1097/MCG.0000000000000895.

[43] Mathers B, Moyer M, Mathew A, et al. Percutaneous debridement and washout of walled-off abdominal abscess and necrosis using flexible endoscopy: a large single-center experience. Endosc Int Open. 2016;4:E102－6.

[44] Thorsen A, Borch AM, Novovic S, et al. Endoscopic necrosectomy through percutaneous self-expanding metal stents may be a promising additive in treatment of necrotizing pancreatitis. Dig Dis Sci. 2018;63:2456－65.

11 超声内镜在胰腺癌筛查中的作用

Role of Endoscopic Ultrasound in Pancreatic
Cancer Screening

Renato Cannizzaro, Raffaella Magris, Stefania Maiero, Giovanni Guarnieri, Mara Fornasarig,
Vincenzo Canzonieri

11.1 引言

在西方国家，胰腺癌高居肿瘤相关死亡的第四位[1-3]。胰腺导管腺癌及相关病理类型占胰腺恶性肿瘤的 90% 以上。只有部分胰腺癌患者会出现消瘦、黄疸、吸收不良、疼痛、消化不良和恶心，而更多患者并无症状；迄今为止未发现胰腺癌的早期报警症状[3]。由于缺乏报警症状，胰腺癌患者在诊断时，仅 10%～20% 有手术切除机会，而手术切除是胰腺癌唯一治愈手段[4]。综合所有分期，胰腺癌总体 5 年生存率低于 5%，而其中又有 2% 的患者伴远处转移。

胰腺癌如此糟糕的生存率，主要原因是早期诊断困难[5]。如果能早期诊断，胰腺癌是有治愈可能的。所以胰腺癌早期诊断中，筛查高风险患者至关重要。但是，绝大多数胰腺癌危险因素是非特异性的，如年龄、吸烟、糖尿病、肥胖及慢性胰腺炎[4]。加上胰腺癌的发病率较低，鉴于以上原因，基于人群的胰腺癌筛

R. Cannizzaro
Oncological Gastroenterology, Centro di Riferimento Oncologico di Aviano (CRO) IRCCS, Aviano, Italy
S.O.C. Gastroenterologia Oncologica Sperimentale, Centro di Riferimento Oncologico, Istituto Nazionale Tumori, IRCCS,
Aviano, Italy
e-mail: rcannizzaro@cro.it
R. Magris · S. Maiero · G. Guarnieri · M. Fornasarig
Oncological Gastroenterology, Centro di Riferimento Oncologico di Aviano (CRO) IRCCS, Aviano, Italy
e-mail: raffaella.magris@cro.it; smaiero@cro.it; giovanni.guarnieri@cro.it; mfornasarig@cro.it
V. Canzonieri
Pathology Unit, Centro di Riferimento Oncologico di Aviano (CRO) IRCCS, Aviano, Italy
Department of Medical, Surgical and Health Sciences, University of Trieste, Trieste, Italy
e-mail: vcanzonieri@cro.it

查是不可行的。尽管如此，一些胰腺癌特殊危险因素业已明确。本章探讨 EUS 在有胰腺癌危险因素患者中的筛查作用。

11.2　胰腺癌的危险因素

胰腺癌的主要危险因素包括家族史、遗传性癌症综合征（突变携带者）、胰腺炎、老年新发的 2 型糖尿病及胰腺癌前疾病[1, 4, 6-9]。仅在 1%～10% 的胰腺癌患者中发现了遗传相关成分。而家族史是胰腺癌风险分级管理的主要依据，具有以下家族史特点者推荐筛查[2, 4]：

（1）三位或更多的血亲罹患胰腺癌，其中至少一位和一级亲属（FDR）遗传相关。

（2）至少两位一级亲属罹患胰腺癌。

（3）两位血亲罹患胰腺癌，其中至少一位是一级亲属。

基因遗传突变，包括 *BRCA2*、*PALB2*、*p16*、*STK11*、*ATM* 和 *PRSS1* 基因，以及遗传性结肠癌基因，都显著增加胰腺癌的患病风险[2]，具有以下特征者建议筛查[2, 4]：

（1）P-J 综合征患者，不论其是否具有胰腺癌家族史。

（2）*CNKN2A/p16* 突变携带者（家族性非典型多发性葡萄胎黑色素瘤），其和一位一级亲属遗传相关。

（3）*BRCA2* 突变携带者，其和一位一级亲属遗传相关（或影响两位非一级亲属）。

（4）*PALB2* 突变携带者，其和一位一级亲属遗传相关。

（5）错配基因突变携带者（林奇综合征），其和一位一级亲属遗传相关。

遗传性胰腺炎患者一生罹患胰腺癌风险高[2]。易患胰腺炎的基因包括：*PRSS1*、*CPA1* 和 *CRTC*[1]，癌变风险也和复发性胰腺炎及慢性炎症状况的病程相关[2]。

长病程的 2 型糖尿病患者其患胰腺导管腺癌的风险是普通人群的 1～1.5 倍，是病程小于 1 年的 2 型糖尿病患者的 5.4 倍[9]。糖尿病的出现被认为是胰腺导管腺癌的早期报警状态，而且，糖尿病患者是散发的胰腺导管腺癌最高危人群[9]。

3 种非侵袭性胰腺癌前状态包括：① 胰腺导管内乳头状黏液瘤（IPMN）；② 胰腺黏液性囊腺瘤（MCN）；③ 胰腺导管上皮内瘤变（PanIN）。

最多见的胰腺黏液性囊性病变是 IPMN，其最少和 10% 以上的胰腺癌相关。

如果 IPMN 伴有重度异型增生，其进展为侵袭性胰腺癌的风险更高。早期发现并治疗伴有重度异型增生的 IPMN 是胰腺癌筛查成功途径[4]。IPMN 根据病灶部位和胰腺内影响范围，可以分为主胰管型导管内乳头状黏液瘤（MD-IPMN）、分支胰管型导管内乳头状黏液瘤（BD-IPMN）和混合型导管内乳头状黏液瘤（MT-IPMN）。MD-IPMN 癌变发生率为 57%～92%；而 BD-IPMN 发生率为 6%～46%[4, 6]。

国际胰腺癌筛查联盟指出，胰腺癌筛查目的就是发现和治疗 T1N0M0 且边缘阴性的胰腺癌及伴有重度异型增生的癌前疾病，后者包括伴有重度异型增生的 PanIN（PanIN-3）、伴有重度异型增生的 IPMN、伴有重度异型增生的 MCN[2, 5]。

11.3 胰腺癌筛查方法

分析每位患者的胰腺癌风险并分层非常重要，可以由此找出高危人群，所以，我们有必要回顾胰腺癌的筛查历史。

没有指南明确推荐胰腺癌筛查开始的合适年龄。大多建议依据胰腺癌平均发病年龄，或最年幼患者的发病年龄，开始对其家族成员进行筛查。也有文献推荐在 40～45 岁开始胰腺癌筛查，或比亲属中最年轻的胰腺癌患者发病年龄小 10～15 年开始筛查。美国胃肠病协会推荐在 50 岁开始每年一次的胰腺癌筛查，或比亲属中最早的胰腺癌患者发病年龄提前 10 年开始年度筛查，筛查方式建议采用 EUS 和（或）MRI[4, 5, 11]。在 P-J 综合征患者中，推荐在 30～35 岁开始筛查，具有 *PRSS1* 基因突变的遗传性胰腺炎患者，推荐在 40 岁开始筛查[4, 11-13]。即使 EUS 和（或）CT 检查结果是正常的，大多数研究仍倾向每年一次的筛查；相应地，如果以上检查有异常发现，则建议每隔 3～6 个月或 2～12 个月进行筛查。无可疑征象的胰腺囊肿的筛查间隔是 6～12 个月，新发现而无法立即手术的胰腺实性病灶筛查间隔是 3 个月，不明病因的主胰管狭窄的筛查间隔是 3 个月。

11.4 胰腺癌筛查的影像学方法

在胰腺癌筛查中何种影像学检查方法最佳，目前未完全达成共识。胰腺肿瘤筛查的基本影像学方法[4]包括超声内镜（EUS）、磁共振成像（MRI）、磁共振胰胆管成像（MRCP）、多排螺旋 CT（MDCT）、正电子发射型计算机断层显像

（PET）、内镜小探头激光共聚焦检查（pCLE）及内镜逆行性胰胆管造影（ERCP）。

因可以避免辐射暴露，EUS 和 MRI 被认为是筛查胰腺癌高危人群最好的方法。

EUS 提供了高分辨率的胰腺图像，可精确检出 IPMN，而且能显示 IPMN 恶变风险增加的特点，诸如囊肿间隔增厚、壁结节、囊肿实变、主胰管（MPD）扩张、主胰管的充盈缺损及血管侵犯[2, 4, 6, 11, 12]。

pCLE 是一项更先进的内镜技术，可以在亚细胞水平显示实时的黏膜细胞图像，以鉴别可疑病灶的细胞结构改变[14]。pCLE 和 EUS 引导穿刺技术相结合，在胰腺囊性病灶的良恶性评估中起到独特作用[4]。

11.5　超声内镜检查

EUS 是唯一用于胰腺癌筛查的内镜学方法。

11.5.1　超声内镜在有胰腺癌家族史患者中的应用

在胰腺癌家族史阳性的个体中，找出具有重度异型增生的癌前疾病非常重要[11]。高风险家族中，影像学筛查能检出那些逐渐恶变成侵袭性胰腺癌的癌前疾病[11]。早期发现胰腺癌前疾病的个体有望获得治愈性切除[7]。共识专家一致推荐，对胰腺癌家族史阳性者，最精准的影像学筛查方法是 EUS 和 MRI[16]。

Bartsch 等研究显示，在有胰腺癌家族史的个体筛查中，53% 的个体可以在影像学筛查中发现病变。这些病变主要是囊性病变，且 45 岁以上者多见。也有研究建议 EUS 联合 MRI 作为基本的影像学筛查方法，可在胰腺发现可疑病灶后每隔 3 年进行一次联合检查作为随访。Verna 等也强调了 EUS 在高风险家族筛查中的重要性。有胰腺癌家族史人群中，当 EUS 有所发现，其中 29% 的患者呈现典型的慢性胰腺炎胰实质改变，而 6% 的患者被 EUS-FNA 病理诊断为胰腺癌。一系列研究证实，EUS 探查可以鉴别胰腺恶性肿瘤和癌前疾病，并可通过手术阻断疾病的进展。Canto 等也报道[18]，在有胰腺癌家族史的高风险人群中，EUS 检查发现慢性胰腺炎非常多见[18]。总之，最新美国临床肿瘤学会指南推荐胰腺癌高风险人群以 MRI 和 EUS 进行筛查和随访[19]。

11.5.2　超声内镜在遗传性肿瘤综合征（变异携带者）相关的胰腺癌中的作用

在 P-J 综合征患者中，终生累积的胰腺癌患病率从 11% 到 36% 不等，胰腺癌平均诊断年龄是 41 岁[2, 12, 20]。由于是家族遗传的胰腺癌风险，早期发现癌前病变对预后非常重要。这些患者中，EUS 是发现癌前病变和胰腺病变的重要方法。

Canto 等证实在有很强胰腺癌家族史个体和罹患 P-J 综合征的患者中，以 EUS 为基础的筛查是发现胰腺良恶性病变的基础[21]。

而且，DaVee 等报道在遗传性肿瘤综合征相关的胰腺癌中，和 MRI 比较，以 EUS 为基础的筛查，能更好地发现胰腺的异常改变，如囊肿、高回声的条状和点状改变及中等程度的胰管扩张[22]。

11.5.3　超声内镜在 IPMN 中的作用

MRCP 是诊断和评估 IPMN 最基本的影像学方法，但 EUS 能对胰腺实质进行精准评估，并通过活检对病灶进行组织病理学分型，以完成手术前分类[4]。EUS 探扫可以发现典型的 BD-IPMN 和 MD-IPMN 改变[10]。

MCN 恶变率高低不一，术前诊断依赖于联合的影像学检查。EUS 在 MCN 的诊断中起最重要的作用，能对囊肿的壁、分隔和壁结节做出更好的良恶性判断，也能通过活检和抽吸囊肿内容物进行检查。胰腺导管上皮内瘤变（PanIN）是一种癌前病变且无症状，可逐步由上皮内瘤变进展到侵袭性胰腺肿瘤。它们是显微镜下的病变，可在超声图像上出现一些细小异常的改变，但不能被 CT 等横断面影像学方法发现。由于多发的 PanIN 会产生多灶性的小叶中央型萎缩，使得胰腺呈现和慢性胰腺炎相类似的超声改变，能在 EUS 下诊断[4]。高风险的 PanIN 在 EUS 下呈现诸如混杂回声的胰实质、低回声结节、高回声的主胰管壁及散在的包块[12]。

这些高风险和可疑的征象有助于筛选出疑似的恶性胰腺囊肿或 IPMN，以避免不必要的手术和过度治疗。可疑的征象包块：囊肿直径＞3 cm，增厚/强化的囊壁，主胰管直径 5～9 mm，不强化的壁结节，胰管直径的突然改变伴远端胰腺的萎缩，这些征象都特别推荐 EUS-FNA。没有以上可疑征象的患者，可基于囊肿的大小进行管理。

（1）1 cm，CT/MRI 每 2～3 年随访。

（2）1～2 cm，进入每年随访计划。

（3）＞2 cm，进行 EUS-FNA。

（4）＞3 cm，如果患者耐受，推荐手术。

如果有结节性病灶、胰管扩张或黄疸，建议手术切除。

感谢 Italian Ministry of Health (RF-2016-02361525) to Renato Cannizzaro and Paola Spessotto and the Ministero della Salute Ricerca Corrente 对本书的支持。

（翻译：徐毅，审校：李连勇）

参 考 文 献

［1］ Goggins M, Overbeek KA, Brand R, Syngal S, Del Chiaro M, Bartsch DK, Bassi C, Carrato A, Farrell J, Fishman EK, Fockens P, Gress TM, van Hooft JE, Hruban RH, Kastrinos F, Klein A, Lennon AM, Lucas A, Park W, Rustgi A, Simeone D, Stoffel E, Vasen HFA, Cahen DL, Canto MI, Bruno M, International Cancer of the Pancreas Screening (CAPS) Consortium. Management of patients with increased risk for familial pancreatic cancer: updated recommendations from the International Cancer of the Pancreas Screening (CAPS) Consortium. Gut. 2020;69(1):7−17.

［2］ Canto MI, Harinck F, Hruban RH, Offerhaus GJ, Poley JW, Kamel I, Nio Y, Schulick RS, Bassi C, Kluijt I, Levy MJ, Chak A, Fockens P, Goggins M, Bruno M, International Cancer of Pancreas Screening (CAPS) Consortium. International Cancer of the Pancreas Screening (CAPS) Consortium summit on the management of patients with increased risk for familial pancreatic cancer. Gut. 2013;62(3):339−47. https://doi.org/10.1136/gutjnl-2012-303108. Epub 2012 Nov 7. Erratum in: Gut. 2014 Dec;63(12):1978. Hammell, Pascal [corrected to Hammel, Pascal]. Gut. 2014 Jan;63(1):178.

［3］ Zhang L, Sanagapalli S, Stoita A. Challenges in diagnosis of pancreatic cancer. World J Gastroenterol. 2018;24(19):2047−60.

［4］ Moutinho-Ribeiro P, Coelho R, Giovannini M, Macedo G. Pancreatic cancer screening: still a delusion? Pancreatology. 2017;17(5):754−65.

［5］ Chang MC, Wong JM, Chang YT. Screening and early detection of pancreatic cancer in high risk population. World J Gastroenterol. 2014;20(9):2358−64.

［6］ Singhi AD, Koay EJ, Chari ST, Maitra A. Early detection of pancreatic cancer: opportunities and challenges. Gastroenterology. 2019;156(7):2024−2040.Kk.

［7］ Neuzillet C, Gaujoux S, Williet N, Bachet JB, Bauguion L, Colson Durand L, Conroy T, Dahan L, Gilabert M, Huguet F, Marthey L, Meilleroux J, de Mestier L, Napoléon B, Portales F, Sa Cunha A, Schwarz L, Taieb J, Chibaudel B, Bouché O, Hammel P, Thésaurus National de Cancérologie Digestive (TNCD), Société Nationale Française de Gastroentérologie (SNFGE), Fédération Francophone de Cancérologie Digestive (FFCD), Groupe Coopérateur multidisciplinaire en Oncologie (GERCOR), Fédération Nationale des Centres de Lutte Contre le Cancer (UNICANCER), Société Française de Chirurgie Digestive (SFCD), Société Française d'Endoscopie Digestive (SFED), Société Française de Radiothérapie Oncologique (SFRO), Association de Chirurgie Hépato-Bilio-Pancréatique et Transplantation (ACHBT), Association Française de Chirurgie (AFC). Pancreatic cancer: French clinical practice guidelines for diagnosis, treatment and follow-up (SNFGE, FFCD, GERCOR, UNICANCER, SFCD, SFED, SFRO, ACHBT, AFC). Dig Liver Dis. 2018;50(12):1257−71.

［8］ Bartsch DK, Slater EP, Carrato A, Ibrahim IS, Guillen-Ponce C, Vasen HF, Matthäi E, Earl J, Jendryschek FS, Figiel J, Steinkamp M, Ramaswamy A, Vázquez-Sequeiros E, Muñoz-Beltran M, Montans J, Mocci E, Bonsing BA, Wasser M, Klöppel G, Langer P, Fendrich V, Gress TM. Refinement of screening for familial pancreatic cancer. Gut. 2016;65(8):1314−21.

［9］ Pereira SP, Oldfield L, Ney A, Hart PA, Keane MG, Pandol SJ, Li D, Greenhalf W, Jeon CY, Koay EJ, Almario CV, Halloran C, Lennon AM, Costello E. Early detection of pancreatic cancer. Lancet Gastroenterol Hepatol. 2020;5(7):698−710.

［10］ Joergensen MT, Gerdes AM, Sorensen J, Schaffalitzky de Muckadell O, Mortensen MB. Is screening for pancreatic cancer in high-risk groups cost-effective? — Experience from a Danish national screening program. Pancreatology. 2016;16(4):584−92.

［11］ Matsubayashi H, Takaori K, Morizane C, Maguchi H, Mizuma M, Takahashi H, Wada K, Hosoi H, Yachida S, Suzuki M, Usui R, Furukawa T, Furuse J, Sato T, Ueno M, Kiyozumi Y, Hijioka S, Mizuno N, Terashima T, Mizumoto M, Kodama Y, Torishima M, Kawaguchi T, Ashida R, Kitano M, Hanada K, Furukawa M, Kawabe K, Majima Y, Shimosegawa T. Familial pancreatic cancer: concept, management and issues. World J Gastroenterol. 2017;23(6):935−48.

［12］ Grover S, Jajoo K. Screening for pancreatic cancer in high-risk populations. Gastroenterol Clin North Am. 2016;45(1):117−27.

［13］ Syngal S, Brand RE, Church JM, Giardiello FM, Hampel HL, Burt RW. ACG clinical guideline: genetic testing and management of hereditary gastrointestinal cancer syndromes. Am J Gastroenterol. 2015;3(110):223−62.

[14] Spessotto P, Fornasarig M, Pivetta E, Maiero S, Magris R, Mongiat M, Canzonieri V, De Paoli P, De Paoli A, Buonadonna A, Serraino D, Panato C, Belluco C, Cannizzaro R. Probe-based confocal laser endomicroscopy for in vivo evaluation of the tumor vasculature in gastric and rectal carcinomas. Sci Rep. 2017;7(1):9819.

[15] Săftoiu A, Hassan C, Areia M, Bhutani MS, Bisschops R, Bories E, Cazacu IM, Dekker E, Deprez PH, Pereira SP, Senore C, Capocaccia R, Antonelli G, van Hooft J, Messmann H, Siersema PD, Dinis-Ribeiro M, Ponchon T. Role of gastrointestinal endoscopy in the screening of digestive tract cancers in Europe: European Society of Gastrointestinal Endoscopy (ESGE) position statement. Endoscopy. 2020;52(4):293−304.

[16] Matsubayashi H, Takaori K, Morizane C, Kiyozumi Y. Familial pancreatic cancer and surveillance of high-risk individuals. Gut Liver. 2019;13(5):498−505.

[17] Verna EC, Hwang C, Stevens PD, Rotterdam H, Stavropoulos SN, Sy CD, Prince MA, Chung WK, Fine RL, Chabot JA, Frucht H. Pancreatic cancer screening in a prospective cohort of high-risk patients: a comprehensive strategy of imaging and genetics. Clin Cancer Res. 2010;16(20):5028−37.

[18] Canto MI, Goggins M, Hruban RH, Petersen GM, Giardiello FM, Yeo C, Fishman EK, Brune K, Axilbund J, Griffin C, Ali S, Richman J, Jagannath S, Kantsevoy SV, Kalloo AN. Screening for early pancreatic neoplasia in high-risk individuals: a prospective controlled study. Clin Gastroenterol Hepatol. 2006;4(6):766−81.

[19] Stoffel EM, McKernin SE, Khorana AA. Evaluating susceptibility to pancreatic cancer: ASCO clinical practice provisional clinical opinion summary. J Oncol Pract. 2019;15:108−11.

[20] Ngamruengphong S, Canto MI. Screening for pancreatic cancer. Surg Clin North Am. 2016;96(6):1223−33.

[21] Canto MI, Goggins M, Yeo CJ, Griffin C, Axilbund JE, Brune K, Ali SZ, Jagannath S, Petersen GM, Fishman EK, Piantadosi S, Giardiello FM, Hruban RH. Screening for pancreatic neoplasia in high-risk individuals: an EUS-based approach. Clin Gastroenterol Hepatol. 2004;2(7):606−21.

[22] DaVee T, Coronel E, Papafragkakis C, Thaiudom S, Lanke G, Chakinala RC, Nogueras González GM, Bhutani MS, Ross WA, Weston BR, Lee JH. Pancreatic cancer screening in high-risk individuals with germline genetic mutations. Gastrointest Endosc. 2018;87(6):1443−50.

12 超声内镜在胰腺癌分期中的作用

Endoscopic Ultrasound in Pancreatic Cancer Staging

Nan Ge, Siyu Sun

胰腺癌是全球第七位的肿瘤相关死因，5 年生存率为 6.0%。仅有 10%～15% 的患者有机会获得早期诊断，从而进行治愈性切除治疗[1]。恰当的治疗取决于精准的肿瘤分期诊断。所以，胰腺癌的分期诊断在临床实践中有着独特而重要的作用。

超声内镜（EUS）是胰腺及相邻组织检查中最灵敏和易得的方法。EUS 检出小胰腺癌（< 2 cm）的准确率超过 90%。自 20 世纪 90 年代初 EUS 引导的细针穿刺（EUS-FNA）应用以来，EUS-FNA 已被公认为胰腺癌诊断的标准流程之一[2]。随着 EUS 和 EUS-FNA 的广泛应用，其使用范围不仅包括肿瘤定性诊断，还包括肿瘤分期诊断[3-7]。

胰腺癌的 EUS 分期在很大程度上参照美国肿瘤联合委员会（AJCC）所制定的 TNM 分期体系。文献报道，EUS 对胰腺癌 T 分期的准确性从 62% 到 94% 不一，对 N 分期的准确性从 50% 到 86% 不等[8, 9]。超声内镜分期诊断准确性的大跨度，可能是由肿瘤分期标准的不同，也可能是超声内镜技术的持续改进，或者是操作者水平差异所致。2001 年，一项参照 AJCC 第五版胰腺癌分期标准进行的研究，显示 EUS 对 T 和 N 分期诊断的总准确率分别是 69% 和 54%[10]。术前 EUS 评估为可切除的病灶，最后外科手术确认的符合率为 46%。所以认为，EUS 在胰腺癌 T 分期和 N 分期诊断中，并不像先前文献报道的那么准确。同时 EUS 也无法预测 T3 期或 T4 期胰腺癌的可切除性。2014 年，一项荟萃分析指出

N. Ge · S. Sun
Endoscopy Center & Gastroenterology and Hepatology Department, Shengjing Hospital of China Medical University, Shenyang, Liaoning, China
e-mail: Sunsy@sj-hospital.org

EUS 对 T1～T2 分期诊断的敏感性是 76%，但 T3～T4 的分期诊断显著增高至 90%[11]。

相比旧版本，AJCC 第八版关于胰腺癌的分期标准，在 T 分期和 M 分期上有了很大的改变[12, 13]。肿瘤胰腺膨胀式生长不再仅仅是 T 分期而已，根据肿瘤的大小，将 T 分期细分为 T1 分期到 T3 分期。依据阳性淋巴结数量的多少，将原 N1 分期细分为 N1 分期和 N2 分期。这些更新依据最新的临床证据，反映了人们对胰腺癌更深刻的理解（表 12.1）。研究证实，相较于第七版，第八版的标准胰腺癌分期具有更均衡的分布性及更强有力的区分度[14]。如今，以 AJCC 第八版为标准使用 EUS 进行的胰腺癌分期诊断研究仍有其局限性。因而，在我们自己的研究中，通过回顾研究者对肿瘤大小的测量、血管侵犯的判定、恶性淋巴结的判定，我们评估了 EUS 的分期诊断能力。此外，使用 EUS-FNA 所获得病理学依据在分期中的作用也有所涉及。

表 12.1　胰腺腺癌 AJCC 分期标准（第八版）

原发灶（T）		局部淋巴结（N）		远处转移（M）	
TX	原发灶无法评估	NX	局部淋巴结无法评估	M0	无远处转移
T0	无原发病灶	N0	无局部淋巴结转移	M1	远处转移
Tis	原位癌	N1	1～3 个局部淋巴结转移		
T1	肿瘤最大径≤2 cm T1a：≤0.5 cm T1b：>0.5，<1.0 cm T1c：≥1，≤2 cm	N2	≥4 个淋巴结转移		
T2	肿瘤最大径>2 cm，≤4 cm				
T3	肿瘤最大径>4 cm				
T4	肿瘤侵及腹腔干、肠系膜上动脉、肝总动脉				

12.1　EUS 对肿瘤大小测量

对局灶性胰腺癌的分期，EUS 优于其他横断面的影像学诊断方式。大多数胰腺癌在 EUS 下呈现不均匀低回声、边界不清的病灶。对于第八版 AJCC 而言，胰腺癌分期，尤其是 T1～T3 依赖于精准的病灶大小测量。一项 2011 年发表的研究比较了术前 CT 和 EUS 测量病灶的差异，通过术后精确测量这些标本，发现病理标本上的原发灶较 CT 测量的病灶大 7 mm，较 EUS 测量的病灶大 5 mm（中位值），EUS 测量病灶大小更加准确[15]。2014 年 Li 等的荟萃分析指出，EUS 对淋巴结的分期诊断能力不高，敏感性是 62%，特异性是 74%[11]。

EUS 测量胰腺癌可被一些因素干扰，如慢性胰腺炎，慢性胰腺炎中胰腺癌的伴发率高达 5%。EUS 的诊断敏感性由于结石声影和钙化灶的影响而下降，这是慢性胰腺炎长期随访中面临的挑战。

超声弹性成像和增强超声（CE-EUS）技术对发现局限的肿瘤有益。大多数患者的胰腺癌在超声下呈现典型的边界不清的低回声包块，这很少会漏诊。然而，胰腺占位有时在 EUS 下呈现等回声图像，如果出现胰管、胆总管的"截断"改变，则依然可以诊断[16]。在这种少见的等回声病灶中，超声弹性成像和增强超声有助于在这些患者中发现病灶，保持 EUS 诊断率[17]。超声弹性成像和增强超声的微血管模式有助于区分炎性和肿瘤性病灶。这些超声辅助技术联合 EUS，有助于胰腺癌的诊断。Bunganic 报道 EUS 和 CE-EUS 对胰腺癌的诊断率分别是 78.6% 和 84%，而且 CE-EUS 作为一项非侵入性的方法，较 EUS 能更准确地发现胰腺癌。肿瘤的血管生成规律提示 CE-EUS 是实体肿瘤预后判断的重要因素。因此，Saftoiu 等开展了一项研究，利用 CE-EUS 探查肿瘤的血管特点，并将其作为不可切除胰腺癌预后和治疗有效性的预测指标[16]。

12.2　EUS 对血管侵犯的探查

胰周血管侵犯意味着达到 T4 期。评价胰腺癌手术可切除性主要取决于肿瘤生长是否侵犯胰周血管。CT 和 MRI 是评估胰腺癌胰周血管侵犯的常用方法，两者在诊断胰腺癌血管侵犯方面有相似的敏感性和特异性[19]。在 EUS 检查中，要仔细评估原发病灶和腹腔干、门静脉汇流区及肠系膜上动静脉的关系，以判定手术的可行性。Bodea 等报道[20]，EUS 判断血管侵犯的准确性和增强 CT（CE-CT）相仿，使用 CE-CT 和 EUS 诊断肠系膜上动脉侵犯的准确性分别是 84.92%

和 87.39%。诊断门静脉和肠系膜上静脉侵犯，CE-CT 的准确性是 84.83%，而 EUS 的准确性是 92.17%。两者联合诊断血管侵犯的准确性更高，达到 93%。

自 1995 年以来，有多个指南推荐将 EUS 用于恶性肿瘤静脉侵犯的诊断。肠系膜静脉中断伴相关静脉的改变是肿瘤不可切除的特有表现，也是相当敏感的征象[21]。作为替代方案，其他血管侵犯征象，如"锯齿状管壁"，也已推荐用于判定肠系膜静脉是否侵犯，其敏感性是 67%～100%，特异性是 100%。采用彩色多普勒技术，可以发现肿瘤侵犯血管所导致的狭窄段管腔血流及其血液流速增加。

总之，从新近发表的荟萃分析来看，EUS 诊断肿瘤血管侵犯的敏感性是 87%，特异性更加优异，接近 90%。EUS 对判定门静脉和脾静脉的侵犯也有特别的敏感性。

12.3 EUS 对淋巴结的探查

胰腺癌 N 分期诊断中，EUS 是与 CT 互补的检查方法。单一 EUS 对胰腺癌 N 分期的敏感性和特异性仅分别是 62% 和 74%。

绝大多数恶性淋巴结（89.7%）在 EUS 下表现为低回声，在形状上趋于圆形[22]。恶性淋巴结长轴和短轴比值的临界值是 1.93，通过长短轴比值判断恶性淋巴结的敏感性和特异性分别是 73% 和 100%。

淋巴结 CE-EUS 和超声弹性成像具有提高超声鉴别良恶性淋巴结的潜能[23-25]，以避免不必要的淋巴结活检[24]。Okasha 等报道中将超声弹性应变率值 4.61 作为诊断良恶性淋巴结的标准，其敏感性和特异性分别是 89% 和 83%[26]。

12.4 EUS-FNA

EUS-FNA 在恶性肿瘤术前获得病理学诊断和精准肿瘤分期方面非常重要，并决定了后续方案的选择，可减少进展期肿瘤患者不恰当外科介入的死亡率。目前，EUS-FNA 的诊断准确性一直在提升，其诊断胰腺癌的敏感性和特异性分别是 90%～95% 和 95%～100%[5, 27-29]。同时应该注意到慢性胰腺炎对 EUS-FNA 诊断胰腺癌的能力有显著影响，Koshy 等的研究报道，在没有慢性胰腺炎时，EUS 对胰腺癌的诊断率是 78.75%，当伴有慢性胰腺炎时，EUS 的诊断率降为 59.52%，慢性胰腺炎仅有钙化灶出现时才是影响诊断率的独立因素[30]。

对于不知来源的异常淋巴结，EUS-FNA 有很高的诊断价值。就 Li 等研究而言，EUS-FNA 诊断淋巴结肿大的敏感性和特异性分别是 94% 和 98%[31]。腹主动脉旁淋巴结转移在胰腺癌患者中被认定是远处转移。Kurita 等进行了一项前瞻性研究，对比 EUS-FNA 和 PET-CT 对腹主动脉旁淋巴转移的诊断。研究指出，术前 EUS-FNA 和 PET-CT 准确诊断的患者分别是 20 例（95.2%）和 12 例（57.1%），且 EUS-FNA 对诊断腹主动脉旁淋巴结转移较 PET-CT 有更高的敏感性和特异性，分别是 96.7% 和 100%。因而，研究者认为 EUS-FNA 应该成为胰腺癌患者术前检查的标准流程。

总之，EUS-FNA 在某些方面对 TNM 精准分期有助益[33]。

12.5　腹腔播散和恶性腹水

在胰腺癌患者中精准判断腹腔播散和恶性腹水有助于选择合适的治疗方式。EUS 能发现其他影像学方法漏诊的腹水。恶性腹水往往意味着更进展期的胰腺癌，EUS-FNA 通过确定恶性腹水对部分患者的诊断分期有一定作用[34-36]。

12.6　腹腔神经节转移的诊断

腹腔神经节转移恶化了胰腺癌的分期诊断，影响了手术可切除性。Malikowski 等报道，利用 EUS 可准确地区分腹腔神经节转移和腹腔淋巴结[37]，并可安全地使用 EUS-FNA 鉴别[38]。但是，研究不能证实有腹腔神经节转移患者的生存期和所有胰腺癌患者总生存期之间有何区别。

12.7　EUS-FNA 在胰腺癌新辅助治疗中的作用

Ehrlich 等报道，在胰腺癌患者进行新辅助治疗后，EUS-FNA 具有决定后续手术治疗方式的作用[39]。旨在降级的新辅助治疗结束后，对于那些边界清晰的胰腺癌或局限的进展期胰腺癌，或动脉旁持续存在袖套样结构的病灶，EUS-FNA 能精准地决定手术的可切除性。EUS-FNA 应成为这些患者术前评估的一部分。

12.8　局限性

超声波衰减导致的探查深度的局限性，妨碍了 EUS 对超声探头远场组织结构的评估。EUS 对远处淋巴结转移和远处肿瘤转移的评估作用有限。如果是解剖变异或术后组织结构紊乱，超声无法获取理想的图像来诊断[40]。因而，评价进展期的肿瘤必须由 CT 或 MRI 来完善[41, 42]。

12.9 小结

总之，横断面的影像诊断技术包括 CT、MRI 及 PET-CT，常用于胰腺癌的分期诊断。然而，EUS 是胰腺癌 T、N 分期和肿瘤血管侵犯精准评估的重要帮手，而且还可获取组织样本。此外，由于对 T3、T4 分期诊断有很高的敏感性和特异性，EUS 是一种筛选临界可切除胰腺癌的可靠方法。

（翻译：徐毅，审校：李连勇）

参 考 文 献

[1] Beger HG, Rau B, Gansauge F, et al. Treatment of pancreatic cancer: challenge of the facts. World J Surg. 2003;27:1075-84.

[2] Ge N, Zhang S, Jin Z, et al. Clinical use of endoscopic ultrasound-guided fine-needle aspiration: guidelines and recommendations from Chinese Society of Digestive Endoscopy. Endosc Ultrasound. 2017;6:75-82.

[3] Cazacu IM, Luzuriaga Chavez AA, Mendoza TR, et al. Quality of life impact of EUS in patients at risk for developing pancreatic cancer. Endosc Ultrasound. 2020;9:53-8.

[4] Cazacu IM, Udristoiu A, Gruionu LG, et al. Artificial intelligence in pancreatic cancer: toward precision diagnosis. Endosc Ultrasound. 2019;8:357-9.

[5] Plougmann JI, Klausen P, Toxvaerd A, et al. DNA sequencing of cytopathologically inconclusive EUS-FNA from solid pancreatic lesions suspicious for malignancy confirms EUS diagnosis. Endosc Ultrasound. 2020;9:37-44.

[6] Hu J, Ge N, Wang S, et al. The role of endoscopic ultrasound and endoscopic resection for gastric glomus: a case series and literature review. J Transl Int Med. 2019;7:149-54.

[7] Wang G, Liu X, Wang S, et al. Endoscopic ultrasound-guided gastroenterostomy: a promising alternative to surgery. J Transl Int Med. 2019;7:93-9.

[8] Shami VM, Mahajan A, Loch MM, et al. Comparison between endoscopic ultrasound and magnetic resonance imaging for the staging of pancreatic cancer. Pancreas. 2011;40:567-70.

[9] Ahmad NA, Lewis JD, Siegelman ES, et al. Role of endoscopic ultrasound and magnetic resonance imaging in the preoperative staging of pancreatic adenocarcinoma. Am J Gastroenterol. 2000;95:1926-31.

[10] Ahmad NA, Lewis JD, Ginsberg GG, et al. EUS in preoperative staging of pancreatic cancer. Gastrointest Endosc. 2000;52:463-8.

[11] Li JH, He R, Li YM, et al. Endoscopic ultrasonography for tumor node staging and vascular invasion in pancreatic cancer: a meta-analysis. Dig Surg. 2014;31:297-305.

[12] Chun YS, Pawlik TM, Vauthey JN. 8th edition of the AJCC cancer staging manual: pancreas and hepatobiliary cancers. Ann Surg Oncol. 2018;25:845-7.

[13] Amin MB, Edge S, Greene F, et al. AJCC cancer staging manual. 8th ed. New Yorker: Springer-Verlag; 2016.

[14] Kwon W, He J, Higuchi R, et al. Multinational validation of the American Joint Committee on Cancer 8th edition pancreatic cancer staging system in a pancreas head cancer cohort. J Hepatobiliary Pancreat Sci. 2018;25:418-27.

[15] Arvold ND, Niemierko A, Mamon HJ, et al. Pancreatic cancer tumor size on CT scan versus pathologic specimen: implications for radiation treatment planning. Int J Radiat Oncol Biol Phys. 2011;80:1383-90.

[16] Fairley KJ, Diehl DL, Johal AS. "Invisible" pancreatic masses identified by EUS by the "ductal cutoff sign". Endosc Ultrasound. 2019;8:125-8.

[17] Popescu A, Saftoiu A. Can elastography replace fine needle aspiration? Endosc Ultrasound. 2014;3:109-17.

[18] Saftoiu A, Bhutani MS, Itoi T, et al. Changes in tumor vascularity depicted by contrast-enhanced EUS as a predictor of prognosis and treatment efficacy in patients with unresectable pancreatic cancer (PEACE): a study protocol. Endosc

Ultrasound. 2019;8:235−40.

[19] Treadwell JR, Zafar HM, Mitchell MD, et al. Imaging tests for the diagnosis and staging of pancreatic adenocarcinoma: a meta-analysis. Pancreas. 2016;45:789−95.

[20] Bodea R, Seicean A, Vasile T, et al. Role of computer tomography and endoscopic ultrasonography in assessing portal and superior mesenteric vessels invasion in cephalo-pancreatic adenocarcinoma. Ann Ital Chir. 2017;88:336−41.

[21] Brugge WR. Pancreatic cancer staging. endoscopic ultrasonography criteria for vascular invasion. Gastrointest Endosc Clin N Am. 1995;5:741−53.

[22] Okasha HH, Mansour M, Attia KA, et al. Role of high resolution ultrasound/endosonography and elastography in predicting lymph node malignancy. Endosc Ultrasound. 2014;3:58−62.

[23] Saftoiu A, Vilmann P, Ciurea T, et al. Dynamic analysis of EUS used for the differentiation of benign and malignant lymph nodes. Gastrointest Endosc. 2007;66:291−300.

[24] Altonbary AY, Hakim H, El-Shamy AM. Endoscopic ultrasound elastography for evaluation of lymph nodes: a single center experience. Diagn Ther Endosc. 2018;2018:7186341.

[25] Larsen MH, Fristrup C, Hansen TP, et al. Endoscopic ultrasound, endoscopic sonoelastography, and strain ratio evaluation of lymph nodes with histology as gold standard. Endoscopy. 2012;44:759−66.

[26] Okasha H, Elkholy S, Sayed M, et al. Ultrasound, endoscopic ultrasound elastography, and the strain ratio in differentiating benign from malignant lymph nodes. Arab J Gastroenterol. 2018;19:7−15.

[27] Matsubayashi H, Matsui T, Yabuuchi Y, et al. Endoscopic ultrasonography guided-fine needle aspiration for the diagnosis of solid pancreaticobiliary lesions: clinical aspects to improve the diagnosis. World J Gastroenterol. 2016;22:628−40.

[28] Biermann K, Lozano Escario MD, Hebert-Magee S, et al. How to prepare, handle, read, and improve EUS-FNA and fine-needle biopsy for solid pancreatic lesions: the pathologist's role. Endosc Ultrasound. 2017;6:S95−S98.

[29] Naveed M, Siddiqui AA, Kowalski TE, et al. A multicenter comparative trial of a novel EUS-guided core biopsy needle (SharkCore()) with the 22-gauge needle in patients with solid pancreatic mass lesions. Endosc Ultrasound. 2018;7:34−40.

[30] Koshy AK, Harshavardhan RB, Siyad I, et al. Impact of calcifications on diagnostic yield of endoscopic ultrasound-guided fine-needle aspiration for pancreatic ductal adenocarcinoma. Indian J Gastroenterol. 2019;38:128−33.

[31] Li C, Shuai Y, Zhou X. Endoscopic ultrasound guided fine needle aspiration for the diagnosis of intra-abdominal lymphadenopathy: a systematic review and meta-analysis. Scand J Gastroenterol. 2020;55:114−22.

[32] Kurita A, Kodama Y, Nakamoto Y, et al. Impact of EUS-FNA for preoperative para-aortic lymph node staging in patients with pancreatobiliary cancer. Gastrointest Endosc. 2016;84:467−475.e1.

[33] Saftoiu A, Vilmann P. Role of endoscopic ultrasound in the diagnosis and staging of pancreatic cancer. J Clin Ultrasound. 2009;37:1−17.

[34] DeWitt J, LeBlanc J, McHenry L, et al. Endoscopic ultrasound-guided fine-needle aspiration of ascites. Clin Gastroenterol Hepatol. 2007;5:609−15.

[35] Kaushik N, Khalid A, Brody D, et al. EUS-guided paracentesis for the diagnosis of malignant ascites. Gastrointest Endosc. 2006;64:908−13.

[36] Nguyen PT, Chang KJ. EUS in the detection of ascites and EUS-guided paracentesis. Gastrointest Endosc. 2001;54:336−9.

[37] Malikowski T, Lehrke HD, Henry MR, et al. Accuracy of endoscopic ultrasound imaging in distinguishing celiac ganglia from celiac lymph nodes. Clin Gastroenterol Hepatol. 2019;17:148−155.e3.

[38] Malikowski T, Lehrke HD, Henry MR, et al. Clinical impact of celiac ganglia metastasis upon pancreatic ductal adenocarcinoma. Pancreatology. 2020;20:110−5.

[39] Ehrlich D, Ather N, Rahal H, et al. The utility of EUS-FNA to determine surgical candidacy in patients with pancreatic cancer after neoadjuvant therapy. J Gastrointest Surg. 2020;24(12):2807−13.

[40] Zar S, Kohoutova D, Bures J. Pancreatic adenocarcinoma: epidemiology, role of EUS in diagnosis, role of ERCP. Endosc Palliat Acta Med (Hradec Kralove). 2019;62:131−6.

[41] Costache MI, Costache CA, Dumitrescu CI, et al. Which is the best imaging method in pancreatic adenocarcinoma diagnosis and staging—CT, MRI or EUS? Curr Health Sci J. 2017;43:132−6.

[42] Lai JP, Yue Y, Zhang W, et al. Comparison of endoscopic ultrasound guided fine needle aspiration and PET/CT in preoperative diagnosis of pancreatic adenocarcinoma. Pancreatology. 2017;17:617−22.

13 超声内镜引导下的基准标志物植入术用于胰腺癌的立体定向体部放射治疗（SBRT）

Endoscopic Ultrasound-Guided Fiducial Marker Placement for Stereotactic Body Radiotherapy (SBRT) of Pancreatic Cancer

Jeevinesh Naidu, Vinh-An Phan, Nam Q. Nguyen

13.1 引言

胰腺癌在 80% 的患者中表现为不可手术切除的（局部晚期或亚静止期）疾病[1]。在这组患者中，治疗的标准是用 FOLFIRINOX 或吉西他滨联合紫杉醇进行化疗，其中位生存期为 6～8 个月[2]。放射治疗对于胰腺导管腺癌（PDAC）治疗是否有益存在争议。两项初始随机试验将常规体外放射治疗（EBRT）与 5-氟尿嘧啶化疗相结合，证明了可切除 PDAC 的生存优势[3, 4]。然而，更大规模的 ESPAC-1 试验（2004）显示，接受联合治疗的患者的生存结果更差（5 年生存率为 10% vs. 20%，$P=0.05$）[5]。据推测，存活率降低的原因是 EBRT 对周围器官造成毒性，同时迫使化疗中断。

一种克服这个问题的方法是使用标记引导的立体定向体部放射治疗（SBRT），其最近已经应用于放射肿瘤学领域。SBRT 是一种需要图像引导来跟踪吸气和呼气的呼吸周期中肿瘤的运动的技术[6]。最好的实现方式是植入基准标记这一装置。与传统的 EBRT 相比，其潜在的优势是向肿瘤输送高剂量的靶向辐射，并且肿瘤周围的剂量迅速下降。此外，由于 SRT 可以在更短的时间内给药，很少会中断化疗。

J. Naidu · V.-A. Phan · N. Q. Nguyen
Department of Gastroenterology and Hepatology, Royal Adelaide Hospital, Adelaide, Australia
School of Health and Medical Sciences, University of Adelaide, Adelaide, Australia
e-mail: quocnam.nguyen@sa.gov.au

为了尽可能降低毒性，SBRT 已与化疗联合使用，并且早期经验表明了该方法的生存获益（中位 11.15 个月），且不良反应发生率相对较低（22.3%）[7]。最近，在 159 名 BRPC 和 LAPC 患者中使用新辅助 SBRT 联合化疗降低了疾病的分期，并允许 51% 的患者施行切除手术，这些患者中有 91% 行 R0 切除边缘。更重要的是，仅 7% 的病例发生了 3 级或更高的毒性反应[8]。这些最新的研究重新唤起了人们对联合放化疗治疗胰腺癌的兴趣，尤其是以 SRT 作为首选治疗方式。

总之，放射疗法作为 LAPC 和 BRPC 患者的一种有效治疗策略正在崛起。证据表明：由于良好的局部控制和较低的不良反应发生率，放射疗法在新辅助治疗和姑息治疗中具有优势。随着许多中心越来越多地采用 SBRT，转诊进行基准植入术已变得司空见惯。本章的目的是介绍 EUS 引导下的基准植入术的益处、方法和结果，有助于运用 SBRT 方法治疗不能手术切除的非转移性胰腺癌。

13.2 **SBRT 基准植入术在胰腺病灶中的作用**

SBRT 治疗计划的主要问题是：① 软组织在传统的计算机断层扫描上很难看到；② 胰腺病灶随着呼吸循环一起移动；③ 肿瘤位置的变化取决于胃肠道腔的扩张程度[9, 10]。综上所述，这就形成了一个"移动的、不太明显的目标"，没有任何固定的骨标志来确定精确的肿瘤边缘，从而影响施行精确的聚焦放射术。

为了勾勒出目标病灶的边缘，许多三级中心广泛采用了基准植入术。基准是各种材料和大小不同的不透射线标志物，这些标志物可以经皮肤途径（CT 或 US 引导）或通过 EUS 引导，植入实体肿瘤[11]。黄金是最常用的基准标志物，因为其具有金属惰性，以及与水凝胶和碘化油相比有更好的可视性。运用三维或四维 CT 软件，可以实时描绘和跟踪肿瘤边缘及其周围器官，因而向癌症的不同部位输送不同剂量的辐射得以实现（图 13.1）。

基准植入术的另一个用途是在手术切除前标记小于 2 cm 的神经内分泌肿瘤。据报道，在少数情况下，术中定位小神经内分泌肿瘤很有挑战性，而基准标志物（或文身术，这里不再描述）术中定位得以实现，并实现了边缘 R0 切除[12]。

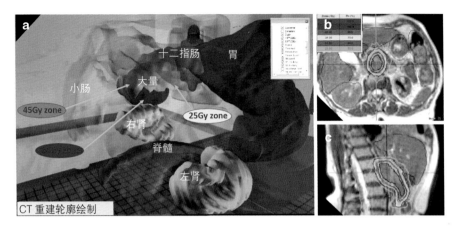

图 13.1 准备 SBRT 期间，在 3D CT 扫描上对目标癌症的轮廓绘图和剂量输送。针对肿瘤的不同角度和强度的辐射束的模拟三维图像（a）。轴位（b）和冠状位（c）图像。病灶周围的彩色边界表明从病灶中心到周围的强度降低，减少了对周围器官的潜在损害

13.3 基准植入的方法

腹腔镜：当手术中发现病灶"不可切除"时，很少采用这种方法。在腹部伤口闭合之前，通过在手术中的手术缝合部位附着切口来标记肿瘤边缘。这种方法已被证明在实现理想的基准几何（IFG）方面具有优越性，其中两个基准之间的距离为 2 cm，并且彼此之间的最小基准角为 15°。然而，IFG 在 SRT 的交付中并不重要，这将在下面进一步描述[13]。

经皮：在 EUS 引导法之前，借助 US 或 CT 的经皮引导法是最常用的技术。除胰腺病变外，这种方法对于位于右肝叶肿瘤的 SBRT 治疗也是理想的。对于胰头和钩突腹膜后位置的病变，经皮入路在技术上可能存在挑战性或难以实现，因为覆盖的气体使病变的可视化变得模糊。并发症发生率很高，出血风险为 3.3%，肿瘤沿针道播散的风险为 0.005%[11]。

EUS 引导：鉴于 EUS 能够进入胰腺病灶，这种方法是目前在胰腺和胆道中最广泛使用的方法。EUS 不仅以高分辨率显示病变，还缩短了从针穿刺位置到病变的距离。这些特性使得 EUS 能够精确地定义癌症的边缘并进行标记，这与传统成像看不到的小病灶最为相关。EUS 的另一个优点是多普勒功能避免了主要血管结构，并将出血和相关并发症的风险降至最低。因此，出血（1.8%）和肿瘤沿针道播散的风险（迄今为止仅有 3 例报道）低于经皮途径的手术[14]。

13.4　SBRT 的基准类型

传统黄金（TG）基准物更短更大（长度 5 mm × 直径 1.2 mm），而柔性成卷（FC）基准物更长、更小（长度 10 mm × 直径 0.35 mm）（图 13.2a 和 b）[15]。较小的 FC 基准物的主要优点是增加了灵活性，便于装载于 22G 针，从而经十二指肠途径时更容易被推出来。

然而根据报道，FC 与 TG 基准物相比，迁移率高达 9%，可见性也更低[16]。因此，较新的预加载装置优先使用更小的 TG 基准（5 mm × 0.43 mm），可装入 22G 针头（图 13.2c）[17]。表 13.1 总结了不同类型基准物的性质、优点和缺点。

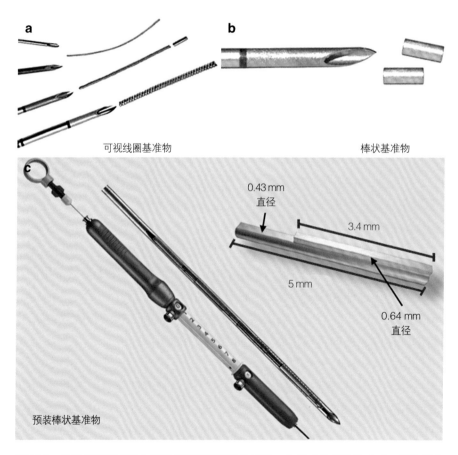

图 13.2　目前在临床应用中使用的可用基准物的图像，包括成卷基准物（a）、棒状基准物（b）和预加载棒状基准物的针头（c）

表 13.1　不同类型基准的属性、部署方法、优缺点比较

引用类型	尺寸规格（mm）	制造商	部署方法	每基准单位的成本（美元）	优点	缺点
圆柱形金种子	（3～5）×（0.8～1.2）	CIVCO 公司放射疗法产业	FL 或 BL 用19G 针头	43.60	经验丰富，可视性好，迁移率低，价格便宜	经十二指肠途径使用19G 针头部署困难
黄金锚	10×0.28	innoMedicus 公司黄金锚产业	FL 或 BL 用22G 针头	130	迁移率低	使用 FL 方法部署困难（故障率 31.3%），成本高昂
柔性线圈	10×0.35	IZI 医疗可视线圈产业	FL 或 BL 用22G 针头	200	经十二指肠入路	迁移风险增加，能见度降低
金棒	5×0.43 5×0.43 5×0.75	COOK 医疗 Echotip 活检针 美敦力超级内镜显示器公司 美敦力内镜显示器公司	预装 22G 针（4 个基准物）预装 22G 针（2 个基准物）预装 19G 针（2 个基准物）	82.50/基准物 149/基准物	无须装入针，从而缩短了操作时间	对每根针的基准物数量的限制

注：FL，前装载；BL，后装载。

13.5　装填基准物针头的方法

无论基准物是经皮还是 EUS 途径的嵌入，装填基准物的方法都是相似的。在嵌入之前，每个基准标志物或前端或后端装入针头。

（1）后端装填：后端装填的技术是最常用的，因为它避免了从整个长度的针里推出基准物，这有时会由于阻力而变得困难。这包括在插入辅助通道之前准备一根细针穿刺（FNA）输送装置。该操作是将管芯抽出 3 cm，推出针头并使用导管以逆行方式填入基准物来完成的。填入基准物之后，将针头刺入骨蜡以堵塞针头，防止基准物丢失（图 13.3）。然后，将 FNA 针注射到肿瘤中，并将管芯推入，散出基准物。

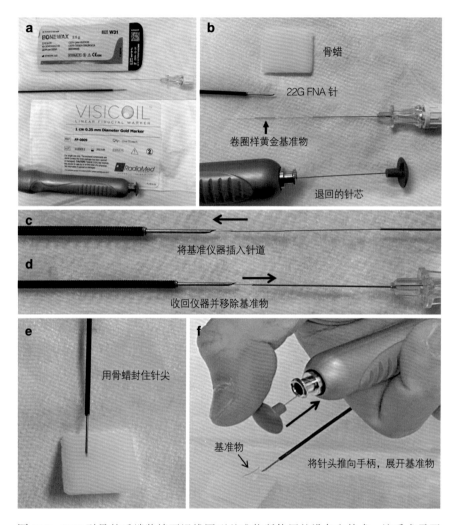

图 13.3　EUS 引导的后端装填可视线圈型基准物所使用的设备和技术。该手术需要 22GFNA 针、长度 1 cm、直径 0.35 mm 黄金可视线圈和无菌骨蜡（a、b）。在针尖暴露 1 cm，管芯抽回 5 cm 的情况下，将仪器插入针道，使针尖朝上（b、c），将黄金可视线圈装入 22G 针的针尖。一旦黄金可视线圈完全进入针内，应轻轻取下仪器，不要拉出黄金可视线圈（d）。然后用无菌骨蜡密封针尖。针尖然后缩回到鞘内，准备供 EUS 内镜医生使用。一旦针尖放置在病变内的正确位置，就可以通过将管芯推向手柄（f）来散开黄金可视线圈。EUS 引导下可以直接观察到基准物向病灶的排出

　　后端装填技术的一种变化是湿式装填技术，具体是将针浸入盐水中，抽出管芯 10 cm 以产生负压。然后，在不使用骨蜡密封的情况下，将基准物填入针中，借助盐水的表面张力让基准物保持在原位。如上所述，通过管芯的完全推入来实现基准物的散开。这种装载方法的主要缺点是有针刺伤的风险。

（2）前端装填：这项技术包括使用 EUS 引导将 FNA 针插入肿瘤，完全取出管芯，然后在管芯的开口处放置基准标志物。将管芯重新插入并推动基准物，直至它在肿瘤床中散开。或者不再重新插入管芯，而是将少量盐水注射到管芯的端口并将基准物冲到肿瘤里。表 13.2 总结了两种装填方法的优缺点。

表 13.2　插入基准物不同加载方法的优缺点比较

方　法	优　点	缺　点
前装	（1）不需要骨蜡 （2）无须卸下针头即可重新加载 （3）减少针头刺伤的风险	技术上更有挑战性的
后装（骨蜡密封或湿盐水）	相对容易使用	（1）针刺伤 （2）需要将针头从附件通道中取出以重新加载 （3）需要骨蜡，这可能导致肉芽肿形成或由堵塞导致部署失败

（3）基准物预装针：为了消除手术过程中取出和重新装针的需要，库克公司和美敦力公司目前正在制造基准物预装输送系统（表 13.1）。库克公司的 Echotip 预装输送系统使用 22G 针头输送四根黄棒基准物（图 13.2c），而美敦力公司的 Beacon 系统提供 19G 针和 22G 针两种选项，预装 2 根金棒以输送不同厚度的基准物[18]。

13.6　SBRT 中放置基准物的最佳位置

相对于胰腺肿块，基准物的最佳放置位置仍不确定。腹腔镜下放置基准物以获得理想基准几何形状的优势在前面已经描述过。然而，这并没有显示出能够提高对 SRT 的跟踪和递送[13]。一般来说，最好通过基准物放置来勾勒出病灶的主要边界（内侧和外侧），如果可能的话，还可以勾勒出其上下边界（图 13.4）。因此，每个病灶至少应放置两个基准物。对于大于 4 cm 的病灶，可能需要更多的基准物来描绘病灶的范围（图 13.5）。我们更倾向于在病灶内放置基准物，而不是沿着外缘放置，以避免迁移、胰腺炎或损伤邻近器官的风险。

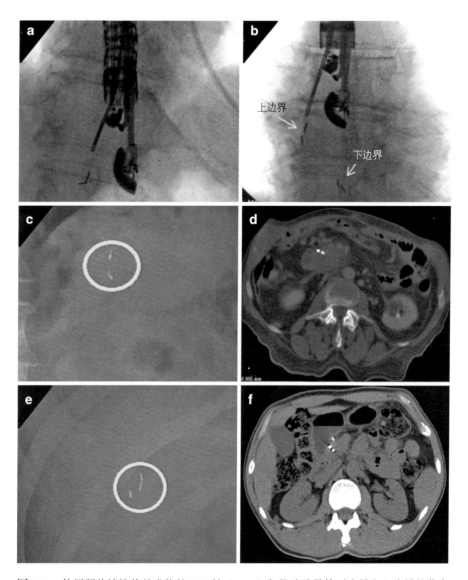

图 13.4 使用预装填棒状基准物的 22G 针（a、b）勾勒胰腺导管下边界和上边界的荧光镜外观。基于荧光（a、b）和断层成像评估，比较不同类型的可视基准标志物（c、d）与棒状基准物（e、f）的可见度

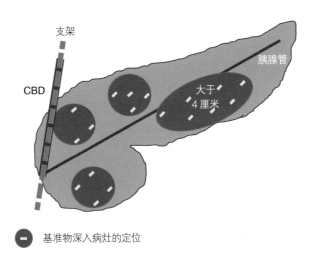

基准物深入病灶的定位

图 13.5　SBRT 在胰腺病灶内理想的基准物位置。目标是在病灶内放置 2～4 个基准物，以便在计划的 CT 扫描中勾勒出病灶的边界，为 SBRT 提供病灶的良好映射。支架，无论是塑料型还是金属型，在胆道术中也可以作为参考。对于胰腺体部和尾部的病灶，应朝向病灶的后边缘放置，以避免向外迁移。避免将胰腺置于胰管和血管内。对于大于 4 cm 的病灶，可能需要更多的基准物来描绘病灶的范围

13.7　胰腺病灶中基准物插入的技术结果

根据基准物的类型和针头尺寸的大小，EUS 引导基准物嵌入的技术成功率在 88%～100%（表 13.3）。一项先前的试验，9 名患者使用 19G 针通过管芯端口利用生理盐水冲入基准物的方式获得了 100% 的成功率。然而，随后对 57 名患者进行的一项更大规模的研究报道称，尽管使用了这种方法，但仍然存在困难，成功率仅达到 88%[20]。然而，这种成功率会将实际结果反映为靶向头部病灶，并且当使用硬的 19G 针时，胰腺钩突在技术上具有挑战性。使用 22G 针和较窄的传统黄金柔性线圈，经十二指肠展开的成功率达到 100%[21]。用骨蜡密封针尖减少了在基准物放置时使 EUS 视野模糊的气泡挤出的问题[22]。尽管柔性线圈基准物的柔性增加，但与三酰甘油的柔性相比，迁移率（高达 9% 的迁移率）和可见度的降低仍令人担忧[16, 17]。随着经验的增加，不再需要射线透视，并且可以在单一环境下进行多种手术（FNB 和腹腔神经丛神经消融术）[22]。

基准物预装针的发展消除了以前后端装填的相关问题（耗时、针刺伤）。这些针预装有三酰甘油，取代了氟氯烃，由于三酰甘油在胰腺癌患者中具有优异的可见性[17]。我们最近的研究[23]表明，预装 22G 针（美国库克医疗公司）具有更短的散开时间（0.94 分钟 *vs.* 5.5 分钟；$P = 0.000\,1$），散开的基准物数量也更多

表 13.3　EUS 引导方法评估不同类型基准物标记结果的已发表研究总结

文章	例数	癌症	针号	基准物	方法	荧光镜检查	抗生素	成功率	并发症
Pishvaian 等[26]（2006）	13	胰腺、结肠、食管	19	TG	FL	是	否	85%（11/13）	胆管炎（1）
Varadarajulu 等[19]（2010）	9	胰腺	19	TG	BL	是	否	100%（9/9）	无
Park 等[20]（2010）	57	胰腺	19	TG	BL-管柱推力和静水压力	否	否	88%（50/57）	小出血（1）
Dimai 等[27]（2010）	30	食管（18）、胰腺（9）、胃（1）、胆道（1）	22	FC	BL	否	非常规	97%（29/30）	高热 LFT（1）
Sanders 等[25]（2010）	51	胰腺	19	GS	BL	否	否	90%（46/51）	2% 的胰腺炎 7% 的迁移
Ammar 等[21]（2010）	13	胰腺（7）、瘤（3）、肾上腺（1）、胆道（1）、肝脏（1）	22	FC	FL	否	否	100%（13/13）	无
Khasab 等[17]（2012）	39	胰腺	19（29）22（10）	TG（29）FC（10）	BL	基本上不是	是	100%	无

续　表

文章	例数	癌症	针号	基准物	方法	荧光镜检查	抗生素	成功率	并发症
Majumder 等[13]（2013）	39	胰腺	19	TG	BL	否	是	90%（4 个基准物因迁移而失败）	13%（5 名患者；（3 名腹痛，1 名呕吐，1 名轻度胰腺炎）
Choi 等[22]（2014）	32	胰腺（29）、肝脏（3）	19	TG	BL	否	是	100%	3.1%（1 名患者）迁移；3.1% 的胰腺炎
Davila Fajardo 等[16]（2014）	23	胰腺	22	FC GA	BL	非常规	非常规	100%	9.5% 的迁移；4.3%（1 名患者）出血；4.3% 的胆管炎
Dhadham 等[14]（2016）	514	食管（207）、胃（33）、胰腺（188）、直肠（103）、其他（32）	19 22	TG FC	BL	否	未提及	99.8%（513/514）	1.4% 的迁移（7 名患者）；1.8% 的小出血（9 名患者）
Phan 等[23]（2019）	60	食管胃连接处（27）、胰腺（28）、肝（5）	19 22	FC TG	BL，预装	否	是	100%	胆管炎（1）

（3.9 *vs.* 2.14；*P*=0.000 1），并且更便宜（481 美元 *vs.* 683 美元；*P*=0.001），比较对象是，使用装填 19G 或 22G 的美敦力公司的超级递送系统。在这项研究中，两组的技术成功率都是 100%。

对于尺寸小于 2 cm 的胰腺神经内分泌肿瘤，如果需要手术切除，腹腔镜手术会减少外科医生术中获得的触觉反馈。因此，小病灶的定位极具挑战性，EUS 引导的基准物放置术是一种有助于肿瘤切除的选择方案。Law 等描述了两个患有 7.4 mm 钩突病灶和 9 mm 胰腺颈部病灶的患者，两个 FC 基准物被装到 22G 针上并成功注射到每个患者体内。随后的切除手术成功，切除边缘为 R0 [24]。Ramesh 等描述了另一个病例，其中一个 19G 针预装了单个三酰甘油基准，并成功地部署到胰岛素瘤中。这在随后的腹腔镜切除术中很容易识别，患者的临床结果非常好 [12]。

13.8 基准物嵌入的并发症

胰腺炎和出血这两种并发症很少见，分别只有 2% 和 1% 的患者出现。报道的病例程度较轻，仅仅需要保守的住院管理，大多数患者能够在 24～48 小时后出院 [22, 25]。在没有常规预防性抗生素给药的两项早期研究中，高达 4% 的患者发生胆管炎 [26, 27]。随后实施常规预防性抗生素使用的研究报道则没有胆管炎的发生。因此，建议在基准物植入前使用抗生素 [28]。我们选择的抗生素是环丙沙星（400 mg 静脉注射）或头孢曲松（1 g 静脉注射）。

可接受的基准物迁移率是在 1%～4%。然而，有两项研究报道了 7% 和 9.5% 的高迁移率，我们将对此进行更详细的讨论。在一项利用金锚基准物和柔性线圈基准物的研究中报道了 9.5% 的比率。有趣的是，金锚基准物更难部署（31.3% 的失败率），而柔性线圈基准物在所有尝试中都是成功的。然而，在这项研究中，高迁移率仅发生在柔性线圈基准物上 [16]。通过将部署的基准物数量增加到 3～4 个，允许在 SBRT 期间进行足够的追踪，可以将基准物迁移的风险降至最低 [25]。

13.9 小结

随着 SBRT 越来越多地用于局部晚期胰腺癌的治疗，借助基准物标记来准确勾勒肿瘤轮廓的需求也越来越大。在可行的方案中，EUS 引导的基准物嵌入是侵入性最小的技术，伴随而来的是很高的技术成功率和很低的并发症发生率。基准物预装填针的技术进步进一步提高了手术的安全性、有效性，节约了成本和持续时间，提高了手术效果。

（翻译：江振宇，审校：孟宪梅）

参考文献

[1] Conlon KC, Klimstra DS, Brennan MF. Long-term survival after curative resection for pancreatic ductal adenocarcinoma: clinicopathologic analysis of 5-year survivors. Ann Surg. 1996;223:273−9.

[2] Springfeld C, et al. Chemotherapy for pancreatic cancer. Presse Med. 2019;48:e159−74.

[3] Kalser MH, Ellenberg SS. Pancreatic cancer. Adjuvant combined radiation and chemotherapy following curative resection. Arch Surg. 1985;120:899−903.

[4] Klinkenbijl JH, et al. Adjuvant radiotherapy and 5-fluorouracil after curative resection of cancer of the pancreas and periampullary region: phase III trial of the EORTC gastrointestinal tract cancer cooperative group. Ann Surg. 1999;230:776−82; discussion 782−4.

[5] Neoptolemos JP, et al. A randomized trial of chemoradiotherapy and chemotherapy after resection of pancreatic cancer. N Engl J Med. 2004;350:1200−10.

[6] Gauthier I, Carrier JF, Béliveau-Nadeau D, Fortin B, Taussky D. Dosimetric impact and theoretical clinical benefits of fiducial markers for dose escalated prostate cancer radiation treatment. Int J Radiat Oncol Biol Phys. 2009;74:1128−33.

[7] Didolkar MS, et al. Image-guided stereotactic radiosurgery for locally advanced pancreatic adenocarcinoma results of first 85 patients. J Gastrointest Surg. 2010;14:1547−59.

[8] Mellon EA, et al. Long-term outcomes of induction chemotherapy and neoadjuvant stereotactic body radiotherapy for borderline resectable and locally advanced pancreatic adenocarcinoma. Acta Oncol (Madr). 2015;54:979−85.

[9] Knybel L, et al. The analysis of respiration-induced pancreatic tumor motion based on reference measurement. Radiat Oncol. 2014;9:192.

[10] Bussels B, et al. Respiration-induced movement of the upper abdominal organs: a pitfall for the three-dimensional conformal radiation treatment of pancreatic cancer. Radiother Oncol. 2003;68:69−74.

[11] Kothary N, et al. Safety and efficacy of percutaneous fiducial marker implantation for imageguided radiation therapy. J Vasc Interv Radiol. 2009;20:235−9.

[12] Ramesh J, Porterfield J, Varadarajulu S. Endoscopic ultrasound-guided gold fiducial marker placement for intraoperative identification of insulinoma. Endoscopy. 2012;44:E327−8.

[13] Majumder S, et al. Endoscopic ultrasound-guided pancreatic fiducial placement: how important is ideal fiducial geometry? Pancreas. 2013;42:692−5.

[14] Dhadham GC, Hoffe S, Harris CL, Klapman JB. Endoscopic ultrasound-guided fiducial marker placement for image-guided radiation therapy without fluoroscopy: safety and technical feasibility. Endosc Int Open. 2016;4:E378−82.

[15] Chavalitdhamrong D, DiMaio C, Siersema P, Wagh M. Technical advances in endoscopic ultrasound-guided fiducial placement for the treatment of pancreatic cancer. Endosc Int Open. 2015;3:E373−7.

[16] Dávila Fajardo R, et al. EUS-guided fiducial markers placement with a 22-gauge needle for image-guided radiation therapy in pancreatic cancer. Gastrointest Endosc. 2014;79:851−5.

[17] Khashab MA, et al. Comparative analysis of traditional and coiled fiducials implanted during EUS for pancreatic cancer patients receiving stereotactic body radiation therapy. Gastrointest Endosc. 2012;76:962−71.

[18] Hwang JH, et al. Devices for use with EUS. Display Options. 2017;2(3):35−45. https://doi.org/10.1016/j.vgie.2016.12.001.

[19] Varadarajulu S, Trevino JM, Shen S, Jacob R. The use of endoscopic ultrasound-guided gold markers in image-guided radiation therapy of pancreatic cancers: a case series. Endoscopy. 2010;42:423−5.

[20] Park WG, et al. EUS-guided gold fiducial insertion for image-guided radiation therapy of pancreatic cancer: 50 successful cases without fluoroscopy. Gastrointest Endosc. 2010;71:513−8.

[21] Ammar T, et al. Fiducial placement for stereotactic radiation by using EUS: feasibility when using a marker compatible with a standard 22-gauge needle. Gastrointest Endosc. 2010;71:630−3.

[22] Choi J-H, Seo D-W, Park DH, Lee SK, Kim M-H. Fiducial placement for stereotactic body radiation therapy under only endoscopic ultrasonography guidance in pancreatic and hepatic malignancy: practical feasibility and safety. Gut Liver. 2014;8:88−93.

[23] Phan VA, Dalfsen R, Le H, Nguyen NQ. Performance of a new preloaded fiducial needle to guide radiation therapy of upper gastrointestinal cancers. Endoscopy. 2019;51:463−7.

[24] Law JK, et al. Endoscopic ultrasound (EUS)-guided fiducial placement allows localization of small neuroendocrine tumors during parenchymal-sparing pancreatic surgery. Surg Endosc. 2013;27:3921−6.

[25] Sanders MK, et al. EUS-guided fiducial placement for stereotactic body radiotherapy in locally advanced and recurrent pancreatic cancer. Gastrointest Endosc. 2010;71:1178−84.

[26] Pishvaian AC, Collins B, Gagnon G, Ahlawat S, Haddad NG. EUS-guided fiducial placement for CyberKnife radiotherapy of mediastinal and abdominal malignancies. Gastrointest Endosc. 2006;64:412−7.

[27] DiMaio CJ, et al. EUS-guided fiducial placement for image-guided radiation therapy in GI malignancies by using a 22-gauge needle (with videos). Gastrointest Endosc. 2010;71:1204−10.

[28] Coronel E, et al. EUS-guided fiducial placement for GI malignancies: a systematic review and meta-analysis. Gastrointest Endosc. 2019;89:659−670.e18.

14 超声内镜引导胰腺实性肿瘤的治疗

Endoscopic Ultrasound-Guided Therapies for Solid Pancreatic Tumors

Francesco Maria Di Matteo, Serena Stigliano

14.1 引言

基于超声内镜引导穿刺的原理和新技术的发展，超声内镜（EUS）已成为肿瘤领域的重要介入工具。

对于胰腺癌，尤其是无法切除的原位病灶，局部消融技术正在成为多模式治疗策略中的补充手段[1, 2]。

超声探头与靶器官之间距离更近，同时可以实时显示治疗过程[3]，与经皮消融[4]或术中消融[5]相比，超声内镜引导消融并发症率更低，因此，超声内镜已成为引导胰腺病变局部治疗的完美工具。

胰腺导管腺癌（PDAC）仍为极具侵袭性的肿瘤之一，预后不良。尽管多模式治疗方法取得了进展，但手术切除仍然是唯一可能彻底治愈的治疗方法。然而，超过80%的患者被诊断时处于不可切除阶段。

各种化疗和（或）放射疗法效果不佳，5年的存活率在5%～7%[6]。

胰腺神经内分泌肿瘤（pNET）是一种罕见的肿瘤，由于影像学进展及广泛应用，其发病率在过去数十年中显著增加[7]。根据疾病分期、组织学分级，以及临床上是否存在因激素分泌引起相关症状对其进行分类。

pNET的主要治疗方法是手术，手术可显著提高患者生存率，但受到严重的短期和长期不良事件影响。

F. M. Di Matteo · S. Stigliano
Operative Endoscopy Department, Campus Bio-Medico University, Rome, Italy
e-mail: f.dimatteo@unicampus.it; s.stigliano@unicampus.it

因此，以 EUS 引导下的消融术为代表的局部治疗，可能是一种有效的替代方法。

考虑到作用机制，EUS 引导消融可分为两种不同的方法。"直接模式"技术对病变产生局部作用，包括射频消融（RFA）、掺钕钇铝石榴石（Nd:YAG）激光消融、低温消融和乙醇注射。另一种方法，即"间接模式"，通过其他机制获得抗肿瘤效果，如细针注射化疗药物或免疫治疗因子（如淋巴细胞培养），刺激免疫系统对抗病变，或放置引导立体定向放射的基准标志物。

14.2 EUS 引导的直接模式消融

14.2.1 EUS 引导下射频消融

RFA 是一种众所周知的通过产生高温诱导细胞凝固性坏死的方式。它使用高频交流电作为电磁能，产生热量并导致凝固性坏死。

目前可用的探头是 EUSRA RF 电极（STARmed, Koyang, South Korea）（图 14.1）。

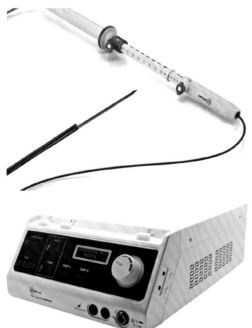

图 14.1 EUSRA 射频电极（STARmed, Koyang, South Korea），作用尖端 10 mm。该手柄连接到水冷却装置和 VIVA 射频发生器

它是一个单极 18G 和 19G 射频消融电极，放置在超声内镜的钳道中。它长 140 cm，带有一个 1 cm 的尖锥形尖端，用于能量输送。该针头与一个内部冷却系统相关联，该系统通过泵连接到外部冷盐水溶液源（0℃），该冷盐水源可防止针头温度过高并提高消融精度。

在手术过程中，电极在 EUS 引导下进入靶病变。EUS 确定电极尖端穿刺入病灶后，给予能量输送。能量激活后数秒，在针头周围可逐步显示出一个高回声的"云雾状"影像，表明该部位成功射频消融（图 14.2）。

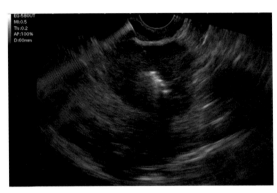

图 14.2 EUS 引导下射频消融术治疗胰腺导管腺癌

在 RFA 后的组织学上，根据组织与针的接近程度不同，可以区分为三个区域。由于与探头直接接触，中心区域出现凝固性坏死。过渡区由于中心区的热传导而产生亚致死损伤；细胞可能凋亡，也可能完全愈合。未受损的外部区域不受消融影响。

到目前为止，已有三项针对局部晚期胰腺导管腺癌患者采取 EUS-RFA 的可行性和安全性的研究评估。

2016 年，Song 等[9]对 6 例由于局部进展或已有远处转移，不能通过外科手术切除，且对其他治疗方式无效的胰腺癌患者进行了研究。研究表明，患者均成功实施 EUS-RFA，所有没有重大不良事件［胰腺炎、出血、十二指肠损伤或门静脉和（或）脾静脉血栓形成］的发生。无手术相关死亡。

在另一项研究[10]中观察到了同样的结果，该研究对 10 名无法切除的非转移性癌症患者进行了研究。在这项研究中，次要终点将评估肿瘤组织内是否存在坏死，作为评价消融治疗的效果。在对比增强 CT 扫描中，放射性反应被定义为与周围肿瘤组织相比，肿瘤内存在一个边界清晰的低密度区域。

最近，Crinò 等[11]展示了他们对 8 例 PDAC 患者的研究结果，针对一线化疗和（或）放疗后不可切除且无转移，或可切除但因患有其他疾病不适合手术的患者。同样，技术成功被定义为实现了肿瘤消融（CECT 扫描发现肿瘤内存在明显的低密度区域）。通过计算消融区域的体积（即其与原始肿瘤体积的百分比），所有患者均成功实现了肿瘤区域的消融。关于不良事件，只有 3 名患者术后出现轻度腹痛。

这些结果证实了 EUS-RFA 的可行性和安全性，在消融部位产生实质性坏死证明了其有效性。然而，EUS-RFA 在 PDAC 患者中的确切作用仍须进一步评估。

关于 EUS 引导下的 pNET 射频消融术，很少有病例报道，目前有两项研究已经发表。Choi 等[12]治疗了 7 例肿瘤中位直径为 20 mm 的患者，5 位患者获得了影像学完全反应。关于不良事件，1 名患者出现腹痛，1 名患者出现轻度胰腺炎。在 Barthet 等[13]的第二个报道中，12 例患者的 13 个非功能性 < 2 cm pNET 病变进行了 EUS-RFA 治疗。6 个月时，9 个病灶（71%）完全缓解。在 2 例患者中观察到不良事件，其中一例为胰腺炎，一例为主胰管（MPD）狭窄。

最近，Oleinikov 等评估了在功能性和非功能性 pNET 患者中进行 EUS RFA 的可行性、有效性和安全性，96% 的病变显示影像学完全反应。在 2 例患者中观察到不良事件，均为轻度急性胰腺炎[14]。

14.2.2　EUS 引导激光消融

激光消融（LA）是一种微创方法，通过将低功率激光能量引导到组织中。使用更细的激光纤维可以插入标准的 EUS 针（22G）中，并可应用于胰腺等腹膜后器官。

可用的设备采用波长为 1 064 nm 的钕钇铝石榴石（Nd:YAG）激光（Echolaser; Elesta s.r.l., Florence, Italy），将 300 mm 光学纤维（Elesta s.r.l.）插入标准 EUS 针中（图 14.3）。

到目前为止，对动物模型体内中初步实验研究已证明 Nd:YAG 激光消融的有效性和安全性[15]。

最近，这种微创激光被用于治疗人类胰腺神经内分泌肿瘤。在 EUS 引导下

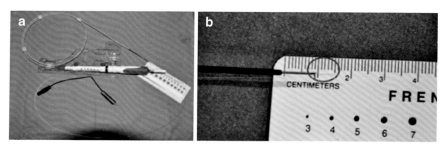

图 14.3　a. 术前预装的波士顿科学公司（Boston Scientific）生产的 22G 穿刺针；b. 纤维从针尖伸出（5 mm）

采用 4.0 W 的 Nd:YAG 激光进行了 300 秒消融，在操作过程中没有出现任何并发症，病变边缘可见清晰的凝固坏死区（图 14.4）。在治疗后的 CT 扫描中观察到一个界限清晰的凝固性坏死区域，6 年的随访未发现病变的复发[16]。

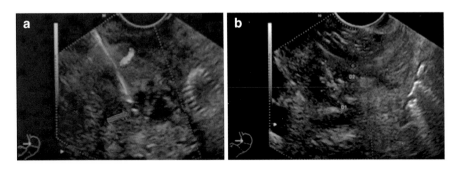

图 14.4 a. 肿瘤内距针尖 5 mm 处可见的高回声斑点（红色箭头）；b. 在手术结束时，EUS 沿着探针的路径显示了一个高回声区域，其周围是带有高回声斑点的非均匀组织

此外，同一组还评估了 EUS 引导下激光消融治疗不可切除的胰腺癌的可行性。所有病例均成功完成，无重大不良事件发生。为避免邻近正常实质损伤，设置最低有效功率。根据该人体应用的结果，功率设置为 4 W/1 000 J 可达到最大的消融量，而无临床不良事件。患者 LA 后中位生存期为 7.4 个月（范围在 29～662 天）[17]。

14.2.3 EUS 引导低温消融术

低温消融术是一种结合射频消融术的热损伤和低温气体的冷却作用的混合双相技术。

目前可用的探针由 ERBE Elektromedizin GmbH（Tübingen, Germany）开发（图 14.5）。

该探针使用 EUS-FNA 针，尖端包含两个电极，形成电流闭合系统（图 14.6）。电活性段长为 26 mm，直径为 1.8 mm。该装置有聚四氟乙烯薄膜涂层，它可以很容易地通过纵轴超声内镜的工作孔道。探头一端连接到能量发生器和 CO_2 源。

双极系统消融比单极系统产生的附带热损伤更少。此外，结合两种技术的特点，该设备融合了两种方法的优势，克服了效率较低的缺点[8]。

在动物模型和可切除胰腺腺癌患者的体外研究[18, 19]中，首次证实了 EUS

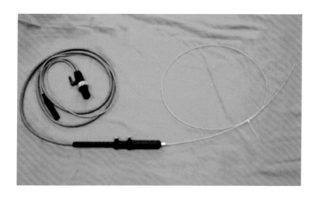

图14.5　覆盖有保护管的 ERBE 柔性探头可通过超声内镜的手术通道

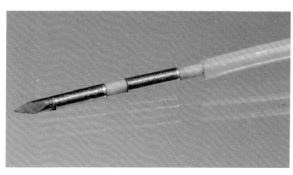

图14.6　混合低温探头（14G）（ERBE, Tubingen, Germany）

引导的低温消融的可行性和有效性。组织学检查发现消融区域的大小与消融时间呈正相关。

　　Arcidiano 等评价了低温消融治疗局部晚期 PDAC 患者的可行性和安全性。72.8% 的患者完成治疗，部分失败是因为病灶和胃十二指肠壁的纤维化和结缔组织增生导致探针无法插入。术中或术后均无严重并发症。研究表明，治疗时间与治疗范围直接相关[20]。

　　此外，除了局部组织消融，冷冻消融的全身性炎症反应不仅在治疗区域，而且在远处转移中都可能引起抗肿瘤效应[21]。

14.2.4　EUS 引导乙醇消融术

　　乙醇是一种低黏度的化学试剂，可通过化学反应导致凝固性坏死，随后出现纤维化、小血管血栓形成和肉芽肿组织形成。

　　它可以在 EUS 引导下通过小口径针注射至病灶。

　　一些研究表明，EUS 引导下的乙醇注射是一种安全有效的方法，可以治疗多种胰腺肿瘤，如囊性病变和神经内分泌肿瘤[22-24]。

在最近的一项研究中，Paik 等评价了 EUS 引导下乙醇消融顽固 pNET 的效果。研究显示，治疗成功率为 75%，出现 1 例严重不良事件（重症急性胰腺炎）[25]。

关于 EUS 引导下乙醇消融术治疗 PDAC 的有效性，Facciorusso 等比较了 EUS 引导下乙醇消融术联合 EUS 引导下腹腔神经丛阻滞术（EUS-CPN）与单独 EUS-CPN 治疗疼痛的有效性和安全性、肿瘤消融率和总生存率。在联合治疗的患者中，84.6% 患者进行了消融治疗，由于乙醇的直接肿瘤杀伤活性，联合治疗后的中位总生存期显著延长（8.3 个月 vs. 6.5 个月，P=0.05）[26]。

14.3　局部消融和免疫调节

有研究发现，未经治疗的肿瘤可在远处肿瘤肿块消融后自发消退，这可能表明热消融后参与了免疫激活[27]。

虽然涉及的机制尚未完全阐明，但部分原因已经明确。热消融会导致坏死，并可能导致局部炎症，释放出热休克蛋白（Hsp）等危险信号，从而可能被免疫系统检测到。这刺激了免疫效应细胞（包括树突状细胞）的招募和激活，这些细胞位于受损肿瘤组织附近，很可能位于受损肿瘤组织内部。这些细胞激活抗肿瘤适应性免疫，包括 CD4+、CD8+T 细胞和抗体产生，从而有助于消除局部肿瘤，控制远处肿瘤（包括微转移），并建立持久的抗肿瘤免疫记忆[28, 29]。

据推测，通过控制生理应激的诱导，局部消融提供了通过打破自我耐受来发展"自然"免疫反应的可能性。因此，癌症的热消融提供了一种危险模型的治疗方案。然而，诱导的抗肿瘤免疫很弱，可能不足以单独根除已存在的肿瘤，但它可以与一些化疗和免疫调节策略协同作用[30, 31]。

14.4　EUS 引导下的间接模式消融

许多使用超声内镜引导下细针注射（EUS-FNI）的新型治疗药物和技术已用于治疗晚期胰腺癌的临床试验[32]。

一个例子是使用同种异体混合淋巴细胞培养物，称为细胞移植。Chang 等完成了一项 I 期试验[33]，其中细胞移植物是从健康供体和患者的外周血单个核细胞的培养中产生的。无手术相关的并发症发生。通过 CT 评估肿瘤缓解，2 例患者肿瘤部分缓解（即横截面积减少了 50% 以上），1 例反应轻微，3 例无变化，2 例病情进展。

另一种可注射制剂是 TNFerade（美国 GenVec 公司）。它是一种复制缺陷型腺病毒载体，携带由辐射诱导启动子（Egr-1）调节的人类肿瘤坏死因子 α 基因。Hecht 等[34]报道了 3 例部分缓解、1 例完全缓解和 12 例病情稳定（中位生存期为 297 天）。然而，另一项涉及 304 例患者的大型随机多中心 Ⅲ 期研究报道称，与单纯化疗相比，在 5-氟尿嘧啶和放疗的肿瘤内注射 TNFerade 生存率没有提高[35]。

一种新的抗肿瘤药物是 ONYX-015（美国 Onyx 制药公司）[36]。它是一种溶瘤细胞减毒腺病毒，优先在恶性细胞中复制，导致细胞死亡。Hecht 等[37]完成了一项 EUS-FNI 引导的 21 例晚期胰腺癌患者使用 ONYX-015 联合吉西他滨的 Ⅰ/Ⅱ 期试验。ONYX-015 无令人信服的疗效：2 例部分缓解，2 例轻微进展，6 例病情稳定，11 例病情进展或出现治疗相关毒副反应。

然而，鉴于上述治疗效果欠佳，人们的注意力已经转移到了癌症治疗的其他领域，如纳米技术。

纳米疗法可能是减少邻近健康组织损伤的关键，并通过将药物封装成一种可以通过免疫原性和基质屏障的无毒纳米制剂的方法，从而限制具有细胞毒性药物的其他不良反应。纳米疗法确实可以将具有高度特异性的药物集中在肿瘤部位，从而提高胰腺癌患者的生存率。这是一个非常有趣待开发的领域，并且更多的研究正在聚焦于该领域[38, 39]。

14.5　小结

超声内镜引导下的消融术对于治疗不可切除的胰腺实体瘤或未进行手术的患者是一种可行、安全、有效的方法。几种不同的 EUS 引导下的消融技术已被引入，目前的经验显示了良好的结果。

这项技术应该在多学科治疗方案中加以考虑，用以补充全身化疗或放疗。事实上，它似乎不仅在产生肿瘤的局部破坏方面发挥着重要的作用，而且在改变其分子形态和微环境、诱导不同的化疗敏感性方面也发挥着重要的作用。此外，局部消融肿瘤可诱导免疫系统的激活，有助于局部肿瘤的消除，控制远处转移的肿瘤，并确定持久的抗肿瘤免疫记忆。然而，到目前为止，现有的研究病例数有限。其在生存和生活质量方面的影响，有待于前瞻性随机对照试验评估。

（翻译：黄鑫，审校：钟长青）

参考文献

[1] Alvarez-Sánchez MV, Napoléon B. Review of endoscopic radiofrequency in biliopancreatic tumors with emphasis on clinical benefits, controversies and safety. World J Gastroenterol. 2016;22(37):8257−70.

[2] Testoni SGG, Healey AJ, Dietrich CF, Arcidiacono PG. Systematic review of endoscopy ultrasound-guided thermal ablation treatment for pancreatic cancer. Endosc Ultrasound. 2020;9(2):83−100.

[3] Lakhtakia S, Seo DW. Endoscopic ultrasonography-guided tumor ablation. Dig Endosc. 2017;29(4):486−94.

[4] D'Onofrio M, Ciaravino V, De Robertis R, et al. Percutaneous ablation of pancreatic cancer. World J Gastroenterol. 2016;22(44):9661−73.

[5] Girelli R, Frigerio I, Salvia R, Barbi E, Tinazzi Martini P, Bassi C. Feasibility and safety of radiofrequency ablation for locally advanced pancreatic cancer. Br J Surg. 2010;97(2):220−5.

[6] Sohal DPS. Adjuvant and neoadjuvant therapy for resectable pancreatic adenocarcinoma. Chin Clin Oncol. 2017;6(3):26.

[7] Yao JC, Hassan M, Phan A, Dagohoy C, Leary C, Mares JE, Abdalla EK, Fleming JB, Vauthey JN, Rashid A, Evans DB. One hundred years after "carcinoid": epidemiology of and prognostic factors for neuroendocrine tumors in 35,825 cases in the United States. J Clin Oncol. 2008;26:3063−72.

[8] Dabizzi E, Arcidiacono PG. EUS-guided solid pancreatic tumor ablation. Endosc Ultrasound. 2017;6(Suppl 3):S90−4.

[9] Song TJ, Seo DW, Lakhtakia S, et al. Initial experience of EUS-guided radiofrequency ablation of unresectable pancreatic cancer. Gastrointest Endosc. 2016;83(2):440−3. https://doi.org/10.1016/j.gie.2015.08.048.

[10] Scopelliti F, Pea A, Conigliaro R, et al. Technique, safety, and feasibility of EUS-guided radiofrequency ablation in unresectable pancreatic cancer. Surg Endosc. 2018;32(9):4022−8.

[11] Crinò SF, D'Onofrio M, Bernardoni L, et al. EUS-guided radiofrequency ablation (EUS-RFA) of solid pancreatic neoplasm using an 18-gauge needle electrode: feasibility, safety, and technical success. J Gastrointestin Liver Dis. 2018;27(1):67−72.

[12] Choi JH, Seo DW, Song TJ, et al. Endoscopic ultrasound-guided radiofrequency ablation for management of benign solid pancreatic tumors. Endoscopy. 2018;50:1099−104.

[13] Barthet M, Giovannini M, Lesavre N, et al. Endoscopic ultrasound-guided radiofrequency ablation for pancreatic neuroendocrine tumors and pancreatic cystic neoplasms: a prospective multicenter study. Endoscopy. 2019;51(9):836−42.

[14] Oleinikov K, Dancour A, Epshtein J, et al. Endoscopic ultrasound-guided radiofrequency ablation: a new therapeutic approach for pancreatic neuroendocrine tumors. J Clin Endocrinol Metab. 2019;104(7):2637−47.

[15] Di Matteo F, Martino M, Rea R, et al. EUS-guided Nd:YAG laser ablation of normal pancreatic tissue: a pilot study in a pig model. Gastrointest Endosc. 2010;72:358−63.

[16] Di Matteo F, Picconi F, Martino M, et al. Endoscopic ultrasound-guided Nd:YAG laser ablation of recurrent pancreatic neuroendocrine tumor: a promising revolution? Endoscopy. 2014;46(Suppl 1 UCTN):E380−1.

[17] Di Matteo FM, Saccomandi P, Martino M, et al. Feasibility of EUS-guided Nd:YAG laser ablation of unresectable pancreatic adenocarcinoma. Gastrointest Endosc. 2018;88(1):168−174.e1.

[18] Carrara S, Arcidiacono PG, Albarello L, Addis A, Enderle MD, Boemo C, Campagnol M, Ambrosi A, Doglioni C, Testoni PA. Endoscopic ultrasound-guided application of a new hybrid cryotherm probe in porcine pancreas: a preliminary study. Endoscopy. 2008;40:321−6.

[19] Petrone MC, Arcidiacono PG, Carrara S, Albarello L, Enderle MD, Neugebauer A, Boemo C, Doglioni C, Testoni PA. US-guided application of a new hybrid probe in human pancreatic adenocarcinoma: an ex vivo study. Gastrointest Endosc. 2010;71:1294−7.

[20] Arcidiacono PG, Carrara S, Reni M, et al. Feasibility and safety of EUS-guided cryothermal ablation in patients with locally advanced pancreatic cancer. Gastrointest Endosc. 2012;76:1142−51.

[21] Signoretti M, Valente R, Repici A, Delle Fave G, Capurso G, Carrara S. Endoscopy-guided ablation of pancreatic lesions: technical possibilities and clinical outlook. World J Gastrointest Endosc. 2017;9(2):41−54.

[22] DeWitt J, McGreevy K, Schmidt CM, Brugge WR. EUS-guided ethanol versus saline solution lavage for pancreatic cysts: a randomized, double-blind study. Gastrointest Endosc. 2009;70:710−23.

[23] Jurgensen C, Schuppan D, Neser F, Ernstberger J, Junghans U, Stölzel U. EUS-guided alcohol ablation of an insulinoma. Gastrointest Endosc. 2006;63:1059−62.

[24] Muscatiello N, Salcuni A, Macarini L, et al. Treatment of a pancreatic endocrine tumor by ethanol injection guided by endoscopic ultrasound. Endoscopy. 2008;40(Suppl 2):E258−9.

[25] Paik WH, Seo DW, Dhir V, et al. Safety and efficacy of EUS-guided ethanol ablation for treating small solid pancreatic neoplasm. Medicine. 2016;95(4):e2538.

[26] Facciorusso A, Maso MD, Barone M, Muscatiello N. Echoendoscopic ethanol ablation of tumor combined to celiac plexus neurolysis improved pain control in a patient with pancreatic adenocarcinoma. Endosc Ultrasound. 2015;4(4):342−4.

[27] Haen SP, Pereira PL, Salih HR, Rammensee HG, Gouttefangeas C. More than just tumor destruction:

immunomodulation by thermal ablation of cancer. Clin Dev Immunol. 2011;2011:160250.

[28] den Brok MH, Sutmuller RP, Nierkens S, et al. Efficient loading of dendritic cells following cryo and radiofrequency ablation in combination with immune modulation induces anti-tumour immunity. Br J Cancer. 2006;95(7):896−905.

[29] den Brok MH, Sutmuller RP, van der Voort R, et al. In situ tumor ablation creates an antigen source for the generation of antitumor immunity. Cancer Res. 2004;64(11):4024−9.

[30] Sabel MS, Nehs MA, Su G, Lowler KP, Ferrara JLM, Chang AE. Immunologic response to cryoablation of breast cancer. Breast Cancer Res Treat. 2005;90(1):97−104.

[31] Levy MY, Sidana A, Chowdhury WH, et al. Cyclophos-phamide unmasks an antimetastatic effect of local tumor cryoablation. J Pharmacol Exp Ther. 2009;330(2):596−601.

[32] Yan BM, Van Dam J. Endoscopic ultrasound-guided intratumoural therapy for pancreatic cancer. Can J Gastroenterol. 2008;22(4):405−10.

[33] Chang KJ, Nguyen PT, Thompson JA, et al. Phase I clinical trial of allogeneic mixed lymphocyte culture (cytoimplant) delivered by endoscopic ultrasound-guided fine-needle injection in patients with advanced pancreatic carcinoma. Cancer. 2000;88(6):1325−35.

[34] Hecht JR, Farrell JJ, Senzer N, et al. EUS or percutaneously guided intratumoral TNFerade biologic with 5-fluorouracil and radiotherapy for first-line treatment of locally advanced pancreatic cancer: a phase I/II study. Gastrointest Endosc. 2012;75(2):332−8.

[35] Herman JM, Wild AT, Wang H, et al. Randomized phase III multi-institutional study of TNFerade biologic with fluorouracil and radiotherapy for locally advanced pancreatic cancer: final results. J Clin Oncol. 2013;31(7):886−94.

[36] Ries SJ. Elucidation of the molecular mechanism underlying tumor-selective replication of the oncolytic adenovirus mutant ONYX-015. Future Oncol. 2005;1:763−6.

[37] Hecht JR, Bedford R, Abbruzzese JL, et al. A phase I/II trial of intratumoral endoscopic ultrasound injection of ONYX-015 with intravenous gemcitabine in unresectable pancreatic carcinoma. Clin Cancer Res. 2003;9:555−61.

[38] Brachi G, Bussolino F, Ciardelli G, Mattu C. Nanomedicine for imaging and therapy of pancreatic adenocarcinoma. Front Bioeng Biotechnol. 2019;7:307.

[39] Adiseshaiah PP, Crist RM, Hook SS, McNeil SE. Nanomedicine strategies to overcome the pathophysiological barriers of pancreatic cancer. Nat Rev Clin Oncol. 2016;13:750−65.

15 超声内镜引导胰腺囊肿消融

Endoscopic Ultrasound-Guided Pancreatic Cysts Ablation

Nico Pagano, Claudio Ricci

要点

- 胰腺囊性病变仍然是一个难题。
- 囊性病变的正确分类和诊断并不总是容易的。
- 肿瘤性囊肿的风险分层有一个丰富的灰色区域。
- 目前的策略只是随访或手术，两者都有风险。
- 囊肿消融技术在过去的几年中进行了探索，似乎有良好的效果和可接受的风险。
- 这些患者的长期结果和对胰腺癌发病率降低的真正影响仍未知。

15.1 引言

　　胰腺癌的发病率逐年上升，是世界上致命的恶性肿瘤之一[1]。高达 1/5 的胰腺癌病例是由黏液性囊肿发展而来的。在横断面成像中[2, 3]，黏液囊肿的诊断越来越多，主要是偶然发现的。由于老年人群中囊肿的发病率增加，以及技术的发展提高了 CT 扫描和 MRI 的敏感性，我们正在经历胰腺囊性病变的骤增。因为随访费用昂贵，对卫生系统是一种负担，而且考虑到高发病率和胰腺手术高死亡率，决定手术切除囊肿是相当棘手的。并非所有囊肿都会演变为恶性肿瘤，但要准确估计风险，区分非演变性和潜在恶性囊肿，往往具有挑战性[4]。黏液性囊肿具有恶性转化的潜力，某些特征可表明风险增加。胃肠病学协会制定了各种指南，以帮助临床医生在日常工作中识别需要干预的患者，并说明其他患者的随访

N. Pagano · C. Ricci
DIMEC, Policlinico Sant'Orsola, University of Bologna, Bologna, Italy

时间[5]。黏液性囊肿发展为恶性肿瘤的总体风险在 1%～25%[6]。利用目前的成像和囊液分析技术，每个囊肿发生转化的可能性只能粗略估计。即使是昂贵的分子分析技术，也未被证实是预测未来恶性肿瘤的可靠方式[7]。尽管做出了种种努力，但这些策略并不完善，大多数囊性病变仍位于中等风险的灰色区域。

然而，目前除了手术或严格的随访，尚无针对潜在恶性胰腺囊肿的措施。而事实上，这两者均有风险。一方面，胰腺囊肿手术会使患者面临较高的病死率；另一方面，在及时发现恶性转化方面随访并不完善，成本高昂，并且给患者带来了心理负担。

其处境与巴雷特食管相似。在消融技术出现之前，治疗这种情况的唯一可用的选择是监测和手术，既有限又有风险。

在过去的几年里，各种关于 EUS 引导下胰腺囊肿消融的报道已经发表，为治疗模式的改变奠定了基础[8]。

很多研究探索了降低恶性肿瘤风险的方法，如胰腺囊肿的局部治疗，这可能为防治胰腺癌提供一种新的武器。

15.2 技术

胰腺囊肿消融术从技术本质讲是超声内镜引导下细针穿刺术，与 EUS-FNA 对镇静、患者准备和设备的要求相同[9]。根据胰腺囊肿的 FNA 指南[10]，术前预防性应用抗生素。术前准备好使用的灌洗剂和化疗液。建议与肿瘤科医生密切合作，准备化疗药物和随后的治疗。须对病变进行彻底评估，包括超声造影增强。对于囊肿的治疗，内镜医生使用标准的 FNA 技术插入穿刺针，抽吸囊肿的全部囊液。针的选择取决于囊肿的内容物性质，黏性较强的液体需要使用 19G 针以便于抽吸，而在黏性较低的内容物中，22G 针即可[11]。在清除内容物后，乙醇灌洗包括囊肿内交替注射和抽吸乙醇至少 5 分钟[12]。内镜医生注射的乙醇量与从囊肿中吸出的囊液量相同。在不含乙醇的方法中，吸取囊液后，用化疗药物或药物混合物填充囊腔。与乙醇灌洗一样，注入的液体量必须与吸取的液体量相同。紫杉醇溶液的黏度比乙醇高，因此注射需要更高的压力。注射溶液通常需要输液器或高压枪。与乙醇灌洗相反，紫杉醇留在原位可以产生更持久的效果[13]。一个有用的技巧是在抽吸囊液时针尖周围留下少量液体，以形成安全缓冲，避免注射时溢出囊壁外[14]。

对于多房性囊肿，消融可能更困难，因为一次穿刺可能不足以将溶液注入所有腔室，可能需要多次穿刺。多重穿刺法增加了手术时间、成本和风险[15]。单房性囊肿比多房性囊肿有更好的治疗效果，而小于 35 mm 的囊肿比较大的囊肿有更好的治疗效果[16]。

数据似乎显示重复治疗的效果更好，一些作者提出在第 3 个月进行第二次评估，对大于 15 mm 的病变再次治疗，然而仍需更多数据以确定最佳时间[17]。不同的作者阐述了评估治疗反应的标准。目前完全缓解的定义是囊肿大小比基线减少 95% 以上，部分缓解是病变直径减小 75%～95%，低于 75% 视为无效[18]。

15.3 化疗和乙醇

局部应用化疗或有毒物质治疗肿瘤的概念由来已久[13]。这种方法旨在将化疗的全身毒性降至最低，同时增加药物在肿瘤组织内的剂量。乙醇是首选用于各种肿瘤局部消融治疗的物质，如肝癌和其他类型的病变[19]。由于其毒性作用，乙醇会造成组织损伤，使肿瘤组织缩小或完全消融。不幸的是，局部的乙醇毒性，既是它的优势，也是其局限性。在非常脆弱的胰腺实质中，乙醇的局部作用会对邻近的健康组织造成损害，通常会导致胰腺炎[20]。此外，囊性肿瘤上皮的损伤通常是不完整和不均匀的[21]。

紫杉醇是一种化疗药物，可抑制微管依赖性细胞过程，导致细胞分裂停止和凋亡。由于其高黏度，该物质在囊腔内发挥长期作用[22]。

吉西他滨在胰腺癌的治疗中发挥作用。局部消融的研究结果表明，该药物与紫杉醇在治疗胰腺肿瘤囊肿方面具有协同效应[11]。

15.4 射频消融术

射频消融术（RFA）是一种用于治疗不同部位肿瘤的新技术。射频放大器使用电磁能和高频交流电，应用于组织时会产生凝固性坏死[23]。最近，一些作者提出使用射频消融术治疗胰腺囊性病变。

15.5 可用数据

Gan 等首次报道了 EUS 引导下的囊肿消融术。在这项研究中，内镜医生在吸取囊液后，在胰腺囊肿中注入 80% 的乙醇溶液并使其保留 5 分钟[24]。随访显示完全缓解率为 35%，无不良反应。在这一初步经验之后，一项前瞻性随机试验证实了相似的结果，术后胰腺炎的发病率为 5%[16]。此后的大部分非随机研究，得出了类似的结果[25]。最近，一项前瞻性研究未能产生相同的结果，报道完全消融率较低，术后胰腺炎发病率为 4%[26]。

如表 15.1 所述，200 多名患者接受了 EUS 引导下胰腺囊肿乙醇消融治疗。治疗的囊肿中有一半是单房囊肿，另一半囊肿中有一些间隔。大多数囊肿是黏液性的（IPMN 或黏液性囊腺瘤），但 20% 是浆液性囊腺瘤，其余未确定，甚至是假性囊肿。囊性病变的大小范围为 19～30 mm。1/3 的囊肿治疗后完全缓解，并发症发生率约为 20%。在报道的并发症中，腹痛最为常见，发生率高达 15%，胰腺炎发生率为 2%，观察到 1 例囊内出血（0.5% 的患者）。

表 15.1　EUS 引导下乙醇消融胰腺囊性病变的研究

作　者	设　计	Nr pts	缓解率（%）	不良事件发生率（%）
Gan 等[24]	前瞻性（试点）	25	35	0
Dewitt 等，2009[36]	随机对照试验	42	33	24
DiMaio 等[17]	回顾性	13	38	8
Caillol 等，2012[37]	回顾性	13	85	0
Gomez 等，2016[21]	前瞻性（试点）	23	9	8
Park 等，2016[12]	前瞻性	91	37	14

尽管前景光明，但由于低消融率和相对较高的并发症发生率，乙醇灌洗尚未进入临床实践。Oh 及其同事报道，该方法的进一步技术发展是乙醇联合紫杉醇囊内注射[27]。该方法显示了比单独使用乙醇更好的结果，消融率高达 80%。这种消融率在临床应用中更容易接受，但不良事件显著增加，尤其是急性胰腺炎，这严重限制了该技术的传播。此外还报道了其他严重不良事件，如腹膜炎和静脉血栓形成。由于主要问题是乙醇的毒性，一些作者有了尝试无乙醇技术的想法。CHARM 试验是首次探索不含乙醇的化学消融方法[28]。这项研究比较了两组患者，均使用化疗灌洗，其中一组先用乙醇灌洗，另一组先用生理盐水灌洗。在 12 个月的随访中，两组的完全消融率没有差异组。在本试验中，两组的完全缓解率均超过 60%。这一结果可能依赖于该研究的设计，因为作者囊内注射中使

用了两种化疗药物的混合物：吉西他滨和紫杉醇。另一个主要结论是无乙醇组的不良事件发生率明显较低。这项技术未来将在更多的患者中进行更大规模的试验验证。

表15.2包括了对基于紫杉醇方案的化学消融研究。超过300名患者接受了该治疗。黏液性囊肿占大多数，超过50%，但约10%的囊肿为浆液性囊腺瘤。囊肿的大小在24～32 mm，超过60%的囊肿完全消融。并发症发生率为15%，其中5%的患者出现胰腺炎。脾静脉血栓形成、胰管狭窄、门静脉血栓形成、囊周积液等是罕见的并发症（低于0.5%）。

表15.2 EUS引导下乙醇或生理盐水 + 化疗药物（紫杉醇和吉西他滨）
消融的胰腺囊性病变的研究

作　者	设　计	nr pts	缓解率（%）	不良事件发生率（%）
Oh 等，2008[40]	前瞻性	14	79	21
Oh 等，2009[41]	前瞻性	10	60	10
Oh 等[27]	前瞻性	47	62	4
DeWitt 等[29]	前瞻性	22	50	23
Moyer 等[28]	前瞻性	39	67	28
Kim 等，2017[39]	前瞻性	36	56	16
Moyer 等[28]	前瞻性	39	67	28
Choi 等，2017[38]	前瞻性	164	72	15

综上所述，数据显示与单独使用乙醇相比，化学消融方案的应答率更高，不良事件发生率更低。但在两组中，并非所有囊性病变都是黏液性的，因此对结果产生了一些担忧。

现有数据建议不要使用乙醇进行囊肿消融：应首选耐受性更好、消融率更高的不同药物。关于长期疗效，Choi报道的随访时间最长，在获得完全囊肿消融的患者在6年后的持续缓解率超过98%[30]。

最近，一个专家小组发表了一份关于EUS引导下胰腺囊肿消融的立场声明，探讨了该主题，并考虑了各种关键点[31]。

关于适应证，本手术适用于因各种原因被排除在手术之外的单房或少房黏液囊肿的患者。不建议对直径＞3 cm 的囊肿或直径＞2 cm 生长的囊肿进行消融治疗。

专家建议用所有可用的方法对病变进行详细检查，包括 CT 扫描、MRI 和超声造影增强检查。肿瘤性囊肿应进行治疗，不包括良性囊肿和假性囊肿。直径大于 6 cm 的囊肿不适合治疗，因为这组病变的反应率较低。胰管扩张大于 5 mm 且没有明确的实体恶性肿瘤迹象或有急性胰腺炎病史的患者，不宜治疗。其他禁忌证包括妊娠、不可逆性凝血功能障碍和因胰管狭窄引起的严重胰腺萎缩。专家建议使用 22G 或 19G 针进行消融手术，使用与囊性病变 EUS-FNA 相同的规则和方案进行预防使用抗生素。在胰腺囊性病变的化学消融术中，乙醇的使用似乎没有增加任何优势。专家组认为，病情缓解的结果判断取决于治疗后囊肿的大小，完全缓解定义为囊性半径减少超过 95%。

如果由训练有素的内镜医生实施，该手术具有与胰腺囊肿 EUS-FNA 相同的基础风险。

目前关于射频消融在胰腺囊性病变治疗中的应用研究较少。EUS 引导下射频消融的首次报道是对 6 例患者治疗，2 例患者完全缓解，3 例患者部分缓解。2 例患者发现腹痛[32]。

随后对 30 例患者进行了研究，主要目的是评估其安全性。该研究包括黏液性病变和囊性神经内分泌肿瘤，随访 1 年，不良事件发生率为 10%，包括最初 2 名受试者出现的急性胰腺炎并空肠穿孔。该方案在最初 2 名患者的治疗后进行了修改，包括预防感染和穿孔。除需经 ERCP 治疗的胰管狭窄外，未发生其他不良事件。关于疗效，在 12 个月时，86% 的神经内分泌肿瘤和 65% 的囊肿显示完全消退[33]。

15.6 小结

胰腺囊性病变的治疗仍有争议。但毫无疑问，治疗这些病变的主要目的是预防胰腺癌的发生。目前对于肿瘤性胰腺囊肿对胰腺癌发生的真正影响仍缺乏共识，胰腺囊性病变的准确诊断和风险分层具有挑战性。因此，很难根据患者的情况决定推荐哪种治疗方法。在理论上，治疗胰腺囊肿是一种降低胰腺癌风险的非侵入性方式。最近，多项研究探讨了 EUS 引导下的胰腺囊肿消融术的可行性。根据现有数据，该技术似乎可行，但并发症发生率不可忽视，而且大多数研究中患者的选择存在问题，这均导致对囊肿消融合理性的质疑[34]。

　　分析当前的文献，我们发现在已发表的研究中，相当一部分病变完全是良性的，不需要任何类型的治疗，如浆液性囊腺瘤。患者的选择不准确可能会夸大手术益处，使患者面临不合理的风险。另一个关键点是对反应的定义，根据最近的一项专家共识，反应的定义只能通过病变尺寸减小来衡量。虽然一些研究表明，治疗后囊肿的基因图谱存在差异，但数据太少，不能被认为是肿瘤上皮完全消融的证据[29]。

　　此外，局部治疗仅可以消除消融囊肿上皮发生胰腺癌的风险，其余的胰腺实质仍然存在风险，因为像 IPMN 这样的黏液囊性病变通常是多灶性的[35]。

　　毕竟，我们正处于该领域的发展初期，现有的研究只能证明可行性和前景，只有通过严谨的研究、严格的流程和精确的设计才能产生我们需要的更可靠的证据。最后，同样重要的是我们尚无关于成本的有效信息。

　　当前数据下，我们仅建议对选定的患者和有严格操作流程的诊治中心进行该手术，并且对每一个病例进行多学科讨论。应告知患者有关手术风险和可能益处，并应签署一份特定的同意书。并该指出，缺乏关于该手术的长期有效性和对降低胰腺癌风险的真正影响的证据。

　　总之，与其他策略相比，仍有许多问题需要解决，其中最重要的是关于患者选择和成本的问题。真正的目标仍然是降低这些患者的胰腺癌发病率。只有严格随访才能明确其的真正疗效。长期随访的对照研究对获得可靠的数据尤为必要。未来的研究必须选择更准确的病变，以更具体的方案进行治疗。

（翻译：黄鑫，审校：李连勇）

参考文献

[1] Khalaf N, El-Serag HB, Abrams HR, Thrift AP. Burden of pancreatic cancer: from epidemiology to practice. Clin Gastroenterol Hepatol. 2020;S1542-3565(20):30276-7.

[2] Lee KS, Sekhar A, Rofsky NM, Pedrosa I. Prevalence of incidental pancreatic cysts in the adult population on MR imaging. Am J Gastroenterol. 2010;105(9):2079-84.

[3] Ricci C, Migliori M, Imbrogno A, Mazzotta E, Felicani C, Serra C, Bergonzoni B, Calculli L, Casadei R. Prevalence of asymptomatic intraductal papillary mucinous neoplasms in healthy and ill populations detected by ultrasonography: a single-center study of 6353 outpatients. Pancreas. 2019;48(1):113-20.

[4] Kromrey ML, Bülow R, Hübner J, Paperlein C, Lerch MM, Ittermann T, Völzke H, Mayerle J, Kühn JP. Prospective study on the incidence, prevalence and 5-year pancreatic-related mortality of pancreatic cysts in a population-based study. Gut. 2018;67(1):138-45.

[5] van Huijgevoort NCM, Del Chiaro M, Wolfgang CL, van Hooft JE, Besselink MG. Diagnosis and management of pancreatic cystic neoplasms: current evidence and guidelines. Nat Rev Gastroenterol Hepatol. 2019;16(11):676-89.

[6] Caravati A, Andrianello S, Pollini T, Biancotto M, Balduzzi A, Malleo G, Salvia R, Marchegiani G. Branch duct intraductal papillary mucinous neoplasms: recommendations for follow-up and surgery. Scand J Surg. 2020;2:1457496919900414.

[7] Sakhdari A, Moghaddam PA, Pejchal M, Cosar EF, Hutchinson L. Sequential molecular and cytologic analyses provides a complementary approach to the diagnosis of pancreatic cystic lesions: a decade of clinical practice. J Am Soc

Cytopathol. 2020;9(1):38-44.

[8] Moyer MT, Maranki JL, DeWitt JM. EUS-guided pancreatic cyst ablation: a clinical and technical review. Curr Gastroenterol Rep. 2019;21(5):19.

[9] Guerrero García A, González-Huix F, Levy MJ, García de Paredes AG, Vázquez-Sequeiros E. Ablative therapy in pancreatic cystic lesions. Gastroenterol Hepatol. 2019;42(1):43-50.

[10] Polkowski M, Jenssen C, Kaye P, Carrara S, Deprez P, Gines A, Fernández-Esparrach G, Eisendrath P, Aithal GP, Arcidiacono P, Barthet M, Bastos P, Fornelli A, Napoleon B, Iglesias-Garcia J, Seicean A, Larghi A, Hassan C, van Hooft JE, Dumonceau JM. Technical aspects of endoscopic ultrasound (EUS)-guided sampling in gastroenterology: European Society of Gastrointestinal Endoscopy (ESGE) technical guideline—March 2017. Endoscopy. 2017;49(10):989-1006.

[11] Arshad HM, Bharmal S, Duman DG, Liangpunsakul S, Turner BG. Advanced endoscopic ultrasound management techniques for preneoplastic pancreatic cystic lesions. J Investig Med. 2017;65(1):7-14.

[12] Park JK, Song BJ, Ryu JK, Paik WH, Park JM, Kim J, Lee SH, Kim YT. Clinical outcomes of endoscopic ultrasonography-guided pancreatic cyst ablation. Pancreas. 2016;45(6):889-94.

[13] Seo DW. EUS-guided antitumor therapy for pancreatic tumors. Gut Liver. 2010;4(Suppl 1):S76-81.

[14] Ridtitid W, Al-Haddad MA. Endoscopic ultrasound imaging for diagnosing and treating pancreatic cysts. Gastrointest Endosc Clin N Am. 2017;27(4):615-42.

[15] Ofosu A, Ramai D, Adler DG. Endoscopic ultrasound-guided ablation of pancreatic cystic neoplasms: ready for prime time? Ann Gastroenterol. 2019;32(1):39-45.

[16] Attila T, Adsay V, Faigel DO. The efficacy and safety of endoscopic ultrasound-guided ablation of pancreatic cysts with alcohol and paclitaxel: a systematic review. Eur J Gastroenterol Hepatol. 2019;31(1):1-9.

[17] DiMaio CJ, DeWitt JM, Brugge WR. Ablation of pancreatic cystic lesions: the use of multiple endoscopic ultrasound-guided ethanol lavage sessions. Pancreas. 2011;40(5):664-8.

[18] Signoretti M, Valente R, Repici A, Delle Fave G, Capurso G, Carrara S. Endoscopy-guided ablation of pancreatic lesions: technical possibilities and clinical outlook. World J Gastrointest Endosc. 2017;9(2):41-54.

[19] Zhang WY, Li ZS, Jin ZD. Endoscopic ultrasound-guided ethanol ablation therapy for tumors. World J Gastroenterol. 2013;19(22):3397-403.

[20] Swierz MJ, Storman D, Riemsma RP, Wolff R, Mitus JW, Pedziwiatr M, Kleijnen J, Bala MM. Percutaneous ethanol injection for liver metastases. Cochrane Database Syst Rev. 2020;2:CD008717.

[21] Gómez V, Takahashi N, Levy MJ, McGee KP, Jones A, Huang Y, Chari ST, Clain JE, Gleeson FC, Pearson RK, Petersen BT, Rajan E, Vege SS, Topazian MD. EUS-guided ethanol lavage does not reliably ablate pancreatic cystic neoplasms (with video). Gastrointest Endosc. 2016;83(5):914-20.

[22] Lee SH. Endoscopic treatment for pancreatic cystic lesions. Korean J Gastroenterol. 2018;71(1):10-7.

[23] Lakhtakia S, Seo D-W. Endoscopic ultrasonography-guided tumor ablation. Dig Endosc. 2017;29:486-94.

[24] Gan SI, Thompson CC, Lauwers GY, Bounds BC, Brugge WR. Ethanol lavage of pancreatic cystic lesions: initial pilot study. Gastrointest Endosc. 2005;61(6):746-52.

[25] Kirtane T, Bhutani MS. EUS for pancreatic cystic neoplasms: the roadmap to the future is much more than just a few shades of gray. Asian Pac J Trop Med. 2016;9(12):1218-21.

[26] Yoon WJ, Brugge WR. Endoscopic ultrasound and pancreatic cystic lesions-diagnostic and therapeutic applications. Endosc Ultrasound. 2012;1(2):75-9.

[27] Oh HC, Seo DW, Song TJ, Moon SH, Park DH, Soo Lee S, Lee SK, Kim MH, Kim J. Endoscopic ultrasonography-guided ethanol lavage with paclitaxel injection treats patients with pancreatic cysts. Gastroenterology. 2011;140(1):172-9.

[28] Moyer MT, Sharzehi S, Mathew A, Levenick JM, Headlee BD, Blandford JT, Heisey HD, Birkholz JH, Ancrile BB, Maranki JL, Gusani NJ, McGarrity TJ, Dye CE. The safety and efficacy of an alcohol-free pancreatic cyst ablation protocol. Gastroenterology. 2017;153(5):1295-303.

[29] DeWitt JM, Al-Haddad M, Sherman S, LeBlanc J, Schmidt CM, Sandrasegaran K, Finkelstein SD. Alterations in cyst fluid genetics following endoscopic ultrasound-guided pancreatic cyst ablation with ethanol and paclitaxel. Endoscopy. 2014;46(6):457-64.

[30] Choi JH, Lee SH, Choi YH, Kang J, Paik WH, Ahn DW, Ryu JK, Kim YT. Clinical outcomes of endoscopic ultrasound-guided ethanol ablation for pancreatic cystic lesions compared with the natural course: a propensity score matching analysis. Ther Adv Gastroenterol. 2018;11:1756284818759929.

[31] Chaudhary S, Sun S-Y. Endoscopic ultrasound-guided radiofrequency ablation in gastroenterology: new horizons in search. World J Gastroenterol. 2017;23:4892-6.

[32] Pai M, Habib N, Senturk H, et al. Endoscopic ultrasound guided radiofrequency ablation, for pancreatic cystic neoplasms and neuroendocrine tumors. World J Gastrointest Surg. 2015;7:52-9.

[33] Teoh AY, Seo DW, Brugge W, Dewitt J, Kongkam P, Linghu E, Moyer MT, Ryu JK, Ho KY. Position statement on EUS-guided ablation of pancreatic cystic neoplasms from an international expert panel. Endosc Int Open. 2019;7(9):E1064-77.

[34] Cazacu IM, Singh BS, Saftoiu A, Bhutani MS. Recent developments in hepatopancreatobiliary EUS. Endosc Ultrasound. 2019;8(3):146-50.

[35] Yoon WJ, Brugge WR. Pancreatic cystic neoplasms: diagnosis and management. Gastroenterol Clin N Am.

2012;41(1):103−18.

[36] DeWitt J, McGreevy K, Schmidt CM, Brugge WR. EUS-guided ethanol versus saline solution lavage for pancreatic cysts: a randomized, double-blind study. Gastrointest Endosc. 2009;70(4):710−23. https://doi.org/10.1016/j.gie.2009.03.1173. Epub 2009 Jul 4. PMID: 19577745.

[37] Caillol F, Poincloux L, Bories E, Cruzille E, Pesenti C, Darcha C, Poizat F, Monges G, Raoul Jean-Luc, Bommelaer G, Giovannini M. Ethanol lavage of 14 mucinous cysts of the pancreas: a retrospective study in two tertiary centers. Endoscopic Ultrasound. 2012;1(1):48.

[38] Choi J-H, Seo D, Song T, Park D, Lee S, Lee S, Kim M-H. Long-term outcomes after endoscopic ultrasound-guided ablation of pancreatic cysts. Endoscopy. 2017;49(9):866−73.

[39] Kim KH, McGreevy K, Fortune KL, Cramer H, DeWitt J. Sonographic and cyst fluid cytologic changes after EUS-guided pancreatic cyst ablation. Gastrointestinal Endoscopy. 2017;85(6):1233−42.

[40] Oh H-C, Seo DW, Lee TY, Kim JY, Lee SS, Lee SK, Kim M-H. New treatment for cystic tumors of the pancreas: EUS-guided ethanol lavage with paclitaxel injection. Gastrointestinal Endoscopy 2008;67(4):636−42.

[41] Oh HC, Seo DW, Kim SC, Yu E, Kim K, Moon SH, Park DY, Lee SS, Lee SK, Kim MH. Septated cystic tumors of the pancreas: is it possible to treat them by endoscopic ultrasonographyguided intervention? Scand J Gastroenterol. 2009;44(2):242−7.

16 腹腔神经丛阻滞术 / 消融术

Celiac Plexus Blockade/Neurolysis

Larissa L. Fujii-Lau, Maurits J. Wiersema, Michael J. Levy

16.1 引言

慢性胰腺炎或胰腺癌患者通常伴有明显的疼痛，传统药物如非甾体抗炎药（nonsteroidal anti-inflammatory agents，NSAID）很难控制。阿片类药物止痛效果较好，可以帮助患者较好控制疼痛，但其不良反应明显，而且不能长期使用。腹腔神经丛阻滞术 / 消融术是目前被推荐的治疗方法，主要用于控制疼痛和改善患者的生活质量，同时可以有效降低阿片类药物引起的不良反应的风险。

腹腔神经阻滞术和消融术的区别在于所用的注射液——在阻滞过程中注射类固醇，通常注射局部麻醉剂（布比卡因或利多卡因）和在神经丛消融时注射神经消融剂（即无水乙醇或苯酚）。由于注射神经消融剂会导致被认为是永久性阻断神经，因此腹腔神经消融术（celiac neurolysis，CN）用于不能切除的胰腺癌患者。相比之下，腹腔阻滞（celiac blockade，CB）用于慢性胰腺炎等非危及生命的疾病患者。现在的研究表明，CN 在胰腺癌中的应用疗效确切，而 CB 在慢性胰腺炎中的应用尚需要更多研究证实。

16.2 相关解剖学知识

进行 CN/CB 时，需要了解相关解剖结构。尽管腹腔神经丛和内脏神经这两

L. L. Fujii-Lau
Divison of Gastroentology, Queens Medical Center, Honolulu, HI, USA
M. J. Wiersema
Lutheran Medical Group, Fort Wayne, IN, USA
M. J. Levy
Division of Gastroenterology and Hepatology, Mayo Clinic, Rochester, MN, USA
e-mail: levy.michael@mayo.edu

个术语经常互换使用，但事实上，它们代表不同的解剖结构[1-3]。内脏神经位于 T12 椎骨的前方。腹腔神经丛位于横膈膜的尾部，围绕腹腔动脉干的起点，由密集的神经节网络和相互连接的神经纤维组成。腹腔神经节的数量[1-5]，大小（直径 0.5～4.5 cm）和位置（T12-L2 椎骨）[1] 各不相同。腹腔神经丛接收来自支配胰腺和大部分腹部内脏（除了左半结肠和盆腔器官）的神经元的疼痛感觉，并将信号传递到丘脑和大脑皮质引起疼痛反应[4,5]。

16.3　技术

EUS-CB/CN 一般在中度或深度镇静下，在日间门诊就可以进行。在进行手术之前，要详细询问患者的过敏史、药物使用史，以及做过的必要的相关实验室检查。一般来说，进行 CB/CN 的禁忌证包括：① INR > 1.5 的不可纠正的凝血异常；② 血小板 < 50 000/L 的血小板减少症；③ 镇静不足；④ 解剖结构改变（即胃旁路术、广泛肿块或淋巴结病），这影响正常判断或穿刺无法进入正确的阻滞区域；⑤ 无法获得充分的同意。知情同意对于审查手术的目标和不良事件很重要。患者最初需要补充 500～1 000 mL 生理盐水，以减少腹腔注射后直立性低血压的风险。在整个手术过程中及手术后至少 2 小时内，需要持续监测患者的生命体征。出院前，应检查立位生命体征，以评估立位是否需要补充液体。

16.3.1　EUS 引导下腹腔神经丛阻滞

腹腔神经丛阻滞是第一个用于临床和目前使用广泛的治疗技术。这涉及腹腔神经丛的弥漫性注射。使用线阵超声内镜，从胃底后壁小弯的纵向平面中观察主动脉。然后向远端追踪主动脉以确定腹腔干，它是膈下的第一个主要动脉分支。使用多普勒可以识别血管位置和走行。

通常用 22G 针头用于注射。虽然注射液的类型和体积不同，但我们通常使用含有 10 mL 25% 布比卡因和 10 mL 无水乙醇的预混溶液进行神经消融术。灌注注射剂后，通过附件通道推进，并固定到针座上。然后在 EUS 引导下向前推进针，直到针尖距离腹腔干起点 5～10 mm 的位置，这时可以将全部注射液注入中线位置（单侧入路），或者将一半注射液分别注入腹腔动脉的每一侧（双侧入路）。

16.3.2　EUS 引导下腹腔神经节注射

神经节是神经细胞体和神经胶质细胞的集合，它们通过致密的神经分支和结缔组织网络相互连接。神经节通常位于腹腔动脉附近和主动脉前方。EUS 观察，它们主要是椭圆形或杏仁状，低回声（暗），边缘不规则，大小在 2～20 mm。中枢高回声束或病灶通常存在于神经节内，低回声线（可能是神经纤维）可从神经节延伸。我们之前已经证明，EUS 可以观察到多达 81% 的患者的腹腔神经节，并准确地将其与腹腔淋巴结区分开来[6-9]。

神经节注射技术尚未标准化。我们的方法是沿针平面轴将穿刺针插入小于 1 cm 的神经节中心或大于 1 cm 的神经节最深点。注射过程中，针头缓慢回抽。可以对每个确定的神经节单独注射。由于通常只有几毫升注射液插入神经节，剩余的注射液可以如上所述分散到神经丛中。

一项对人类尸检的研究发现，与低容量注射（1 mL）相比，向神经节内高容量注射（4 mL）会导致更多神经节被阻滞和消融，甚至扩散到 EUS 未探测到的神经节区域[10]。尽管作者推荐使用大容量 CGN，即它能更好地缓解疼痛，提高患者的生活质量或生存率，但这需要在随机对照研究中得到证实。

16.3.3 EUS 引导的泛神经阻滞

Sakamoto 等于 2010 年首次描述，注射液注入肠系膜上动脉起点处的主动脉侧面附近和前方（隔下主动脉的第二大分支）[11]。由于需要使用该技术需要将针推进更深，因此使用了 25G 针。该技术的其余部分与上述神经丛注射类似。

16.4 EUS 引导下腹腔神经消融术的疗效

16.4.1 总体疗效

1996 年，Wiersema 等首次在 30 例腹腔恶性肿瘤患者中描述了腹腔神经丛消融术（celiac plexus neurolysis，CPN）。在这组患者中，术后 82%～91% 的患者控制疼痛所需止痛药减少或未增剂量，术后 79%～88% 的患者疼痛评分持续改善。从此以后，越来越多的 EUS-CN 的研究涌现出来，其中乙醇神经消融术的平均止痛效果为 103 天[13]，后续 EUS-CN 的总体效果似乎较小[14]。

关于 EUS 引导的 CN 对胰腺癌患者的疗效发表了 2 项荟萃分析[15, 16]。Puli 等对胰腺癌患者进行了 8 项 CPN 研究，发现疼痛缓解率为 80.12%（95%CI：74.47～85.22），而 Kaufman 等仅纳入 3 项研究，发现疼痛缓解率为 72.54%。荟萃分析后发表的病例系列中报道了相似的疼痛缓解率[17-19]。

一项研究发现，49% 的患者在注射乙醇期间心率变化为每分钟 15 次持续至少 30 秒，他们的疼痛改善评分更好（60 *vs.* 73，$P=0.042$），恶心和（或）呕吐更少（65 *vs.* 81，$P=0.04$），经济困难较少（41 *vs.* 57，$P=0.02$），体重减轻较少（45 *vs.* 65，$P=0.007$），与没有心率变化的患者相比，对身体形象更满意（52 *vs.* 62，$P=0.035$）[20]。然而，两组患者术后阿片类药物的使用和存活率没有差异。

最近的一项随机对照研究观察了胰腺癌患者腹腔神经丛消融术与单纯阿片类药物治疗的比较，并对其进行了 4 周的随访[21]。这两组在生活质量、疼痛评分或平均阿片类药物消耗量方面没有发现差异。因此，他们建议 CPN 不应常规用于所有癌症相关疼痛患者。

16.4.2　神经丛与神经节注射

Levy 等于 2008 年首次报道了 CGN 的可行性和有效性，17 名胰腺癌患者中有 16 名在注射后出现部分疼痛缓解[22]。对 34 名接受 CGN 或 CPN 治疗的患者进行了随机对照试验[23]。CGN 组的完全缓解率定义为疼痛 ≤ 1 分，评分为 0～10 分，显著高于 CPN 组（分别为 50% 和 18.2%，$P=0.010$），部分缓解率定义为疼痛 ≤ 3 分（分别为 73.5% 和 45.5%，$P=0.026$）。两组之间不良事件或疼痛缓解持续时间无统计学差异。

尽管 CGN 可能有缓解疼痛的益处，但我们描述了接受 CGN 手术的患者预期寿命缩短[24, 25]。在一项将接受任何形式的 CN（EUS、经皮、手术）的患者与匹配的对照组进行比较的研究中，接受 EUS 引导下 CPN 患者比接受 EUS-CGN 手术的患者存活时间更长（200 天 *vs.* 154 天，$P=0.03$）[24]。在一项随机双盲试验中也显示了这一点，该试验比较了在不可切除胰腺癌而选择接受 CPN 治疗的 60 例患者和接受 CGN 治疗的 50 例患者[25]。两组患者的疼痛缓解率、生活质量和不良事件相似。然而，接受 CGN 治疗的患者的中位生存期（5.59 个月）明显短于接受 CPN 治疗的患者（10.46 个月，CGN 的 HR 为 1.49，95%CI 为 1.02～2.19）。

由一组内镜专家完成的临床实践指南建议，EUS 引导下的 CGN 是不必要的[26]。

16.4.3　泛神经丛消融术

在对报道泛丛神经消融术（broad plexus neurolysis，BPN）的 112 例患者的

回顾性分析中，发现 EUS-BPN 联合 EUS-CGN 与疼痛缓解显著相关[27]。其理论是，使用 BPN 技术，神经消融剂的分布范围更广。这仅是单中心机构研究的结果，需要对该技术进行进一步大样本研究。

16.4.4　双侧与单侧注射

最近的一项荟萃分析比较了胰腺癌的双侧和单侧 CPN 治疗[28]。共有 437 名患者参加了 6 项研究，其中包括 3 项随机对照试验。在短期疼痛缓解［SMD 0.31（95%CI：0.20～0.81）］或治疗反应［RR 0.99（95%CI：0.77～1.41）］方面，两组没有显著差异。只有一项包括评估生活质量[29]或存活率[30]的研究，这在两组之间是相似的。然而，双侧入路与单侧入路相比术后止痛药的使用有统计学意义的减少［RR 0.66（95%CI：0.47～0.94）］[28]。相比之下，先前的荟萃分析发现，双侧注射的止痛率（84.54%，95%CI：72.15～93.77）高于单侧注射（45.99%，95%CI：37.33～54.78）[15]。这个早期的荟萃分析结合了腹腔神经消融术和阻滞术，这可能解释了研究结果的一些不同之处。EUS-CPN 的临床实践指南建议使用双侧注射，但也提到中央注射是一个可接受的选择[26]。

16.4.5　不同剂量的影响

一项试点研究比较了 EUS 引导下 CPN 期间使用 20 mL 和 10 mL 的用药量[31]。两组在疼痛缓解、疼痛缓解持续时间和不良事件方面没有差异。作者得出结论，使用 20 mL 无水乙醇是安全的。

16.4.6　早期神经消融术

一项随机对照试验研究了早期 EUS 引导的 CPN 的使用情况[32]。在 EUS 细针穿刺（FNA）证实存在不可切除的胰腺癌后，该小组随机将 48 名患者分成两组，一组在同一时段接受 EUS-CPN 治疗，另一组接受常规疼痛治疗。发现早期 CPN 组在 1 个月［疼痛评分平均变化百分比差异 =−28.9（95%CI：−67.0～2.8）］和 3 个月［疼痛评分平均变化百分比差异 =−60.7（95%CI：−86.6～−25.5）］时疼痛缓解程度更明显。当考虑到没有接受化疗或放疗（这也可能改善疼痛）的患者时，两组之间的差异更大。两组在 1 个月吗啡消耗量（CPN 组 3 个月吗啡消耗量有下降趋势）、生活质量和生存期方面无差异。因此，建议在诊断期间对不能切除的疼痛胰腺癌患者进行早期 EUS-CPN 治疗[26]。

16.5　EUS 引导下腹腔神经阻滞的疗效

腹腔神经丛阻滞（celiac plexus blockade，CPB）是指在腹腔神经丛注射局部麻醉剂（布比卡因、利多卡因），加或不加类固醇（即曲安奈德）。这一过程通常用于慢性胰腺炎患者。在上述两项荟萃分析中，只有 Kaufman 等未纳入在慢性胰腺炎患者注射神经消融剂的研究[16]。在 6 项纳入研究中，EUS-CPB 治疗慢性胰腺炎患者腹痛的有效率仅为 51.46%。这种缓解被认为是暂时的，只持续几周到几个月。因此，EUS-CPB 通常不作为疼痛治疗的首选。美国胃肠病学会最近建议考虑 CPB 治疗慢性胰腺炎疼痛[33]，然而也提及许多研究并没有显示 CPB 对慢性胰腺炎有显著的益处。

与 CPB 相似，不推荐使用 EUS 引导下的 CPN 治疗慢性胰腺炎[26]。由于文献中报道的 EUS 引导下 CPN 在该患者群体中缺乏疗效和存在重大不良事件（参见下一节），应避免在慢性胰腺炎中使用神经消融剂。

16.6　不良事件

对介入超声内镜并发症的系统回顾的 661 例 EUS 引导下 CPN 中，21% 的患者发生了不良事件[34]。大多数不良反应是轻微的，自限性持续时间 48 小时，包括一过性腹泻和直立性低血压，被认为与交感传出神经阻滞有关。所有轻微并发症可通过静脉输液缓解。在 EUS 引导下行 CPB，2% 的患者出现持续 48 小时的一过性疼痛，在 EUS 引导下的 CPN 病例，4% 的患者出现持续 48 小时的一过性疼痛。这些患者接受了止痛药剂量的短暂增加，很少住院止痛。

主要并发症仅发生在 EUS 引导的 CPB 组（0.6%）和 EUS 引导的 CPN 组（0.2%）。EUS 引导下 CPN 术后腹膜后脓肿形成的感染性并发症已被报道[35-37]。这些患者接受了引流和静脉注射抗生素治疗。1 例患者在 EUS 引导下慢性胰腺炎 CPN 治疗 3 周后被诊断为分枝孢子菌和星状链球菌脑脓肿[38]。作者认为，在注射过程中，这些微生物通过血管从上消化道直接传播到大脑。该患者还患有淋巴细胞减少，这被认为会促进血源性传播。

缺血性并发症可能继发于引起动脉血管痉挛的神经消融剂、药物本身的破坏性作用或注射物的动脉栓塞。3 个病例报道描述了慢性胰腺炎患者在 EUS 引导下使用 CPN 时发生的缺血事件[39-41]。1 例患者在 EUS 引导下 CPN 后出现胰腺、脾脏和胃窦缺血[39]。由于广泛的胃坏死，患者最终需要行胃大部切除和胃空肠

Roux-en-Y 吻合术。另一例接受 EUS 引导的 CPN 的患者因腹腔完全血栓形成继发于肝、肾和脾梗死而死亡[40]。第三例患者在 4 年期间接受了 13 次 EUS 引导下的 CPN 治疗[41]。最后一例并发广泛的胃坏死并穿孔，腹主动脉在腹腔干上方 5 cm 处有大量出血坏死区，患者最终并发坏死区出血。虽然所有这些报道都集中在慢性胰腺炎患者身上，但人们可能会认为，如果对胰腺癌进行手术，也可能会发生缺血性并发症。

已有 3 例 EUS 引导下 CPN 术后发生永久性下肢瘫痪的报道[42-44]。神经系统并发症被认为继发于脊髓或躯体神经的缺血或直接损伤。脊髓缺血可以由 Adamkiewicz 动脉的血栓形成或痉挛引起，Adamkiewicz 动脉位于 T8 和 L4 之间的脊柱左侧，并灌注脊髓的下 2/3[45, 46]。另一神经并发症发生在 EUS 引导下 CPN 后继发双侧膈肌麻痹继发急性呼吸衰竭的患者[47]。这被认为是继发于神经消融剂从下方向支配膈肌的膈神经的颅侧扩散。

16.7 小结

对于不能切除的胰腺癌继发顽固性疼痛的患者或出现阿片类药物不良反应的患者，EUS 引导的 CPN 有助于暂时减轻疼痛。有趣的是，CPN 并没有显示出会影响这些患者的生活质量或生存时间。在 EUS-FNA 细胞学诊断时早期 CPN 可能是进行这一过程的最佳时机。但是，需要有关该技术的更多信息，如最佳注射的体积、类型和位置。尽管在不可切除胰腺癌的情况下存在使用 EUS 引导下的 CPN 的证据，但必须强调的是，CPN 和 CPB 都不推荐用于慢性胰腺炎的常规治疗，特别是考虑到这种情况下的不良事件。未来的研究包括 EUS 引导下的 CPN 和肿瘤消融术的结合，或 EUS 腹腔神经节射频消融术，目前已有一些试点研究[48-50]。

（翻译：张静洁，审校：孟宪梅）

参 考 文 献

[1] Ward EM, Rorie DK, Nauss LA, Bahn RC. The celiac ganglia in man: normal anatomic variations. Anesth Analg. 1979;58(6):461-5.

[2] Brown DL, Moore DC. The use of neurolytic celiac plexus block for pancreatic cancer: anatomy and technique. J Pain Symptom Manag. 1988;3(4):206-9.

[3] Ischia S, Ischia A, Polati E, Finco G. Three posterior percutaneous celiac plexus block techniques. A prospective, randomized study in 61 patients with pancreatic cancer pain. Anesthesiology. 1992;76(4):534-40.

[4] Plancarte R, Velasquez R, Patt R. Neurolytic blocks of the sympathetic axis. In: Patt RB, editor. Cancer pain.

Philadelphia: Lippincott; 1993.

[5] Gebhardt GF. Visceral pain mechanisms. In: Chapman CR, Foley KM, editors. Current emerging. Issues in cancer pain: research practice. New York: Raven Press; 1993.

[6] Levy M, Rajan E, Keeney G, Fletcher JG, Topazian M. Neural ganglia visualized by endoscopic ultrasound. Am J Gastroenterol. 2006;101(8):1787−91.

[7] Levy MJ, Topazian M, Keeney G, Clain JE, Gleeson F, Rajan E, et al. Preoperative diagnosis of extrapancreatic neural invasion in pancreatic cancer. Clin Gastroenterol Hepatol. 2006;4(12):1479−82.

[8] Malikowski T, Lehrke HD, Henry MR, Gleeson FC, Topazian MD, Harmsen WS, et al. Accuracy of endoscopic ultrasound imaging in distinguishing celiac ganglia from celiac lymph nodes. Clin Gastroenterol Hepatol. 2019;17(1):148−55.e3.

[9] Gleeson FC, Levy MJ, Papachristou GI, Pelaez-Luna M, Rajan E, Clain JE, et al. Frequency of visualization of presumed celiac ganglia by endoscopic ultrasound. Endoscopy. 2007;39(7):620−4.

[10] Kappelle WFW, Bleys R, van Wijck AJM, Siersema PD, Vleggaar FP. EUS-guided celiac ganglia neurolysis: a clinical and human cadaver study (with video). Gastrointest Endosc. 2017;86(4):655−63.

[11] Sakamoto H, Kitano M, Kamata K, Komaki T, Imai H, Chikugo T, et al. EUS-guided broad plexus neurolysis over the superior mesenteric artery using a 25-gauge needle. Am J Gastroenterol. 2010;105(12):2599−606.

[12] Wiersema MJ, Wiersema LM. Endosonography-guided celiac plexus neurolysis. Gastrointest Endosc. 1996;44(6):656−62.

[13] Baek SW, Erdek MA. Time-dependent change in pain threshold following neurolytic celiac plexus block. Pain Manage. 2019;9(6):543−50.

[14] Facciorusso A, Del Prete V, Antonino M, Buccino VR, Muscatiello N. Response to repeat echoendoscopic celiac plexus neurolysis in pancreatic cancer patients: a machine learning approach. Pancreatology. 2019;19(6):866−72.

[15] Puli SR, Reddy JB, Bechtold ML, Antillon MR, Brugge WR. EUS-guided celiac plexus neurolysis for pain due to chronic pancreatitis or pancreatic cancer pain: a meta-analysis and systematic review. Dig Dis Sci. 2009;54(11):2330−7.

[16] Kaufman M, Singh G, Das S, Concha-Parra R, Erber J, Micames C, et al. Efficacy of endoscopic ultrasound-guided celiac plexus block and celiac plexus neurolysis for managing abdominal pain associated with chronic pancreatitis and pancreatic cancer. J Clin Gastroenterol. 2010;44(2):127−34.

[17] Seicean A, Cainap C, Gulei I, Tantau M, Seicean R. Pain palliation by endoscopic ultrasound-guided celiac plexus neurolysis in patients with unresectable pancreatic cancer. J Gastrointest Liver Dis. 2013;22(1):59−64.

[18] Si-Jie H, Wei-Jia X, Yang D, Lie Y, Feng Y, Yong-Jian J, et al. How to improve the efficacy of endoscopic ultrasound-guided celiac plexus neurolysis in pain management in patients with pancreatic cancer: analysis in a single center. Surg Laparosc Endosc Percutan Tech. 2014;24(1):31−5.

[19] Wiechowska-Kozlowska A, Boer K, Wojcicki M, Milkiewicz P. The efficacy and safety of endoscopic ultrasound-guided celiac plexus neurolysis for treatment of pain in patients with pancreatic cancer. Gastroenterol Res Pract. 2012;2012:503098.

[20] Bang JY, Hasan MK, Sutton B, Holt BA, Navaneethan U, Hawes R, et al. Intraprocedural increase in heart rate during EUS-guided celiac plexus neurolysis: clinically relevant or just a physiologic change? Gastrointest Endosc. 2016;84(5):773−9.e3.

[21] Kanno Y, Koshita S, Masu K, Ogawa T, Kusunose H, Murabayashi T, et al. Efficacy of EUS-guided celiac plexus neurolysis compared with medication alone for unresectable pancreatic cancer in the oxycodone/fentanyl era: a prospective randomized control study. Gastrointest Endosc. 2020;92(1):120−30.

[22] Levy MJ, Topazian MD, Wiersema MJ, Clain JE, Rajan E, Wang KK, et al. Initial evaluation of the efficacy and safety of endoscopic ultrasound-guided direct ganglia neurolysis and block. Am J Gastroenterol. 2008;103(1):98−103.

[23] Doi S, Yasuda I, Kawakami H, Hayashi T, Hisai H, Irisawa A, et al. Endoscopic ultrasound-guided celiac ganglia neurolysis vs. celiac plexus neurolysis: a randomized multicenter trial. Endoscopy. 2013;45(5):362−9.

[24] Fujii-Lau LL, Bamlet WR, Eldrige JS, Chari ST, Gleeson FC, Abu Dayyeh BK, et al. Impact of celiac neurolysis on survival in patients with pancreatic cancer. Gastrointest Endosc. 2015;82(1):46−56.e2.

[25] Levy MJ, Gleeson FC, Topazian MD, Fujii-Lau LL, Enders FT, Larson JJ, et al. Combined celiac ganglia and plexus neurolysis shortens survival, without benefit, vs plexus neurolysis alone. Clin Gastroenterol Hepatol. 2019;17(4):728−738.e9.

[26] Wyse JM, Battat R, Sun S, Saftoiu A, Siddiqui AA, Leong AT, et al. Practice guidelines for endoscopic ultrasound-guided celiac plexus neurolysis. Endoscopic ultrasound. 2017;6(6):369−75.

[27] Minaga K, Kitano M, Sakamoto H, Miyata T, Imai H, Yamao K, et al. Predictors of pain response in patients undergoing endoscopic ultrasound-guided neurolysis for abdominal pain caused by pancreatic cancer. Ther Adv Gastroenterol. 2016;9(4):483−94.

[28] Lu F, Dong J, Tang Y, Huang H, Liu H, Song L, et al. Bilateral vs. unilateral endoscopic ultrasound-guided celiac plexus neurolysis for abdominal pain management in patients with pancreatic malignancy: a systematic review and meta-analysis. Support Care Cancer. 2018;26(2):353−9.

[29] Bhatnagar S, Joshi S, Rana SP, Mishra S, Garg R, Ahmed SM. Bedside ultrasound-guided celiac plexus neurolysis in upper abdominal cancer patients: a randomized, prospective study for comparison of percutaneous bilateral paramedian vs. unilateral paramedian needle-insertion technique. Pain Pract. 2014;14(2):E63−8.

[30] LeBlanc JK, Al-Haddad M, McHenry L, Sherman S, Juan M, McGreevy K, et al. A prospective, randomized study of EUS-guided celiac plexus neurolysis for pancreatic cancer: one injection or two? Gastrointest Endosc. 2011;74(6):1300−7.

[31] Leblanc JK, Rawl S, Juan M, Johnson C, Kroenke K, McHenry L, et al. Endoscopic ultrasound-guided celiac plexus neurolysis in pancreatic cancer: a prospective pilot study of safety using 10 mL versus 20 mL alcohol. Diagn Ther Endosc. 2013;2013:327036.

[32] Wyse JM, Carone M, Paquin SC, Usatii M, Sahai AV. Randomized, double-blind, controlled trial of early endoscopic ultrasound-guided celiac plexus neurolysis to prevent pain progression in patients with newly diagnosed, painful, inoperable pancreatic cancer. J Clin Oncol. 2011;29(26):3541−6.

[33] Gardner TB, Adler DG, Forsmark CE, Sauer BG, Taylor JR, Whitcomb DC. ACG clinical guideline: chronic pancreatitis. Am J Gastroenterol. 2020;115(3):322−39.

[34] Alvarez-Sanchez MV, Jenssen C, Faiss S, Napoleon B. Interventional endoscopic ultrasonography: an overview of safety and complications. Surg Endosc. 2014;28(3):712−34.

[35] Gress F, Schmitt C, Sherman S, Ciaccia D, Ikenberry S, Lehman G. Endoscopic ultrasound-guided celiac plexus block for managing abdominal pain associated with chronic pancreatitis: a prospective single center experience. Am J Gastroenterol. 2001;96(2):409−16.

[36] Muscatiello N, Panella C, Pietrini L, Tonti P, Ierardi E. Complication of endoscopic ultrasound-guided celiac plexus neurolysis. Endoscopy. 2006;38(8):858.

[37] O'Toole TM, Schmulewitz N. Complication rates of EUS-guided celiac plexus blockade and neurolysis: results of a large case series. Endoscopy. 2009;41(7):593−7.

[38] Lalueza A, Lopez-Medrano F, del Palacio A, Alhambra A, Alvarez E, Ramos A, et al. Cladosporium macrocarpum brain abscess after endoscopic ultrasound-guided celiac plexus block. Endoscopy. 2011;43(Suppl 2 UCTN):E9−10.

[39] Ahmed HM, Friedman SE, Henriques HF, Berk BS. End-organ ischemia as an unforeseen complication of endoscopic-ultrasound-guided celiac plexus neurolysis. Endoscopy. 2009;41(Suppl 2):E218−9.

[40] Gimeno-Garcia AZ, Elwassief A, Paquin SC, Sahai AV. Fatal complication after endoscopic ultrasound-guided celiac plexus neurolysis. Endoscopy. 2012;44(Suppl 2 UCTN):E267.

[41] Loeve US, Mortensen MB. Lethal necrosis and perforation of the stomach and the aorta after multiple EUS-guided celiac plexus neurolysis procedures in a patient with chronic pancreatitis. Gastrointest Endosc. 2013;77(1):151−2.

[42] Fujii L, Clain JE, Morris JM, Levy MJ. Anterior spinal cord infarction with permanent paralysis following endoscopic ultrasound celiac plexus neurolysis. Endoscopy. 2012;44(Suppl 2 UCTN):E265−6.

[43] Minaga K, Kitano M, Imai H, Miyata T, Kudo M. Acute spinal cord infarction after EUS-guided celiac plexus neurolysis. Gastrointest Endosc. 2016;83(5):1039−40; discussion 40.

[44] Koker IH, Aralasmak A, Unver N, Asil T, Senturk H. Spinal cord ischemia after endoscopic ultrasound guided celiac plexus neurolysis: case report and review of the literature. Scand J Gastroenterol. 2017;52(10):1158−61.

[45] van Dongen RT, Crul BJ. Paraplegia following coeliac plexus block. Anaesthesia. 1991;46(10):862−3.

[46] De Conno F, Caraceni A, Aldrighetti L, Magnani G, Ferla G, Comi G, et al. Paraplegia following coeliac plexus block. Pain. 1993;55(3):383−5.

[47] Mulhall AM, Rashkin MC, Pina EM. Bilateral diaphragmatic paralysis: a rare complication related to endoscopic ultrasound-guided celiac plexus neurolysis. Ann Am Thorac Soc. 2016;13(9):1660−2.

[48] Facciorusso A, Maso MD, Barone M, Muscatiello N. Echoendoscopic ethanol ablation of tumor combined to celiac plexus neurolysis improved pain control in a patient with pancreatic adenocarcinoma. Endosc Ultrasound. 2015;4(4):342−4.

[49] Facciorusso A, Di Maso M, Serviddio G, Larghi A, Costamagna G, Muscatiello N. Echoendoscopic ethanol ablation of tumor combined with celiac plexus neurolysis in patients with pancreatic adenocarcinoma. J Gastroenterol Hepatol. 2017;32(2):439−45.

[50] Bang JY, Sutton B, Hawes RH, Varadarajulu S. EUS-guided celiac ganglion radiofrequency ablation versus celiac plexus neurolysis for palliation of pain in pancreatic cancer: a randomized controlled trial (with videos). Gastrointest Endosc. 2019;89(1):58−66.e3.

17 介入性超声内镜在抗血栓治疗患者中的应用

Interventional Endoscopic Ultrasound in Patients on Antithrombotic Therapy

Valentina Del Prete, Giovanni Luca Rizzo, Viviana Neve, Paolo Tonti

17.1 引言

介入性超声内镜包括内镜超声引导细针穿刺（EUS-FNA）、EUS 引导下细针活检（EUS-FNB）、腹腔神经丛阻滞术 / 消融术（CPB）、胰液收集引流、EUS-PD（胰管）引流、EUS 引导下胆管引流和 EUS 引导下胆囊引流（EUS-GBD）。EUS-FNA 是最常见的 EUS 介入治疗方法，是诊断胃肠道和胰腺等胃肠周器官病变的可靠方法，在内镜手术中抗血栓治疗管理国际指南（antithrombotic therapy，ATT）中被列为高危手术。出血是介入性超声内镜相关的不良事件之一，特别是在接受 ATT 治疗的患者中，而在内镜手术前停用这些药物与血栓栓塞事件的增加有关。一项对 2 197 例缺血性卒中的回顾性研究报道，在过去 60 天内中断华法林或抗血小板药物治疗的 114 名患者（5.2%）发生了卒中[1]。

17.2 抗血栓治疗患者的出血风险：文献综述

在包括 10 941 名患者的荟萃分析中分析了 EUS-FNA 术后出血的发生率，EUS-FNA 术后出血并发症的发生率为 0.13%[2]。

据报道，各种研究中的出血发生率为 0～4%[2-4]，严重出血是一种罕见事件[5, 6]。

抗血栓药物会增加内镜检查过程中的出血风险，停药后血栓栓塞事件的风险

V. Del Prete · G. L. Rizzo · V. Neve · P. Tonti
Gastroenterology Unit, Antonio Perrino Hospital, Brindisi, Italy

也会增加。关于抗血栓药物与 EUS-FNA 相关性的研究很少。

一项前瞻性研究比较了 214 名患者（241 个病灶）服用阿司匹林、非甾体抗炎药（NSAID）和低分子肝素（low-molecular weight heparin，LMWH）在 EUS-FNA 和（或）Trucut 活检（TCB）期间的出血风险，发现服用阿司匹林 /NSAID 的患者无出血发生（0/26），LMWH 和对照组的患者分别为 33.3%（2/6）和 3.7%（7/190）[7]。

最近的一项回顾性研究包括 742 名实性病灶实施 EUS-FNA 的患者，其中 130 名患者正在接受 ATT 治疗（阿司匹林、西洛他唑、噻吩吡啶、华法林）。患者被分为四个亚组：不给药、停用药物、继续服用阿司匹林和肝素替代。总出血率为 0.9%（7/742），所有事件均为术中发生，ATT 组无严重出血事件发生。亚组分析中，不给药组、停药组、阿司匹林或西洛他唑继续组和肝素替代组的出血率分别为 1.0%（6/611）、0（0/62）、1.6%（1/61）和 0（0/8）。服用 ATT 的患者出血率非常低，并且没有观察到血栓栓塞事件[8]。

上述两项研究均得出结论，EUS-FNA 相关出血的发生率较低，在手术过程中可继续服用阿司匹林。

Kawakubo 等对 2 629 名接受 EUS-FNA 手术的患者进行了前瞻性研究，其中 85 名患者接受了 ATT；他们分析了 EUS-FNA 手术后两周内出血和血栓栓塞事件的发生率。85 例患者中有 2 例在停用华法林和双重抗血小板治疗后仍出现出血（2.4%；95%CI：0.6%～8.3%）。未发生血栓栓塞事件。

作者得出结论，服用抗血栓药物的患者在 EUS-FNA 后的出血率可能是相当高的。在这项研究中，任何服用阿司匹林或西洛他唑的患者在没有停药的情况下都没有出血事件。因此，继续服用阿司匹林或西洛他唑时进行 EUS-FNA 可能是可行的[9]。

一项单中心回顾性研究包括 908 名接受 EUS-FNA 治疗胰腺和非胰腺（淋巴结病变、肝胆管病变和非胃肠道病变）的患者。114 名患者正在服用抗血栓药物［阿司匹林、氯吡格雷、西洛他唑、双嘧达莫、噻氯匹定、华法林、另一种抗血小板药物或直接口服抗凝剂（direct oral anticoagulants，DOAC）］。他们观察到 6 例（0.7%）有明显出血，抗栓组有 4 例（0.4%），非抗栓组有 2 例（0.2%）（优势比为 9.59；95%CI：2.12～43.1；$P=0.006$）。抗血栓组出血 4 例（3.4%，4/114）发生在继续服用组（3.2%，2/63）、停药组（2.4%，1/41）和肝素替代组（10%，1/10）。

作者的结论是，服用 ATT 的患者出血风险略有增加，尤其是术后，但没有

严重出血的病例。他们得出结论，对于接受抗血栓治疗的患者来说，EUS-FNA
是一种安全的治疗方法[10]。

为了阐明其他上述技术在抗血栓治疗患者中的可行性，需要进一步进行前瞻
性随机对照试验研究。

最近对 12 例 ATT 合并急性胆囊炎的患者进行了内镜超声引导下胆囊引流
（EUS-GBD）的研究，得出结论：EUS-GBD 可能是这些患者的一个很好的选
择。12 例患者中 11 例（91.6%）接受 EUS-GBD 并持续 ATT，5 例（41.7%）
接受一种或一种以上抗血栓药物治疗，出血并发症发生率为 0，技术成功率为
100%[11]。

17.3　抗血栓药物的管理

抗血栓药物的管理取决于药物分子的类型、手术相关的出血风险及心血管疾
病引发的血栓风险。

美国胃肠内镜学会（ASGE）、欧洲胃肠内镜学会 / 英国胃肠病学会（ESGE/
BSG）和亚太胃肠病学会 / 亚太消化内镜学会（APAGE/APSDE）指南对围手术
期的抗血栓治疗提供了推荐意见。

目前的指南将 EUS-FNA 手术列为高风险手术。我们可以将其他介入 EUS
同样视为高风险手术[12-14]。

指南建议在内镜检查期间继续服用阿司匹林 / 非甾体抗炎药。

关于噻吩吡啶（氯吡格雷、普拉格雷、替卡格雷）和双重抗血小板药物
（APA）治疗，ESGE/BSG 和 ASGE 指南建议考虑心血管风险。如果心血管风
险较低（low cardiovascular risk，CVR），内镜检查前 5 天停用噻吩吡啶；如
果 CVR 高，ASGE 建议在手术前至少 5 天停用噻吩吡啶或改用阿司匹林，而
ESGE/BSG 建议就停用 APA 的风险 / 益处与心脏病专家联系，并建议在放置药
物洗脱冠状动脉支架后 12 个月以上和裸露金属支架置入后 1 个月以上的手术前
5 天停止用药。

APAGE/APSDE 建议无论 CVR 如何，在内镜检查前 5 天停止使用噻吩吡啶，
以防出现出血高风险。

在双重 APA 治疗的情况下，所有的国际指南都同意停用噻吩吡啶，继续服
用阿司匹林。

手术结束后，ASGE 建议在止血完成后恢复 APA，在有血栓形成风险的患者

中应考虑给予负荷剂量的药物。

根据 ESGE/BSG 指南所建议的出血和血栓风险，噻吩吡啶的恢复时间应长达 48 小时；APGE/APSDE 建议，一旦获得足够的止血效果，应恢复使用噻吩吡啶。

对于接受 EUS-FNA 等高风险内镜手术的服用华法林患者，所有国际指南都考虑 CVR：如果 CVR 较低，在内镜检查前 5 天停止华法林治疗，并在检查前检查 INR，以确保 INR < 1.5（ESGE/BSG）或 < 2（APAGE/APSDE）；如果 CVR 较高，在手术前 5 天停止华法林治疗，并使用低分子肝素（LMWH）进行桥接治疗。ESGE/BSG 建议在手术前超过 24 小时停用最后一剂低分子肝素。所有指南都建议在止血完成后，在手术的同一天 / 晚上以通常的每日剂量重新启动华法林。在 CVR 高的情况下，ESGE/BSG 和 APAGE/APSDE 建议继续低 MWH，直到达到治疗性 INR 范围。

关于直接口服抗凝剂（DOAC），如达比加群、利伐沙班、阿哌沙班和艾多沙班，所有指南都建议考虑到药物特异性间隔，在高危内镜手术前停用。对于肌酐清除率（CrCl）为 30～50 mL/min 的达比加群患者，建议在手术前 ≥ 48 小时服用最后一剂药物。ESGE/BSG 指南建议，根据与手术相关的出血风险，在高风险手术后，延迟 24～48 小时重新开始 DOAC。APAGE/APSDE 建议在充分止血后尽早恢复 DOAC。ASGE 指南建议延迟 DOAC 的恢复，直到确保充分的止血。如果在内镜手术后 12～24 小时内不能重新开始治疗剂量，应考虑血栓预防（LMWH 桥接）以降低血栓栓塞的风险。

（翻译：张静洁，审校：孟宪梅）

参考文献

[1] Burger W, Chemnitius JM, Kneissl GD, et al. Low-dose aspirin for secondary cardiovascular prevention—cardiovascular risks after its perioperative withdrawal versus bleeding risks with its continuation—review and meta-analysis. J Intern Med. 2005;257:399–414.

[2] Wang KX, Ben QW, Jin ZD, et al. Assessment of morbidity and mortality associated with EUS-guided FNA: a systematic review. Gastrointest Endosc. 2011;73:283–90.

[3] Polkowski M, Larghi A, Weynand B, et al. Learning, techniques, and complications of endoscopic ultrasound (EUS)-guided sampling in gastroenterology: European Society of Gastrointestinal Endoscopy (ESGE) technical guideline. Endoscopy. 2012;44:190–206.

[4] ASGE Standards of Practice Committee, Early DS, Acosta RD, et al. Adverse events associated with EUS and EUS with FNA. Gastrointest Endosc. 2013;77:839–43.

[5] Hamada T, Yasunaga H, Nakai Y, et al. Severe bleeding and perforation are rare complications of endoscopic ultrasound-guided fine needle aspiration for pancreatic masses: an analysis of 3,090 patients from 212 hospitals. Gut Liver. 2014;8:215–8.

[6] Hamada T, Yasunaga H, Nakai Y, et al. Rarity of severe bleeding and perforation in endoscopic ultrasound-guided fine needle aspiration for submucosal tumors. Dig Dis Sci. 2013;58:2634–8.

[7] Kien-Fong Vu C, Chang F, Doig L, Meenan J. A prospective control study of the safety and cellular yield of EUS-guided FNA or Trucut biopsy in patients taking aspirin, nonsteroidal anti-inflammatory drugs, or prophylactic low molecular weight heparin. Gastrointest Endosc. 2006;63:808－13.

[8] Inoue T, Okumura F, Sano H, et al. Bleeding risk of endoscopic ultrasound-guided fine-needle aspiration in patients undergoing antithrombotic therapy. Dig Endosc. 2017;29(1):91－6. https://doi.org/10.1111/den.12687.

[9] Kawakubo K, Yane K, Eto K, et al. A prospective multicenter study evaluating bleeding risk after endoscopic ultrasound-guided fine needle aspiration in patients prescribed antithrombotic agents. Gut Liver. 2018;12(3):353－9.

[10] Polmanee P, Hara MN, et al. Outcomes of EUS-FNA in patients receiving antithrombotic therapy. Endosc Int Open. 2019;07:E15－25.

[11] Sagamia R, Hayasakab K, Ujiharab T, et al. Feasibility of endoscopic ultrasound-guided gallbladder drainage for acute cholecystitis patients receiving antithrombotic therapy. Ann Gastroenterol. 2020;33:391－7.

[12] ASGE Standards of Practice Committee, Roberts Acosta RD, Abraham NS, Chandrasekhara V, Chathadi KV, Early DS, Eloubeidi MA, Evans JA, Faulx AL, Fisher DA, Fonkalsrud L, Hwang JH, Khashab MA, Lightdale JR, Muthusamy VR, Pasha SF, Saltzman JR, Shaukat A, Shergill AK, Wang A, Cash BD, DeWitt JM. The management of antithrombotic agents for patients undergoing GI endoscopy. Gastrointest Endosc. 2016;83:3－16.

[13] Veitch AM, Vanbiervliet G, Gershlick AH, Boustiere C, Baglin TP, Smith LA, Radaelli F, Knight E, Gralnek IM, Hassan C, Dumonceau JM. Endoscopy in patients on antiplatelet or anticoagulant therapy, including direct oral anticoagulants: British Society of Gastroenterology (BSG) and European Society of Gastrointestinal Endoscopy (ESGE) guidelines. Gut. 2016;65:374－89.

[14] Chan FKL, Goh KL, Reddy N, Fujimoto K, Ho KY, Hokimoto S, Jeong YH, Kitazono T, Lee HS, Mahachai V, Tsoi KKF, Wu MS, Yan BP, Sugano K. Management of patients on antithrombotic agents undergoing emergency and elective endoscopy: joint Asian Pacific Association of Gastroenterology (APAGE) and Asian Pacific Society for Digestive Endoscopy (APSDE) practice guidelines. Gut. 2018;67:405－17.

18 使用超声内镜时的镇静处置

Sedation for Endoscopic Ultrasound

Toshihiro Nishizawa, Hidekazu Suzuki

18.1 引言

内镜超声（EUS）可造成不适和疼痛，需要适当镇静。而超声内镜监测如胰腺囊性肿瘤需要经常性随访，所以实施无痛程序对患者愿意重复检查很重要。常规内镜检查的目标镇静水平是中度（有意识）镇静，即在维持心肺功能和气道保护反射的情况下，患者保留有目的地对语言或触觉刺激做出反应的能力[1]。以下三点可能会增加患者的负担，刺激身体运动：① 通过咽时；② 通过幽门时；③ 缩短十二指肠第二部分时。

需要温和的手法，并应准备额外的镇静。

内镜超声细针抽吸（EUS-FNA）或使用穿刺针的治疗性 EUS 不允许失败，它需要长期稳定的镇静水平，并保持身体长时间不动。但因深度镇静可能导致危险的不良事件，需要心肺支持，所以需要更谨慎地使用镇静药物。在手术之前，对每个患者进行充分的预评估也是至关重要的。本章对 EUS 中的镇静作用进行阐述。

18.2 苯二氮䓬类

苯二氮䓬类药物具有镇静、催眠（诱导睡眠）、抗焦虑、抗惊厥和肌肉松弛

T. Nishizawa
Department of Gastroenterology and Hepatology, International University of Health and Welfare, Mita Hospital, Tokyo, Japan
H. Suzuki
Division of Gastroenterology and Hepatology, Department of Internal Medicine, Tokai University School of Medicine, Isehara, Kanagawa, Japan
e-mail: hsuzuki@tokai.ac.jp

的特性。它能增强神经递质 γ-氨基丁酸对其中枢神经系统受体的刺激作用。其中咪达唑仑、福尼曲泮和地西泮常被用于内镜手术的镇静（表 18.1）。因地西泮对静脉刺激性强，导致静脉炎发生率高，所以近期咪达唑仑和福尼曲塞泮因其静脉炎发生率较低，半衰期较短的特性被频繁使用[2]。

表 18.1　镇静药物及其特点

药　剂	类　别	特　性	半衰期
地西泮	苯二氮䓬类	注射后长期静脉炎	35 小时
咪达唑仑	苯二氮䓬类	起病快持续时间短	2～6 小时
氟硝安定	苯二氮䓬类	快速开始	20 小时
哌替啶	阿片受体激动剂	药效只有吗啡的 1/5～1	4 小时
芬太尼	阿片受体激动剂	比吗啡强 50～100 倍	3.6 小时
戊唑辛	阿片受体激动剂与拮抗剂	药效只有吗啡的 1/4～1/2	2～3 小时
右旋美托咪啶	右旋美托咪啶	轻度呼吸抑制心动过缓 / 低血压	2.5 小时
异丙酚	全身麻醉	诱导快，恢复快	2～4 分钟

　　苯二氮䓬类药物可能会诱发逆行性遗忘，因此患者在手术过程中往往记不住疼痛。当患者在手术过程中表现出痛苦时，可以额外给予苯二氮䓬类药物，以期达到逆行性遗忘的目的。

　　咪达唑仑、福尼曲塞泮和地西泮的剂量见表 18.2。老年患者应该接受减少剂量的镇静剂，原来 1/2～2/3 的剂量就足够了。苯二氮䓬类的逆转剂是氟马西尼，它可促进内镜镇静后患者的恢复。然而，福马西尼的消除半衰期很短（50 分钟），存在使用后再次镇静的风险。

18.3　阿片类镇痛药

　　阿片类镇痛药主要通过与存在于中枢神经系统和外周神经系统的特异性阿片受体结合来抑制疼痛的神经传递，包括麻醉性镇痛药和拮抗性镇痛药。如麻醉性镇痛药中，盐酸哌替啶和芬太尼最常用于内镜镇静。喷他佐辛作为拮抗性镇痛药也被使用。阿片类镇痛药可减少置镜过程中的咽反射，另外，它也与内镜检查后恶心有关[3, 4]。特别在女性患者中，使用大剂量阿片制剂可能会在内镜检查后引

表 18.2　镇静药物和逆转药物的剂量

药　剂	剂　　量	逆　转　剂
地西泮	5～10 mg	氟马西尼
咪达唑仑	0.02～0.07 mg/kg	氟马西尼
氟硝西泮	0.02～0.03 mg/kg	氟马西尼
哌替啶	35～70 mg	纳洛酮
芬太尼	1～3 μg/kg	纳洛酮
戊唑辛	15～30 mg	纳洛酮、多沙普仑
右旋美托咪啶	6 μg/（kg・h）（10 分钟）此后为 0.2～0.7 μg/（kg・h）	阿替美唑（兽用药）
异丙酚	0.5～1 mg/kg（诱导），2～6 mg/（kg・h）	—

起恶心和呕吐。

　　所有阿片类药物都会增加胆道压力，但哌替啶的作用较小[5]。

18.4　α2 肾上腺素能受体激动剂

　　右旋美托咪啶是一种短效 α2 肾上腺素能受体激动剂，具有抗焦虑、催眠和镇痛作用。可乐定是第一种临床使用的 α2 肾上腺素能激动剂。可乐定起先用作降压药，但其独特的不良反应是催眠，而右旋美托咪啶对 α2 肾上腺素能受体的选择性是可乐定的 10 倍。脑干蓝斑是镇静作用的主要部位，脊髓是镇痛作用的主要部位，两者都通过 α2 肾上腺素能受体起作用[6]。与具有新作用机制的 γ-氨基丁酸激动剂（如咪达唑仑、右旋美托咪啶）不同，它的特点是呼吸抑制轻微，但是低血压和心动过缓突出（表 18.1）。

　　右旋美托咪啶以 6 μg/（kg・h）的给药速率给药 10 分钟，然后维持给药 0.2～0.7 μg/（kg・h）（表 18.2）。需要初始负荷和维护管理的组合，并且管理方法有些复杂，因此建议使用 10 分钟计时器，这样就不会忘记在 10 分钟后切换。最近一项纳入随机对照试验的荟萃分析显示，在胃肠镜检查中，尤其是在内镜治疗中，右旋美托咪啶比咪达唑仑具有更好的疗效[7]，而这些好处是在不增加心肺并发症的情况下实现的。然而，相比之下，咪达唑仑每支 1.25 美元，右旋美托咪啶每 50 mL 注射器套件售价 44.4 美元，相当昂贵。但 EUS-FNA 或治疗 EUS 需要精细的内镜操作、相对较长的治疗时间和更稳定的镇静状态，所以尽管成本很高，在 EUS 中，右旋美托咪啶仍被认为是一个有用的选择。

18.5 异丙酚

丙泊酚（2, 6-二异丙泊酚）是一种具有遗忘作用的镇静催眠药物。它的催眠作用是通过 γ-氨基丁酸受体以类似于苯二氮䓬类的方式增强 γ-氨基丁酸而产生的。它是高度亲脂性的，因此可以快速穿过血脑屏障，导致早期起效[8]。异丙酚是一种短效药物，代谢迅速，无论镇静深度还是时间长短，其恢复时间都很短[9]。快速康复对患者满意度、术后教育和内镜检查单元质量有重大影响[10]。然而，异丙酚的治疗窗很窄，会导致意识和心血管功能迅速下降（表 18.1）。

首先静脉滴注异丙酚（0.5~1 mg/kg），然后持续滴注异丙酚［2~6 mg/（kg·h），需要时追加滴注］或根据患者[11]情况重复滴注（10~20 mg）（表 18.2）。

根据最近的荟萃分析，与苯二氮䓬类镇静剂相比，异丙酚在内镜检查中显示出更有效和更快的恢复时间，而不会增加呼吸循环并发症[12, 14]。另一项比较异丙酚和右旋美托咪啶的随机对照试验的荟萃分析显示，异丙酚显著提高了患者对胃肠镜检查的满意度[11]。荟萃分析表明异丙酚有望成为内镜检查的必要镇静剂。然而，异丙酚的制造商将其使用仅限于接受过全身麻醉训练的人员，美国食品药品管理局拒绝了胃肠病学家取消这一特殊限制的请求[15]。因此，非麻醉医师进行镇静需要对非麻醉提供者进行充分的培训和认证。

18.6 镇静剂的组合

苯二氮䓬类通常与阿片类镇痛药合用。咪达唑仑作用迅速，因此被用作基于镇静作用的抢救剂。联合用药时，应根据对患者病情的监测和直接观察，仔细考虑额外剂量。

右美托咪啶有相对较弱的催眠作用。右旋美托咪啶通常与苯二氮䓬类和（或）阿片类镇痛药合用。当出现低血压或心动过缓时，应在第一时间减少右旋美托咪啶剂量。当缺氧发生时，应停止额外剂量的苯二氮䓬类药物，主要使用右美托咪啶。

异丙酚的镇痛作用最小，因此阿片类镇痛药有时被用作异丙酚镇静的补救剂。然而，异丙酚和阿片类镇痛药合用的恢复时间可能比单纯使用异丙酚的恢复时间长。

当内镜检查过程中出现高血压时，患者可能会感到疼痛。应检查有无穿孔引起的腹胀，以及体位是否会导致身体任何部位损伤。然后，考虑给予阿片类镇痛药。当严重高血压（ > 180 mmHg）经阿片类镇痛药抢救后继续存在时，也应考虑尼卡地平。

18.7 小结

在发达国家，预计未来患者将需要更有效的镇静形式。日本经营哲学中有一句话叫"三赢"[16]。"三赢"意味着企业必须促进卖方、买方和整个社会的利益。内镜下镇静还应考虑患者的疗效和安全性，医务人员的负担和满意度，社会的经济和医学法律因素。在内镜实践中，必须追求"三赢"。

（翻译：江振宇，审校：孟宪梅）

参考文献

[1] Obara K, Haruma K, Irisawa A, Kaise M, Gotoda T, Sugiyama M, et al. Guidelines for sedation in gastroenterological endoscopy. Dig Endosc. 2015;27:435−49.
[2] Lin OS. Sedation for routine gastrointestinal endoscopic procedures: a review on efficacy, safety, efficiency, cost and satisfaction. Intest Res. 2017;15:456−66.
[3] Nishizawa T, Suzuki H, Arita M, Kataoka Y, Fukagawa K, Ohki D, et al. Pethidine dose and female sex as risk factors for nausea after esophagogastroduodenoscopy. J Clin Biochem Nutr. 2018;63:230−2.
[4] Nishizawa T, Sakitani K, Suzuki H, Takeuchi M, Takahashi Y, Takeuchi K, et al. Adverse events associated with bidirectional endoscopy with midazolam and pethidine. J Clin Biochem Nutr. 2019;65:1−4.
[5] Horn E, Nesbit SA. Pharmacology and pharmacokinetics of sedatives and analgesics. Gastrointest Endosc Clin N Am. 2004;14:247−68.
[6] Wu W, Chen Q, Zhang LC, Chen WH. Dexmedetomidine versus midazolam for sedation in upper gastrointestinal endoscopy. J Int Med Res. 2014;42:516−22.
[7] Nishizawa T, Suzuki H, Sagara S, Kanai T, Yahagi N. Dexmedetomidine versus midazolam for gastrointestinal endoscopy: a meta-analysis. Dig Endosc. 2015;27:8−15.
[8] Shafer A, Doze VA, Shafer SL, White PF. Pharmacokinetics and pharmacodynamics of propofol infusions during general anesthesia. Anesthesiology. 1988;69:348−56.
[9] Qadeer MA, Vargo JJ, Khandwala F, Lopez R, Zuccaro G. Propofol versus traditional sedative agents for gastrointestinal endoscopy: a meta-analysis. Clin Gastroenterol Hepatol. 2005;3:1049−56.
[10] Nishizawa T, Suzuki H. Propofol for gastrointestinal endoscopy. United European Gastroenterol J. 2018;6:801−5.
[11] Nishizawa T, Suzuki H, Hosoe N, Ogata H, Kanai T, Yahagi N. Dexmedetomidine vs propofol for gastrointestinal endoscopy: a meta-analysis. United European Gastroenterol J. 2017;5:1037−45.
[12] Bo LL, Bai Y, Bian JJ, Wen PS, Li JB, Deng XM. Propofol vs traditional sedative agents for endoscopic retrograde cholangiopancreatography: a meta-analysis. World J Gastroenterol. 2011;17:3538−43.
[13] Nishizawa T, Suzuki H, Matsuzaki J, Kanai T, Yahagi N. Propofol versus traditional sedative agents for endoscopic submucosal dissection. Dig Endosc. 2014;26:701−6.
[14] Wang D, Chen C, Chen J, Xu Y, Wang L, Zhu Z, et al. The use of propofol as a sedative agent in gastrointestinal endoscopy: a meta-analysis. PLoS One. 2013;8:e53311.
[15] Triantafillidis JK, Merikas E, Nikolakis D, Papalois AE. Sedation in gastrointestinal endoscopy: current issues. World J Gastroenterol. 2013;19:463−81.
[16] Nakai Y, Kogure H, Matsubara S, Isayama H, Koike K. Sedation for "triple-win" endoscopic ultrasonography. Endosc Digest. 2017;29:1100−1.

19 超声内镜的质量评价

Quality Measures in Endoscopic Ultrasound

Pantelis S. Karatzas, Ioannis S. Papanikolaou, Konstantinos Triantafyllou

19.1 引言

　　超声内镜（EUS）是唯一能够进入所谓的第三间隙，从而诊断在胃肠镜直视下不能探及的胃肠道（GI）和纵隔病变的内镜技术。因此，它是一种有助于内镜医生准确地对胃肠道肿瘤，特别是食管和直肠肿瘤进行术前分期和治疗后再分期的成熟技术。除此之外，随着 EUS 引导下细针穿刺活检术（EUS-FNA）的出现，EUS 从单纯的诊断技术转变为介入技术，能够获取组织标本（如从胰腺病变中获取标本），这在其他任何诊断技术，如 CT 或 MR 都是不可能的[1]。

　　另外，质量控制最近已成为胃肠道内镜检查（GIE）的基本参数，其重点是根据现有证据改善内镜操作技术，为患者提供最佳临床诊治方案[2]，或如美国卫生与人类服务部医学研究所所述，质量控制代表了"为个人和群体提供的医疗保健服务的程度，并与当前专业知识水平相一致"[3]。对质量控制的需求在 21 世纪初始现，源于胃肠道内镜检查期间漏诊的肿瘤性病变[3]，但从那时起演变为影响患者、医生和医疗卫生系统等所有相关方面的总体需求。患者自然会关注医疗服务的质量，而不考虑成本；医生总是努力提供最佳医疗服务，包括避免误诊和并发症；医疗卫生系统要求建立内部质量体系以确保所提供的医疗服务质量。2006 年，美国胃肠内镜学会（ASGE）发布了 GIE 质量评价指南，2015 年

P. S. Karatzas
Academic Department of Gastroenterology and Hepatology, Laiko General Hospital, University of Athens, Medical School, Athens, Greece

I. S. Papanikolaou · K. Triantafyllou
Hepatogastroenterology Unit, Second Department of Internal Medicine-Propaedeutic, Research Institute and Diabetes Center, Medical School, National and Kapodistrian University of Athens, "Attikon" University General Hospital, Athens, Greece

发布了首个更新版[4]。另外，欧洲胃肠内镜学会（ESGE）也讨论了包括 EUS 在内的 GIE 质量问题。在最近的出版物中，为提高 EUS 和 ERCP 操作过程中的质量，"ESGE 质量改进方案"强调了需要采取的各种必要措施[5]。

一般来说，质量是一个定性参数，不能客观评定。我们需要替代指标或工具，以便对我们采取的任何措施进行准确评估，以改进 GIE 和 EUS。质量指标（QI）是用来量化医疗服务质量控制的工具。具体而言，对于 GIE，QI 是用于评估操作过程中质量控制的有效参数，或者如前所述，它用于比较"具有理想标准或基准的医生个人或群体的表现"[6, 7]；无论是什么具体的内镜操作，QI 可以反映内镜的基本质量（如检查的有效性）、操作（如检查的诊断准确性）或结果（如术后不良事件）[8]。此外，根据操作过程，很容易将其细分为三个阶段：内镜检查前、内镜检查中和内镜检查后。这种分类帮助我们在 EUS 的各个方面进行质量控制。同样重要的是，在上述过程中（即内镜检查前、内镜检查中和内镜检查后），质量控制及其质量控制指标有助于促进对其进行审慎的评价，这是本章的主要内容之一。

19.2　内镜检查前

内镜操作前医生和患者之间的每次互动都属于术前时间。此阶段的质量控制包括以下内容：

（1）EUS 适应证：必须明确告知患者该操作的适应证和其他替代诊断方法的可行性。在特定的内镜中心或由个人进行的所有 EUS 操作中，至少有 80% 的 EUS 操作的适应证应该包括在已公布的"明确"适应证标准列表中；而且，这一适应证应该被记录在案[8]。另外，应该注意的是，这并不排除对未在指南中列出的适应证进行 EUS 检查的可能。然而，在这种情况下，应该向患者清楚地解释理由，并在最终报告中说明[9, 10]。例如，对于超绝对适应证的病例是否进行 EUS 操作的一个明确原因是其局部有效性，治疗医生可以根据现有的医疗资源做出判定。例如，对于胰头肿块性病变可以根据局部有效性的原则，使用 EUS 而不是 MRI 来评估血管侵犯情况。当然，在这种情况下，根据目前的指南，如果病变能被手术切除，则没有必要进行 EUS-FNA，此时 EUS 检查只用来诊断或分期[1, 2]。

（2）知情同意书：患者和医师应对 EUS 操作进行充分的讨论，这适用于所有内镜操作，包含其性质、诊断或干预目的及可能的并发症。针对操作的所有环节，应根据患者对所提供信息的理解能力，详细描述 EUS 特别是 EUS-FNA 的益处、同样重要的潜在风险和可能的并发症，如出血（0～0.5%）、感染（＜1%）和胰腺炎（0～2%）[11, 12]。发生率低但不容忽视的肿瘤种植转移率[13-19]和穿孔[20-22]的概率也应该被提及。患者必须了解与操作相关的所有信息，有充足的时间解决任何疑问，然后签署知情同意书（ICF）。还应安排足够的时间，以便患者在希望撤回知情同意书的情况下，为患者提供撤回知情同意书的可能性。ICF 签署率不应低于 98%[8]。如果需要采用特定的 EUS 技术，例如，腹腔神经节毁损术或肿瘤射频消融术，还应该对与介入相关的特定并发症进行额外的解释[2]。另一个与操作有关的 QI 是内镜医生的专业水平。如今，患者有权知道内镜医生的专业水平，包括他们个人操作的并发症发生率[8]。

（3）药物管理：应始终填写完整的病史，重点是抗凝剂和抗血小板药物的使用。在这种情况下，必须记录正在使用的特定药物的类型和剂量，并在手术前及时进行调整。抗凝剂的管理是基于内镜操作可能引起的出血风险与潜在心血管疾病引起的并发症的风险分层。内镜检查分为低风险和高风险两种。EUS 是低风险的操作，而 EUS-FNA 被认为是高风险的操作。单纯 EUS，可以安全地继续使用抗凝剂，而 DOAC 只在手术当天早上停用。如患者使用华法林，应在操作前查 INR，如果在治疗范围内，可以进行 EUS。对于 EUS-FNA，必须评估潜在心血管疾病的严重程度，并相应调整抗凝和抗血小板药物。更具体地说，如果心血管风险较低，氯吡格雷和普拉格雷必须停用 5 天。如果这种风险很高，那么必须密切联系心脏病专家。DOAC 必须停用 48 小时，对于肌酐清除率在 30～50 mL/min 的老年患者，需停用 72 小时。在心血管风险较低的情况下，可以停用华法林，直到 INR 恢复到＜1.5 为止；如果心血管风险较高，可以用低分子肝素替代[23]。

为预防感染，囊性病变穿刺后使用抗生素已被广泛建议和实施。虽然这种预防性治疗普遍使用，但也存在争议，因为感染的实际风险非常低（不到 1%）[24]。尽管需要更多前瞻性随机研究，美国胃肠内镜学会建议仅在纵隔和胰腺囊性病变的 EUS-FNA 病例中预防性使用抗生素[25]。

19.3　内镜检查期

"内镜检查期"的时间范围通常被定义为从开始注射镇静剂到退出内镜为止的时间跨度[2]。EUS 通常是针对特定的适应证和特定临床问题而进行的。EUS

最常见的适应证是组织取样和肿瘤分期（特别是胆胰疾病），以及黏膜下肿物的鉴别[26]。因此，在此期间，与相应质量检测最相关的 QI 应该包括病变取样的成功率、恶性肿瘤的准确分期及指定结构性质的判定[8]。

组织取样只能通过病变取样成功率来评估。据文献报道，胰腺恶性肿瘤诊断率至少为 71%[27, 28]，食管癌淋巴结转移的诊断率至少为 87%[29-31]。因此，内镜医生的个人评分应尽可能接近上述数值。这可以通过在操作间内有细胞病理学家对穿刺样本进行 ROSE（快速现场评估）以确保获取足够多的样本来实现。或者在没有 ROSE 的情况下，对相关病变进行最少次数的穿刺（例如，对于胰腺腺癌穿刺 5～7 针）[9]。

关于肿瘤分期，必须判断浸润深度和区分病理性淋巴结。在文献中，必须使用 TNM 分期，因为 EUS 是获得"T"分期和"N"分期的最佳方式，但同时对远处转移缺乏敏感性（即"M"分期）[32-34]。

第一个 QI 指的是相关病变结构（代表每个特定检查目标）被记录的百分比。相关结构至少在 98% 的病例中必须被识别。如果是黏膜下肿物，应在适当图像的帮助下识别和记录肿物的起源层次。此外，这些图像应该清楚地显示病变的大小和特异性形态特征[8]。在包括 EUS 在内的任何内镜操作中，有效镇静非常关键。有关镇静的质量措施包括记录以下参数：镇静期间的生命体征、所有给药的剂量和给药途径、拮抗剂的使用，以及由于镇静相关问题而中断或提前终止 EUS[8]。

19.4 内镜检查后

内镜检查后的时间段里可进行许多有助于提高 EUS 质量的重要措施：

（1）识别和恰当处理可能出现的不良事件。

（2）与患者进行交流，在内镜检查后给予指导。

（3）内镜检查后药物尤其是抗凝剂的管理。

（4）详细解释检查结果。

（5）追踪组织学或细胞学结果。

如果没有进行 EUS-FNA 或 EUS 引导的活检，EUS 的不良事件相对较少[12, 35]。然而，在这种少见的情况下，内镜检查者始终应及时发现并恰当处理任何一种不良事件。有人说，"GIE 最严重的并发症是不承认或否认并发症"，这尤其适用于包括 EUS 在内的胆胰 GIE。通常情况下，出血和胰腺炎等并发症是轻微的，因此不需要任何特殊干预，但对于罕见的穿孔病例，医生必须迅速做出判断，进行有效治疗[36, 37]。

对于每一次内镜检查，内镜医生必须告知患者检查结果，以及对他们的进一步治疗可能产生的影响。尽管这一步骤应理所当然地适用于每一次检查，但情况并非如此。由于各种原因，包括医疗机构的因素，特别是在工作量巨大的大型转诊中心，内镜医生"没有时间向患者解释结果"，甚至有时候医疗系统的工作模式也可能是罪魁祸首。例如，在许多医疗系统中，患者从全科医生处获得 GIE 检查报告，全科医生有义务告知患者结果，这项任务对于非专业人员来说并非容易，在讨论像 EUS 这样复杂和专业的检查结果时尤其如此。此外，患者及时获得细胞病理学或组织学结果已被认为是非常有价值的质量指标，并且据报道，这比与内镜检查医生保持长期良好的关系更为重要[38]。经验表明，在许多情况下，即使是实现这一举措也可能存在相当大的问题。

内镜医生必须告知患者内镜操作后的注意事项，给予避免驾驶和剧烈的体力活动的建议，如果疏忽大意，可能会给患者造成危险。在 EUS 或 EUS-FNA 后，患者可重新开始用药。只有在疑似出血的情况下，才建议个体化处理[39, 40]。

内镜医生负责接收病理细胞学结果并进行解释。如前所述，EUS 通常用于解决特定的临床问题。EUS-FNA 对鉴别诊断胰腺癌与肿块型慢性胰腺炎的阴性预测值相对较低，最新文献报道仅达 73.9%[41]，内镜医生需要解释检查结果，并决定对特殊患者是否需要重复 EUS 或采用其他更为恰当的诊断方式。如果建议重复 EUS，内镜医生就可以尝试 EUS 引导下的核心组织活检，这似乎是更好的选择（在上述研究中，此方法阴性预测值达到 87%）。这里需要指出的是，与细胞病理学家或病理学家，以及涉及每个特定病例的其他医学专家（特别是放射科医生、内科医生或外科医生）的合作，可能有助于优化临床决策。

最后，应该考虑的另一个 QI 是患者的满意度，这也是一种重要的 QI。内镜检查者有时不认为它是一个重要的因素，这种观点应该改变，因为患者的满意度似乎不仅仅包括镇静和术后疼痛的问题，还反映了在整个操作过程中采取的大多数质量控制措施的效果，以及责任医生对该病例的处理情况[42, 43]。

总之，这一章简要回顾了 EUS 中检查质量的定义和需求，介绍了日常临床实践中使用的一些最重要的质量控制措施。需谨记，这些措施不应纸上谈兵，而应在实践中一步步落实，以改善患者的预后和临床护理水平。

（翻译：李晓宇，审校：刘华）

[1] Papanikolaou IS, Fockens P, Hawes R, Rösch T. Update on endoscopic ultrasound: how much for imaging, needling, or therapy? Scand J Gastroenterol. 2008;43(12):1416−24.

[2] Facciorusso A, Buccino RV, Muscatiello N. How to measure quality in endoscopic ultrasound. Ann Transl Med. 2018;6(13):266.

[3] Triantafyllou K, Michopoulos S, Hassan C. Quality in gastrointestinal endoscopy: the preface. Ann Transl Med. 2018;6(13):258.

[4] Rizk MK, Sawhney MS, Cohen J, Pike IM, Adler DG, Dominitz JA, et al. Quality indicators common to all GI endoscopic procedures. Gastrointest Endosc. 2015;81(1):3−16.

[5] Domagk D, Oppong KW, Aabakken L, Czakó L, Gyökeres T, Manes G, et al. Performance measures for ERCP and endoscopic ultrasound: a European Society of Gastrointestinal Endoscopy (ESGE) quality improvement initiative. Endoscopy. 2018;50(11):1116−27.

[6] Farquhar M. AHRQ quality indicators. In: Hughes RG, editor. Patient safety and quality: an evidence-based handbook for nurses [Internet]. Rockville, MD: Agency for Healthcare Research and Quality (US); 2008 [cited 2020 May 2]. (Advances in Patient Safety). Available from http://www.ncbi.nlm.nih.gov/books/NBK2664/.

[7] Adler DG, Lieb JG, Cohen J, Pike IM, Park WG, Rizk MK, et al. Quality indicators for ERCP. Gastrointest Endosc. 2015;81(1):54−66.

[8] Wani S, Wallace MB, Cohen J, Pike IM, Adler DG, Kochman ML, et al. Quality indicators for EUS. Am J Gastroenterol. 2015;110(1):102−13.

[9] Polkowski M, Jenssen C, Kaye P, Carrara S, Deprez P, Gines A, et al. Technical aspects of endoscopic ultrasound (EUS)-guided sampling in gastroenterology: European Society of Gastrointestinal Endoscopy (ESGE) technical guideline — March 2017. Endoscopy. 2017;49(10):989−1006.

[10] ASGE Standards of Practice Committee, Gan SI, Rajan E, Adler DG, Baron TH, Anderson MA, et al. Role of EUS. Gastrointest Endosc. 2007;66(3):425−34.

[11] Lakhtakia S. Complications of diagnostic and therapeutic endoscopic ultrasound. Best Pract Res Clin Gastroenterol. 2016;30(5):807−23.

[12] Eloubeidi MA, Tamhane A, Varadarajulu S, Wilcox CM. Frequency of major complications after EUS-guided FNA of solid pancreatic masses: a prospective evaluation. Gastrointest Endosc. 2006;63(4):622−9.

[13] Sato N, Takano S, Yoshitomi H, Furukawa K, Takayashiki T, Kuboki S, et al. Needle tract seeding recurrence of pancreatic cancer in the gastric wall with paragastric lymph node metastasis after endoscopic ultrasound-guided fine needle aspiration followed by pancreatectomy: a case report and literature review. BMC Gastroenterol. 2020;20(1):13.

[14] Chong A, Venugopal K, Segarajasingam D, Lisewski D. Tumor seeding after EUS-guided FNA of pancreatic tail neoplasia. Gastrointest Endosc. 2011;74(4):933−5.

[15] Yane K, Kuwatani M, Yoshida M, Goto T, Matsumoto R, Ihara H, et al. Non-negligible rate of needle tract seeding after endoscopic ultrasound-guided fine-needle aspiration for patients undergoing distal pancreatectomy for pancreatic cancer. Dig Endosc. 2020;32(5):801−11.

[16] Yokoyama K, Ushio J, Numao N, Tamada K, Fukushima N, Kawarai Lefor A, et al. Esophageal seeding after endoscopic ultrasound-guided fine-needle aspiration of a mediastinal tumor. Endosc Int Open. 2017;5(9):E913−7.

[17] Yamaguchi H, Morisaka H, Sano K, Nagata K, Ryozawa S, Okamoto K, et al. Seeding of a tumor in the gastric wall after endoscopic ultrasound-guided fine-needle aspiration of solid pseudopapillary neoplasm of the pancreas. Intern Med Tokyo Jpn. 2020;59(6):779−82.

[18] Minaga K, Kitano M, Enoki E, Kashida H, Kudo M. Needle-tract seeding on the proximal gastric wall after EUS-guided fine-needle aspiration of a pancreatic mass. Am J Gastroenterol. 2016;111(11):1515.

[19] Kawabata H, Miyazawa Y, Sato H, Okada T, Hayashi A, Iwama T, et al. Genetic analysis of postoperative recurrence of pancreatic cancer potentially owing to needle tract seeding during EUS-FNB. Endosc Int Open. 2019;7(12):E1768−72.

[20] Das A, Sivak MV, Chak A. Cervical esophageal perforation during EUS: a national survey. Gastrointest Endosc. 2001;53(6):599−602.

[21] Eloubeidi MA, Tamhane A, Lopes TL, Morgan DE, Cerfolio RJ. Cervical esophageal perforations at the time of endoscopic ultrasound: a prospective evaluation of frequency, outcomes, and patient management. Am J Gastroenterol. 2009;104(1):53−6.

[22] Grande G, Manno M, Alberghina N, Barbera C, Zulli C, Tontini GE, et al. Quick, safe and effective repair of EUS-related duodenal perforation using over-the-scope clip system (with video). Dig Liver Dis. 2016;48(9):1099−100.

[23] Veitch AM, Vanbiervliet G, Gershlick AH, Boustiere C, Baglin TP, Smith L-A, et al. Endoscopy in patients on antiplatelet or anticoagulant therapy, including direct oral anticoagulants: British Society of Gastroenterology (BSG) and European Society of Gastrointestinal Endoscopy (ESGE) guidelines. Endoscopy. 2016;48(4):c1.

[24] Colán Hernández J, Sendino O, Loras C, Pardo A, Gornals JB, Concepción M, et al. Antibiotic prophylaxis not required for endoscopic ultrasonography-guided fine-needle aspiration of pancreatic cystic lesions, based on a randomized trial. Gastroenterology. 2020;158(6):1642−1649.e1.

[25] ASGE Standards of Practice Committee, Khashab MA, Chithadi KV, Acosta RD, Bruining DH, Chandrasekhara V, et al. Antibiotic prophylaxis for GI endoscopy. Gastrointest Endosc. 2015;81(1):81−9.

[26] Papanikolaou IS, Karatzas PS, Triantafyllou K, Adler A. Role of pancreatic endoscopic ultrasonography in 2010. World J Gastrointest Endosc. 2010;2(10):335−43.

[27] Savides TJ, Donohue M, Hunt G, Al-Haddad M, Aslanian H, Ben-Menachem T, et al. EUS-guided FNA diagnostic yield of malignancy in solid pancreatic masses: a benchmark for quality performance measurement. Gastrointest Endosc. 2007;66(2):277−82.

[28] Hewitt MJ, McPhail MJW, Possamai L, Dhar A, Vlavianos P, Monahan KJ. EUS-guided FNA for diagnosis of solid pancreatic neoplasms: a meta-analysis. Gastrointest Endosc. 2012;75(2):319−31.

[29] Vazquez-Sequeiros E, Norton ID, Clain JE, Wang KK, Affi A, Allen M, et al. Impact of EUS-guided fine-needle aspiration on lymph node staging in patients with esophageal carcinoma. Gastrointest Endosc. 2001;53(7):751−7.

[30] Parmar KS, Zwischenberger JB, Reeves AL, Waxman I. Clinical impact of endoscopic ultrasound-guided fine needle aspiration of celiac axis lymph nodes (M1a disease) in esophageal cancer. Ann Thorac Surg. 2002;73(3):916−20; discussion 920−921.

[31] Eloubeidi MA, Wallace MB, Reed CE, Hadzijahic N, Lewin DN, Van Velse A, et al. The utility of EUS and EUS-guided fine needle aspiration in detecting celiac lymph node metastasis in patients with esophageal cancer: a single-center experience. Gastrointest Endosc. 2001;54(6):714−9.

[32] Gonçalves B, Soares JB, Bastos P. Endoscopic ultrasound in the diagnosis and staging of pancreatic Cancer. GE Port J Gastroenterol. 2015;22(4):161−71.

[33] Sharma M, Pathak A, Shoukat A, Rameshbabu CS, Goyal S, Bansal R, et al. EUS of the neck: a comprehensive anatomical reference for the staging of head and neck cancer (with videos). Endosc Ultrasound. 2019;8(4):227−34.

[34] Uberoi AS, Bhutani MS. Has the role of EUS in rectal cancer staging changed in the last decade? Endosc Ultrasound. 2018;7(6):366−70.

[35] Adler DG, Jacobson BC, Davila RE, Hirota WK, Leighton JA, Qureshi WA, et al. ASGE guideline: complications of EUS. Gastrointest Endosc. 2005;61(1):8−12.

[36] Disibeyaz S, Öztaş E, Kuzu UB, Özdemir M. Closure of echoendoscope-related duodenal free wall perforation by placement of a covered metallic stent. Endosc Ultrasound. 2016;5(6):399−400.

[37] Liu Y, Wang D, Li Z. Endoscopic closure for EUS and ERCP related duodenal perforation by Endoclips. Gastroenterol Res Pract. 2016;2016:1051597.

[38] Siddiqui UD, Rossi F, Padda MS, Rosenthal LS, Aslanian HR. Patient preferences after endoscopic ultrasound with fine needle aspiration (EUS-FNA) diagnosis of pancreas cancer: rapid communication valued over long-term relationships. Pancreas. 2011;40(5):680−1.

[39] Jiang T-A, Xie L-T. Algorithm for the multidisciplinary management of hemorrhage in EUS-guided drainage for pancreatic fluid collections. World J Clin Cases. 2018;6(10):308−21.

[40] Kawakubo K, Yane K, Eto K, Ishiwatari H, Ehira N, Haba S, et al. A prospective multicenter study evaluating bleeding risk after endoscopic ultrasound-guided fine needle aspiration in patients prescribed antithrombotic agents. Gut Liver. 2018;12(3):353−9.

[41] Grassia R, Imperatore N, Capone P, Cereatti F, Forti E, Antonini F, et al. EUS-guided tissue acquisition in chronic pancreatitis: differential diagnosis between pancreatic cancer and pseudotumoral masses using EUS-FNA or core biopsy. Endosc Ultrasound. 2020;9(2):122−9.

[42] Burtea D, Dimitriu A, Maloş A, Cherciu I, Săftoiu A. Assessment of the quality of outpatient endoscopic procedures by using a patient satisfaction questionnaire. Curr Health Sci J. 2019;45(1):52−8.

[43] Mortensen MB, Fristrup C, Holm FS, Pless T, Durup J, Ainsworth AP, et al. Prospective evaluation of patient tolerability, satisfaction with patient information, and complications in endoscopic ultrasonography. Endoscopy. 2005;37(2):146−53.

20 结语与展望

Conclusive Remarks and New Perspectives

Antonio Facciorusso, Nicola Muscatiello

20.1 概述

无论是实性还是囊性的胰腺病变，都有可能是良性或恶性的。在这种情况下，区分恶性和良性肿瘤及确定患者是否需要手术至关重要。

EUS 领域的最新进展，使我们能够在不需要进一步检查的情况下作出明确诊断，并减少不必要的外科手术[1]。

EUS 在炎性胰周液体积聚（PFC）的治疗中也发挥了关键作用。这些积液的存在，增加了胰腺炎尤其是急性坏死性胰腺炎的发病率和死亡率。绝大多数的 PFC 不需要任何干预，它们通常通过保守治疗自然吸收，然而当需要治疗时，EUS 引导下的穿刺引流是大多数此类患者的最佳选择[2]。

尽管有上述观念，EUS 有时可能不足以正确诊断各种胰腺病变。如今，为获得更清晰的胰腺图像，许多新的诊断技术已经被开发出来。其中，造影增强超声内镜和超声内镜弹性成像尤为值得关注[3-5]。造影增强超声内镜利用对比剂使得胰腺成像具有更高的分辨率、更加清晰，而 EUS 弹性成像能区别由炎症或肿瘤引起的组织弹性变化。这些新技术单独或联合使用，可提高 EUS 在检测和鉴别诊断胰腺病变方面的诊断准确度、敏感性和特异性，有助于指导超声内镜引导下组织的获取[3, 5]。

A. Facciorusso · N. Muscatiello

Gastroenterology Unit, Department of Medical Sciences, University of Foggia, AOU Ospedali Riuniti, Foggia, Italy

20.2 EUS 引导下的组织取样

自几十年前推出以来，EUS 引导下组织采集技术（EUS-TA）已成为诊断胰腺实体病变的首选技术。在过去的几年中，我们经历了一个从简单的细胞学诊断（超声内镜引导下细针穿刺抽吸术 EUS-FNA）到组织学诊断（细针穿刺活检术 FNB）的模式转变。

EUS-FNB 针的推广在该领域引起了极大兴趣，与 EUS-FNA 相比，它诊断准确率高、提高了组织样本量并保存了组织结构，有利于进行免疫组化或特殊染色，减少快速现场细胞学评估（ROSE）的限制，有利于在更短的时间内获得结果，从而提高 EUS-TA 效率和降低成本[6]。

在过去的 2～3 年里，在世界范围内新的 EUS-FNB 针设计得到了推广，在内镜操作实践中引用了末端切割针[7]。然而，尽管这些新型设计针头可能获取更多的组织标本，并且已经发表了一些新设备的测试研究[8]，但在诊断率和组织核心采集方面，其诊断性能仍然缺乏证据[9, 10]。

最近，开发了一种可通过标准 19G EUS-FNA 针的细针穿刺活检（TTNB）的微活检钳装置（Moray Microforceps®, US Endoscopy, Mentor, OH, USA）用于胰腺囊性病变（PCL）的组织学采样。TTNB 的主要优点是获得充足的标本，因含有覆有上皮细胞层的基质成分，保留了取样组织的组织学结构[11]。尽管最近在临床实践中出现一些安全问题[14]，但最新荟萃分析表明，对于 PCL 的诊断，TTNB 明显优于标准 FNA[12, 13]。此外，虽然预防性使用抗生素被认为在 PCL 的 EUS-FNA 中是不必要的，但目前仍不清楚这一说法是否也适用于接受 TTNB 的患者[15, 16]。

共聚焦激光显微内镜（CLE）是一种新型成像技术，可以对黏膜表面上皮的微观结构进行观察，其使用证据仍然有限[17]。虽然实时光学活检似乎可以通过减少取样误差进一步提高诊断率，从而避免了对 ROSE 的需求[18]，但还需要进一步研究来证明其有效性。

20.3 EUS 引导的 PFC 引流

过去十年，由于 EUS 从诊断模式快速演变为治疗模式，对 PFC 的治疗也发生了根本性转变。一些配件如大口径全覆膜金属支架（LAMs）的创新促进了治疗适应证和治疗技术的快速改进。与其他侵入性方法相比，EUS 引导的 PFC 引流证明了其作为微创治疗的有效性，并发症发生率更低[19, 20]。

胰腺假性囊肿通常在初次引流后会改善，LAMs可以通过常规胃镜用鼠齿钳取出。

然而，该领域的多个问题仍未得到解答。目前尚不清楚早期坏死物切除术是否比渐进式坏死物清除术更好、更安全。仅基于专家意见的辅助灌洗引流策略的价值，也需进行严格调研和验证。对于带有抗反流阀以促进引流物单向引流和多阀门控制引流的LAMs尚未进行前瞻性研究[21]。最后，需要对LAMs使用超过5年的长期获益和不良事件进行评估。

20.4　EUS 在胰腺癌患者中的治疗作用

目前局部晚期胰腺癌的标准治疗是化疗，使患者有6～8个月的中位生存期。增加常规外照射治疗（EBRT）因其毒性不作为常规推荐。另外，立体定向放射治疗（SBRT）技术的发展有可能使肿瘤放射治疗更有选择性。然而，为了能够精准实施SBRT，可以放置追踪肿瘤位置和准确确定肿瘤边界的标志物，以补偿呼吸运动带来的肿瘤运动。虽然此标志物可以经皮和腹腔镜植入，但微创EUS引导的方法已成为首选方法[22]。

目前常用技术有EUS引导的消融术、近距离放射治疗和抗肿瘤药物注射术[23-25]。EUS引导的近距离放射治疗和RFA已被证明是安全可行的，并有可能控制局部疾病[23]。EUS引导的胰腺癌治疗的其他潜在技术仍被认为是实验性的，其中许多似乎是安全的并且耐受性相当好。然而，它们在肿瘤治疗中的有效性和确切作用尚未明确。许多技术和药物的临床试验正在进行中，热切期待前瞻性设计的多中心随机试验。

胰腺癌患者通常会经历传统药物（如非甾体抗炎药或阿片类药物）难以控制的疼痛。EUS引导下的腹腔神经丛神经毁损术（CPN）/阻断术已经被提倡用于这类患者的治疗方案中，并取得了令人满意的效果。

在EUS-FNA细胞学诊断时，可能是进行早期CPN的最佳时机[26]。尽管EUS引导下CPN的应用证据适用于无法切除的胰腺癌患者中，但必须强调的是，不推荐将其用于慢性胰腺炎的常规治疗，尤其是在这种情况下，不良事件发生率更高。未来可考虑包括在同一手术中结合EUS引导的CPN和肿瘤消融[27]或EUS腹腔神经节射频消融[28]。

20.5 新视角

总之，与许多其他医学领域一样，EUS 是一个不断发展的技术。内镜医生应了解该领域尤其是在新的诊断设备和介入技术方面的主要变化。

在胰腺癌患者中，与标准 EUS-CPN 相比，EUS 引导的腹腔神经节神经毁损术、腹腔神经丛阻滞或射频消融可能是胰腺癌患者更好的选择。EUS 引导的射频消融术也可用作胰腺癌的直接治疗手段，而 EUS 引导的标记或基准标志物放置，已经成为那些适用于 SBRT 的不可切除的胰腺癌患者的标准方法。

新的 FNB 设备越来越多地用于临床实践，一些正在进行的试验将有助于确定它们在该领域的确切作用，尤其适用于像自身免疫性胰腺炎这样特别需要组织学诊断的情况。

最后，EUSs 引导的 PFCs 引流在此类疾病的治疗中起着关键作用，初步研究揭示了 LAMs 在胰腺学中的新应用。

（翻译：李晓宇，审校：刘华）

参考文献

[1] Facciorusso A. Endoscopic ultrasound-guided tissue sampling of pancreatic lesions. Minerva Gastroenterol Dietol. 2020;66(1):41−7.

[2] Imoto A, Ogura T, Higuchi K. Endoscopic ultrasound-guided pancreatic duct drainage: techniques and literature review of transmural stenting. Clin Endosc. 2020;53(5):525−34.

[3] Facciorusso A, Martina M, Buccino RV, Nacchiero MC, Muscatiello N. Diagnostic accuracy of fine-needle aspiration of solid pancreatic lesions guided by endoscopic ultrasound elastography. Ann Gastroenterol. 2018;31(4):513−8.

[4] Saftoiu A, Napoleon B, Arcidiacono PG, Braden B, Burmeister S, Carrara S, Cui XW, Fusaroli P, Gottschalk U, Hocke M, Hollerbach S, Iglesias-Garcia J, Jenssen C, Kitano M, Larghi A, Oppong KW, Sahai AV, Sun S, Burmester E, Di Leo M, Petrone MC, Santos E, Teoh AYB, Hwang JH, Rimbas M, Sharma M, Puri R, Kahaleh M, Dietrich CF. Do we need contrast agents for EUS? Endosc Ultrasound. 2020;9(6):361−8.

[5] Facciorusso A, Cotsoglou C, Chierici A, Mare R, Crinò SF, Muscatiello N. Contrast-enhanced harmonic endoscopic ultrasound-guided fine-needle aspiration versus standard fine-needle aspiration in pancreatic masses: a propensity score analysis. Diagnostics (Basel). 2020;10(10):E792.

[6] Wani S, Muthusamy VR, McGrath CM, Sepulveda AR, Das A, Messersmith W, Kochman ML, Shah J. AGA white paper: optimizing endoscopic ultrasound-guided tissue acquisition and future directions. Clin Gastroenterol Hepatol. 2018;16(3):318−27.

[7] Facciorusso A, Del Prete V, Buccino VR, Purohit P, Setia P, Muscatiello N. Diagnostic yield of Franseen and fork-tip biopsy needles for endoscopic ultrasound-guided tissue acquisition: a meta-analysis. Endosc Int Open. 2019;7(10):E1221−30.

[8] Facciorusso A, Bajwa HS, Menon K, Buccino VR, Muscatiello N. Comparison between 22G aspiration and 22G biopsy needles for EUS-guided sampling of pancreatic lesions: a meta-analysis. Endosc Ultrasound. 2020;9(3):167−74.

[9] Renelus BD, Jamorabo DS, Boston I, Briggs WM, Poneros JM. Endoscopic ultrasound-guided fine needle biopsy needles provide higher diagnostic yield compared to endoscopic ultrasound-guided fine needle aspiration needles when sampling solid pancreatic lesions: a meta-analysis. Clin Endosc. 2020, in press.

[10] Facciorusso A, Wani S, Triantafyllou K, Tziatzios G, Cannizzaro R, Muscatiello N, Singh S. Comparative accuracy of needle sizes and designs for EUS tissue sampling of solid pancreatic masses: a network meta-analysis. Gastrointest Endosc. 2019;90(6):893−903.

[11] Barresi L, Tacelli M, Ligresti D, Traina M, Tarantino I. Tissue acquisition in pancreatic cystic lesions. Dig Liver Dis.

2019;51(2):286-92.

[12] Facciorusso A, Del Prete V, Antonino M, Buccino VR, Wani S. Diagnostic yield of EUS-guided through-the-needle biopsy in pancreatic cysts: a meta-analysis. Gastrointest Endosc. 2020;92(1):1-8.

[13] Tacelli M, Celsa C, Magro B, Barchiesi M, Barresi L, Capurso G, Arcidiacono PG, Cammà C, Crinò SF. Diagnostic performance of endoscopic ultrasound through-the-needle microforceps biopsy of pancreatic cystic lesions: systematic review with meta-analysis. Dig Endosc. 2020;32(7):1018-30.

[14] Kovacevic B, Klausen P, Rift CV, Toxværd A, Grossjohann H, Karstensen JG, Brink L, Hassan H, Kalaitzakis E, Storkholm J, Hansen CP, Hasselby JP, Vilmann P. Clinical impact of endoscopic ultrasound-guided through-the-needle microbiopsy in patients with pancreatic cysts. Endoscopy. 2021;53(1):44-52.

[15] Colán-Hernández J, Sendino O, Loras C, Pardo A, Gornals JB, Concepción M, Sánchez-Montes C, Murzi M, Andujar X, Velasquez-Rodriguez J, Rodriguez de Miguel C, Fernández-Esparrach G, Ginés A, Guarner-Argente C. Antibiotic prophylaxis is not required for endoscopic ultrasonography-guided fine-needle aspiration of pancreatic cystic lesions, based on a randomized trial. Gastroenterology. 2020;158(6):1642-9.

[16] Facciorusso A, Mohan BP, Tacelli M, Crinò SF, Antonini F, Fantin A, Barresi L. Use of antibiotic prophylaxis is not needed for endoscopic ultrasound-guided fine-needle aspiration of pancreatic cysts: a meta-analysis. Expert Rev Gastroenterol Hepatol. 2020;25:1-7.

[17] Bhutani MS, Koduru P, Joshi V, Karstensen JG, Saftoiu A, Vilmann P, Giovannini M. EUS-guided needle-based confocal laser endomicroscopy: a novel technique with emerging applications. Gastroenterol Hepatol (N Y). 2015;11(4):235-40.

[18] Facciorusso A, Buccino VR, Sacco R. Needle-based confocal laser endomicroscopy in pancreatic cysts: a meta-analysis. Eur J Gastroenterol Hepatol. 2020;32(9):1084-90.

[19] Law ST, De La SernaHiguera C, Simón PG, Pérez-MirandaCastillo M. Comparison of clinical efficacies and safeties of lumen-apposing metal stent and conventional-type metal stent-assisted EUS-guided pancreatic wall-off necrosis drainage: a real-life experience in a tertiary hospital. Surg Endosc. 2018;32(5):2448-53.

[20] Rodrigues-Pinto E, Baron TH. Evaluation of the AXIOS stent for the treatment of pancreatic fluid collections. Expert Rev Med Devices. 2016;13(9):793-805.

[21] Cho IR, Chung MJ, Jo JH, Lee HS, Park JY, Bang S, Park SW, Song SY. A novel lumen-apposing metal stent with an anti-reflux valve for endoscopic ultrasound-guided drainage of pseudocysts and walled-off necrosis: a pilot study. PLoS One. 2019;14(9):e0221812.

[22] Coronel E, Cazacu IM, Sakuraba A, Luzuriaga Chavez AA, Uberoi A, Geng Y, Tomizawa Y, Saftoiu A, Shin EJ, Taniguchi CM, Koong AC, Herman JM, Bhutani MS. EUS-guided fiducial placement for GI malignancies: a systematic review and meta-analysis. Gastrointest Endosc. 2019;89(4):659-70.

[23] Cazacu IM, Singh BS, Saftoiu A, Bhutani MS. Endoscopic ultrasound-guided treatment of pancreatic Cancer. Curr Gastroenterol Rep. 2020;22(6):27.

[24] Bhutani MS, Klapman JB, Tuli R, El-Haddad G, Hoffe S, FCL W, Chasen B, Fogelman DR, Lo SK, Nissen NN, Hendifar AE, Varadhachary G, Katz MHG, Erwin WD, Koay EJ, Tamm EP, Singh BS, Mehta R, Wolff RA, Soman A, Cazacu IM, Herman JM. An open-label, single-arm pilot study of EUS-guided brachytherapy with phosphorus-32 microparticles in combination with gemcitabine +/- nab-paclitaxel in unresectable locally advanced pancreatic cancer (OncoPaC-1): technical details and study protocol. Endosc Ultrasound. 2020;9(1):24-30.

[25] Hwang JS, Joo HD, Song TJ. Endoscopic ultrasound-guided local therapy for pancreatic neoplasms. Clin Endosc. 2020;53(5):535-40.

[26] Wyse JM, Carone M, Paquin SC, Usatii M, Sahai AV. Randomized, double-blind, controlled trial of early endoscopic ultrasound-guided celiac plexus neurolysis to prevent pain progression in patients with newly diagnosed, painful, inoperable pancreatic cancer. J Clin Oncol. 2011;29(26):3541-6.

[27] Facciorusso A, Di Maso M, Serviddio G, Larghi A, Costamagna G, Muscatiello N. Echoendoscopic ethanol ablation of tumor combined with celiac plexus neurolysis in patients with pancreatic adenocarcinoma. J Gastroenterol Hepatol. 2017;32(2):439-45.

[28] Bang JY, Sutton B, Hawes RH, Varadarajulu S. EUS-guided celiac ganglion radiofrequency ablation versus celiac plexus neurolysis for palliation of pain in pancreatic cancer: a randomized controlled trial (with videos). Gastrointest Endosc. 2019;89(1):58-66.e3.